高等医药院校器官系统医学教材

内 分 泌 系 统

Endocrine System

主编　高惠宝　宁　光

主审　罗邦尧

上海交通大学出版社

内 容 提 要

　　高等医药院校器官系统医学教材是为适应"人体器官系统为基础"的医学教育新模式体系而编写的一套医学整合教材。

　　本书将与内分泌系统有关的基础知识进行有机整合,结合该器官系统常见疾病作临床导论介绍。全书分为三篇:基础医学、临床医学导论、自我测评,书末还附有名词索引,以供对照参考。本书不仅适用于临床医学专业的本科生,也可作为临床住院医生的读本。多学科整合式的基础知识有助于对临床问题的认识和理解。

图书在版编目(CIP)数据

内分泌系统/高惠宝,宁光主编. —上海:上海
交通大学出版社, 2012(2022 重印)
高等医药院校器官系统医学教材
ISBN 978 - 7 - 313 - 07735 - 6

Ⅰ. ①内… Ⅱ. ①高… ②宁… Ⅲ. ①内分泌病-医
学院校-教材 Ⅳ. ①R58

中国版本图书馆 CIP 数据核字(2011)第 249313 号

内分泌系统
Endocrine System

高惠宝　宁　光　主编

罗邦尧　主审

上海交通大学出版社出版发行
(上海市番禺路 951 号　邮政编码 200030)
电话:64071208
江苏凤凰数码印务有限公司印刷　全国新华书店经销
开本:787 mm×960 mm　1/16　印张:15.5　字数:306 千字
2012 年 1 月第 1 版　2022 年 11 月第 9 次印刷
ISBN 978 - 7 - 313 - 07735 - 6　定价:32.00 元

序

进入 21 世纪,医学科学面临严峻的挑战,同时也呈现空前的机遇。一言以概之,21 世纪的医学将经历三个重要的战略转移;

目标上移:从以疾病为主导走向以健康为主导。

重心下移:从以医院为基地走向以社区及家庭为基地。

关口前移:从以疾病诊断与治疗为重点,前移到注重疾病的预防与健康促进。

毫无疑问,这三个重要的战略转移必将推动医学理念、医学模式、医疗卫生服务体系及医学科学和技术的巨大变革。"今天的医学生,就是明天的医生",为适应这个重大的变革需求,医学教育改革已势在必行,迫在眉睫。

当前中国的医学教育基本上还是沿袭 20 世纪 30 年代的传统医学教育模式,其主要的弊病可归纳为以下三点:

(1)培养目标仍然是根据传统生物医学模式,培养立足医院、以疾病诊治为主要任务的医生;

(2)课程体系仍然是先基础,后临床,基础医学与临床医学基本隔绝;仍然是以几十门学科"各自为政"的课程体系;

(3)教学方式仍然是以教师为中心、课堂为基础、教材为蓝本的传统方法,学生缺乏主动参与的积极性与能动性。

有鉴于此,上海交通大学医学院经过多年的试点探索,借鉴国内外医学教育改革的宝贵经验,结合中国与上海交通大学医学院的实情,决定从 2008 年开始,试行全新的医学教育模式体系,以期探索一条既符合国际潮流又具有中国特色的医学教育改革的新途径。

这个新的医学教育模式体系有如下五个特点:

(1)培养目标是能适应 21 世纪需求,符合生物、心理、社会医学新模式的医生。

(2)重新构筑医学教育体系,使医学通识人文教育、基础医学教育与临床医学教育三者始终不断线,以期三者交叉互动,循序渐进,螺旋上升。

(3)在保留必要的课程体系完整性与系统性的前提下,开设三门医学整合课程:医学导论、以人体器官系统为基础的医学整合课程及临床医学整合课程。

(4)采用以学生为中心的参与式教学模式,根据不同的教学内容及学习阶段,采用 PBL(以问题为基础)、CBL(以病例为基础)、TBL(以小组为基础)、RBL(以探索研究为基础)及 CAL(计算机辅助)等学习方法,以期尽可能调动学生学习的主观能动性。

（5）建立新的教学评估体系,知识、能力与素质三者并重;改革考试方法,采用笔试、口试、综合讨论、OSCE(客观标准化临床技能考核)、文献综述、学术报告及论文撰写等多种方法对学生的水平进行客观的综合测评。

为配合这个全新的医学教育模式体系,我们组织了上海交通大学医学院的几十位专家,集思广益,耗时数年编写了这套以人体器官系统为基础的医学整合教材。我们的构思如下：

（1）以人体各器官系统为切入点,将与该器官系统有关的基础知识(解剖、组胚、生理、病理等)加以有机整合,在此基础上结合该器官系统常见疾病作临床导论介绍,为学习今后临床医学课程打好基础。

（2）整合是这套系列教材的灵魂与特色,所谓整合,是指与该器官系统相关的基础医学各学科间的整合,与该器官系统相关的基础医学与临床医学之间的整合,也包括人体十大器官系统相互之间的关联与整合。

（3）每册器官系统整合教材都精心撰写一篇绪论,绪论的目的是力求让读者对该器官系统有一个鸟瞰式的综合认知。绪论包括该器官系统的主要结构与功能,该器官系统与人体其他器官系统的相互关系,以及该器官系统主要疾病与健康问题的流行病学,常见疾病的诊治原则,尤其强调疾病的预防与健康促进的重要性。

（4）这是一套系列医学教材,既不是专著也不是实用手册。因此在编写上我们尽量符合教材编写的要求,即具有科学性、系统性与可读性。每册教材力求文字通顺,图文并茂,以便学生自学。每册教材后均附有自我测评的习题,包括选择题及问答题等,以使学生在学完以后能对自己的水平作一个客观的自我评价。每册教材均由 2~3 位在医学教育第一线的基础与临床医学教授担任主编,并请一位资深专家进行审阅,以保证全书的质量。

总之,这套以人体器官系统为基础的医学整合教材是几十位教授耗时数年共同努力的结晶。上海交通大学医学院的党政领导也给以了全力支持与鼎助,还有许多默默无闻的工作人员为之付出了大量的心血,对此一并表示衷心的感谢与崇高的敬意。

"实践是检验真理的唯一标准",这套系列教材的问世只是我们万里长征中的一步。这一步是否正确,必须也只能在今后的实践中加以检验,在今后教学实践中不断调整,逐步完善,与时俱进。我们诚挚地期望使用这套教材的教师、学生及其他读者随时提出批评与建议。你们的反馈与评价是我们不断改进与完善的动力与支撑。但我坚信,只要目标明确,方向对头,每前进一步就会向着我们的既定目标靠近一步。

上海交通大学医学院顾问

王一飞 教授

前　言

　　《内分泌系统》是为配合"以人体器官系统为基础"的医学教育模式而编写的,是一本基础医学与临床医学整合的教材。本书以人体的内分泌器官(腺)为中心,依据临床需要,将与内分泌系统有关的基础知识与该系统常见疾病进行有机的整合,形式上淡化了学科意识,但显著增强了基础课程和临床课程之间的联系性、系统性和完整性。

　　传统的医学教学模式是:在基础医学阶段,将人体各器官与系统的结构、功能及发育分别在人体解剖学、组织胚胎学和生理学等课程中讲授,故常常不能形成一个完整的概念。进入临床后,学生开始在各科学习和轮转,此时部分基础知识早已忘却,若要查阅,必须从多本教材中去搜索归纳,如此,往往是事倍功半。此外,不管是医学本科生、研究生还是年轻的临床医生,常常想在短时间内把某一器官系统的知识(从基础到临床)作一浏览与回顾,并测试自己知识掌握的水平,却又苦于找不到一本合适的教材。鉴此,本书从理念上按人体的器官系统将内分泌基础医学学科与内分泌临床的常见病加以有机整合,力求内容充实,思路清晰,前后协调,浑然天成。

　　本书包括第一篇内分泌系统的基础医学、第二篇内分泌系统的临床医学导论及第三篇自我测评试题。本书是以基础医学内容为主。在基础医学部分,按人体的器官系统从形态学、生理学及生物化学角度分别介绍下丘脑与垂体、甲状腺和甲状旁腺、肾上腺和胰腺等的正常结构、功能与发育。在临床医学导论部分,也是按上述相应的器官(腺体)分别从病因、发病机制、病理、临床表现及实验室检查等方面介绍临床常见的一些内分泌疾病。本书的第三篇是为学生在完成了前两部分内容学习的基础上而提供的试题。可供学生作自我测评用。

　　这套教材的特色是整合,包括与内分泌基础相关的各学科之间的整合,内分泌基础与内分泌临床之间的整合,以及人体各内分泌器官(腺)之间的相互联系。本书的临床医学导论部分,一方面是与基础医学紧密联系,另一方面是为今后临床课程的学习搭好桥铺好路。希望本书既能成为高等医学院校本科生所喜爱的教材,又能作为研究生及年轻的临床医生的理想参考书。

本书的两位主编分别是基础医学院生化与分子生物教研室的高惠宝和瑞金医院内分泌科的宁光。除了主编外,参加本书基础医学部分(第一至第五章)编写的教师有陈勇、高惠宝(第一章　下丘脑与垂体);梅文瀚(第二章　甲状腺和甲状旁腺);徐让(第三章　肾上腺);张萍(第四章　胰腺)和柴蔚然(第五章　弥散性神经内分泌系统)。临床医学导论部分共七章(第六至第十二章)由临床医师负责编写。负责第六章(下丘脑性内分泌疾病)编写的是汤正义;第七章(垂体性内分泌疾病)汤正义、李果;第八章(甲状腺和甲状旁腺的内分泌疾病)赵咏橘、刘建民;第九章(肾上腺的内分泌疾病)王卫庆、汤正义、李小英和洪洁;第十章(胰腺的内分泌疾病)洪洁;第十一章(肿瘤来源的内分泌疾病——内分泌肿瘤的临床诊治和研究导论)宁光;第十二章(肿瘤来源的内分泌疾病)李小英、王卫庆。本书主审为罗邦尧教授。

本书的完成是全体编写人员多年的努力工作和合作的结果。为此,我们首先对全体参编人员多年来的辛勤工作和无私的奉献表示衷心的感谢;对上海交通大学医学院领导对本教材的编写所给予的关心和支持表示真诚的谢意;尤其要感谢编审委员会常务副主任王一飞教授对本书编写工作的悉心指导和帮助。本书编审委员会的秘书张君慧教授和办公室的肖碧兰老师为编写工作提供了许多具体的帮助和条件,上海交通大学出版社为本书的出版创造了条件并付出了辛勤劳动,在此一并致以诚挚的谢意。

由于编者的学术水平所限,本教材缺点和不当之处,期盼同行专家,使用本教材的师生和其他读者批评、指正。

主　编　高惠宝　宁　光

目　　录

绪　　论

第一篇　基础医学

1

第三篇　自　我　测　评

绪　　论

　　人体为适应不断变化着的各种内、外环境,保持机体内环境的相对恒定,必须依赖神经系统、内分泌系统和免疫系统的共同调节,抵御各种内、外致病因素的侵袭,完成机体正常的生长、发育、物质代谢、生殖、思维和运动等功能,维持人体的身心健康。内分泌系统作为神经—内分泌—免疫的三大调控系统之一,通过分泌经典激素、生长因子、细胞因子和神经递质等在机体内传递细胞间的信息、实现生理功能。

第一节　内分泌系统的组成、功能及调控

一、内分泌系统的组成及功能

　　内分泌系统由内分泌腺和分布在各组织中的分泌激素的细胞及它们所分泌的激素组成。

(一)内分泌腺和分泌激素的细胞

1. 经典内分泌腺

　　经典内分泌腺是指具有特定的形态结构特征,能特异地分泌激素,后者经血循环到达靶器官、组织和细胞,完成其生理功能的腺体。主要包括:下丘脑和神经垂体、腺垂体、松果体、甲状腺、甲状旁腺、内分泌胰腺、肾上腺皮质和髓质及性腺。

2. 弥散性神经—内分泌细胞系统

　　主要是指分布于脑、胃、肠、胰、肾上腺髓质和神经组织内的神经内分泌细胞。这些细胞通过摄取胺前体物、脱羧,合成和分泌肽类或胺类激素,故亦称为**胺前体[细胞]摄取和脱羧[作用]**(**amine precursor uptake and decarboxylation, APUD**)简称细胞系统。

3. 非内分泌组织中分泌激素的细胞

体内某些非内分泌组织的细胞亦具有合成和分泌激素及（或）细胞因子的功能，如脂肪细胞、胰岛细胞、下丘脑的某些神经元、心房肌细胞、血管内皮细胞、肝脏的库普否（Kupffer）细胞、皮肤和血管的成纤维细胞、T淋巴细胞及单核吞噬细胞等。

（二）内分泌腺和分泌激素的细胞的结构特点

1. 合成肽类激素的细胞

这些细胞含有丰富的、与激素合成相关的粗面内质网和高尔基体；胞质内富含膜包裹的分泌颗粒，颗粒内含肽类激素及其前体；神经内分泌细胞除上述特征外，还具有其特有的生理反应特点。

2. 合成类固醇激素的细胞

该类细胞亚细胞器具有合成类固醇激素的结构特点，如富含与激素合成相关的滑面内质网；线粒体嵴常呈管泡状；胞质内脂滴较多，含有供合成类固醇激素的原料——胆固醇。

（三）激素

1. 激素的分类

经典的激素的定义是：由特异的内分泌腺和细胞合成和分泌的、经血循环到达其作用的靶器官或组织，发挥生物学效应的微量活性物质。因此，经典的内分泌概念是指激素释放入血循环这样一种作用方式，确切地说，它应称为血分泌。现代分子内分泌学的进展，对激素的定义有了新的、更广义的理解，即：由细胞合成和分泌的、非营养性、微量的，通过经典内分泌（endocrine）、自分泌（autocrine）或旁分泌（paracrine）等途径，在组织和细胞间传递信息的生物活性物质，包括经典的激素、神经多肽、细胞因子、生长因子和神经递质等。目前已知的有200多种。可依据其化学结构分类，也可根据溶解度进行分类，以下是按溶解度不同将激素分为水溶性和脂溶性两大类：

（1）水溶性激素　均由氨基酸作为其构件分子，故此类激素分子结构中含有氮元素，包括蛋白质激素，如胰岛素、甲状旁腺素；肽类激素，如垂体激素、降钙素、胰高血糖素；胺类激素，如肾上腺素和去甲肾上腺素。体内大多数激素属于含氮激素。它们主要通过与其靶细胞膜上特异性受体结合而发挥生物学效应。

（2）脂溶性激素　包括以胆固醇为原料合成的类固醇激素，如肾上腺皮质激素（皮质醇、醛固酮等）、性激素（雌激素、孕激素、雄激素）、活性维生素D及以氨基酸为原料衍生的激素，如甲状腺激素等属于此类。因该类激素分子较小，又是亲脂性，故可穿过含磷脂双分子结构的细胞质膜和核膜，直接进入细胞，与细胞质内或核内受体直接结合，影响和调控靶基因的转录。

2. 激素作用的一般特性

虽然激素的种类繁多,作用机制复杂,但是它们在发挥调节作用的过程中,仍具有以下共同特征:

（1）传递信息的作用　激素在实现其调节作用的过程中,只是将调节信息以化学方式传递给靶细胞,使靶细胞原有的生理、生化过程增强或减弱。激素在这一过程中并不引起新的功能活动,也不为原有的功能活动提供能量,其仅为细胞传递信息,起信使的作用。在信息传递后,激素即被分解失活。

（2）相对特异性　某一激素通常具有选择性地作用于某些靶器官和靶细胞的特性,称为激素作用的特异性。这一特异性的本质是因为靶细胞膜或胞质内存在能与该激素结合的特异性受体。激素作用的特异性是内分泌系统实现有针对性调节功能的基础。

各种激素作用的特异性相差较大。某些激素仅作用于某一靶腺或某一种靶细胞,如腺垂体的促甲状腺激素,只作用于甲状腺腺泡细胞;有些激素的作用范围大,受它作用的靶器官、靶细胞种类及数量较多,分布较广,有的甚至可广泛作用于全身大多数组织细胞,如生长激素、甲状腺激素和性激素等。尽管如此,这些激素的作用也是通过相应受体对细胞某些功能起特定作用,如生长激素是促进细胞的分化、增殖,甲状腺激素可促进细胞的氧化代谢等。

（3）生物放大作用　激素在血液中的含量很低,一般在纳摩尔（10^{-9}mol）,甚至在皮摩尔（10^{-12}mol）数量级,但其产生生物效应却十分显著。有资料表明,激素与受体结合后,在细胞内发生的一系列酶促放大反应,逐级放大,形成效能极高的生物放大系统。如下丘脑分泌1分子的促甲状腺激素释放激素,可使腺垂体释放10万分子的促甲状腺激素。显然,体液中激素浓度的变化会对机体生理功能产生十分明显的影响。

（4）激素间的相互作用　当多种激素共同参与调节某一生理活动时,激素与激素之间往往存在着协同作用或拮抗作用。例如,肾上腺素和胰高血糖素均能提高血糖水平,在升血糖效应上有协同作用;相反,胰岛素能降低血糖,与上述激素的升血糖效应有拮抗作用。有的激素本身并不能直接对某些组织细胞产生生理效应,但它的存在常常可使另一种激素的作用明显增强。如糖皮质激素本身并不能引起血管平滑肌收缩,然而,只有该激素存在时,去甲肾上腺素才能更有效地发挥其缩血管作用。

3. 激素的合成和储存

蛋白质和肽类激素,如胰岛素、垂体促激素的合成与一般蛋白质相同,这类激素以分泌颗粒形式储存在内分泌腺内。然而,非肽类激素的合成和储存方式各异,类固醇激素,如糖皮质激素在体内的储存量十分有限。但甲状腺激素储存方式较特殊,它以甲状腺球蛋白形式储存于甲状腺滤泡腔中,体内的甲状腺激素的储量可满足机体数月的需要。

4. 激素的分泌方式

（1）内分泌　由内分泌腺分泌的激素通常先进入毛细血管，再经腺体静脉进入体循环，此后随血液分布于机体各组织器官中，与靶细胞上的特异受体结合后发挥其调节功能。

（2）旁分泌　分泌物一般不进入血液，仅在局部发挥作用，如激素、生长因子和细胞因子等由细胞释放后可扩散至周围细胞，并与这些细胞上的受体结合而发挥效应，称为旁分泌。在旁分泌过程中，因分泌物不入血循环，故可在局部以高浓度起作用。

（3）自分泌　某些细胞分泌的激素可作用于该细胞本身，即反馈作用于自身细胞，称为自分泌。自分泌是一个细胞通过其分泌产物进行自我调控的一种形式。自分泌过程中的激素亦未被血液稀释，故其局部浓度也很高。生长因子、细胞因子常以此种方式发挥作用。自分泌可兴奋、抑制和调节分泌细胞本身的生长、增殖及生理功能。

（4）胞内分泌（intracrine）　单细胞生物除对环境中存在的化学信使产生应答外，它本身可能还产生一些活性物质以调节其"体内"各"器官"的活动。这些活性物质直接在细胞内发挥作用。已经发现，多细胞生物也存在胞内分泌的现象，如由胞质合成的激素直接转运至胞核，影响靶基因的表达。又如对应于细胞内的某些"孤儿核受体"，可能也存在相应配基，且它们并非来源于胞外而是在胞内由细胞自身合成。

（5）神经分泌（neuroendocrine）　神经分泌可分为：① 突触式，如神经递质由突触前膜分泌后作用于突触后膜；② 非突触式，释放的化学信使可通过细胞外液或血液在近处或远处发挥效应，如下丘脑神经元合成的下丘脑神经激素借轴浆流沿神经轴突输送到垂体后叶再释放入血，这一方式称为神经内分泌。

（6）腔分泌（solinocrine）　也是激素发挥作用的一种方式，如胃肠道内分泌细胞可将其产生的激素分泌入肠腔，调节肠道其他部位的功能。腔分泌与消化道中的胃腺、胰腺所进行的外分泌不同，前者分泌的活性物质是激素，它们作用于靶细胞上的受体以调节靶细胞的功能，而后者分泌的活性物质多为酶类，且是由导管引入效应部位直接发挥作用，如可使蛋白质、脂类等水解。腔分泌也存在于支气管、泌尿生殖系等处。

5. 激素的转运

转运激素的载体为蛋白质，后者具有与激素结合的相对特异性。如甲状腺激素转运蛋白（transthyretin）和血浆白蛋白可转运小分子激素，但两者的结合特异性均不高。特异性转运蛋白主要包括与三碘甲酰原氨酸（$3,5,3'$- triiodothyronine，T_3）和四碘甲酰原氨酸（thyroxine，$3,5,3',5'$- tetraiodothyronine，T_4）结合的**甲状腺素结合球蛋白**

（thyroid binding globulin，TBG）、与睾酮和雌激素结合的**性激素结合球蛋白**（sex hormone-binding globulin，SHBG）、与糖皮质激素结合的**皮质类固醇结合球蛋白**（corticosteroid-binding globulin，CBG）及胰岛素结合蛋白（insulin-binding protein，IBP）、生长激素结合蛋白（growth hormone-binding protein，GHBP）、胰岛素样生长因子结合蛋白（insulin-like growth factor-binding protein，IGFBP）等。激素与上述球蛋白结合是非共价的，结合是可逆的，其亲和常数比激素—受体的亲和常数要小几个数量级。在血浆中，通常只有游离的激素才具有生物学活性，故认为血浆结合蛋白可调节活性激素的浓度，以防激素迅速降解或排出。

6. 激素对代谢的影响

激素调控体内所有重要物质的代谢。糖、脂肪、蛋白质、氨基酸和核酸的代谢受胰岛素、胰高血糖素、生长抑素、生长激素、儿茶酚胺类激素（肾上腺素、去甲肾上腺素及多巴胺）、甲状腺激素、糖皮质激素和其他激素的严格调控。通过激素之间的相互协调，使机体代谢获得精细的调节，由此可对应激、饥饿等环境的改变作出相应的反应。胰岛素的主要作用是降低血糖、刺激葡萄糖代谢及促进脂肪、蛋白质和核酸的合成，相反，糖皮质激素、胰高血糖素、儿茶酚胺、生长激素则通过不同机制升高血糖。然而，激素对蛋白质、脂肪和核酸代谢的影响方式却不尽相同。通常情况下，激素对代谢的调节是通过影响参与糖原合成、糖异生、氨基酸代谢、脂肪分解以及脂类合成酶的活性来实现。此外，激素还可通过影响某些特异的过程包括调节机体对葡萄糖、氨基酸、核苷和其他小分子物质的摄取来调节代谢，如胰岛素可通过促进葡萄糖转运体在质膜上的重新分布来增加糖的摄取。

7. 激素的降解、灭活和转换

激素通过血液、淋巴液和细胞外液转运到靶细胞部位发挥作用，并经肝、肾和靶细胞代谢降解而灭活。激素的灭活是激素作用的终结。灭活是指激素从血液中降解或清除，使血中激素活性降低；另一方面，激素的灭活又可促使激素的合成和释放。

激素在血液中不断分解、不断补充使之达到生理所需的浓度，常用半衰期 $t_{1/2}$ 表示，$t_{1/2}$ 是指某激素因降解或代谢，使其在血中的浓度降到原来一半所需的时间。激素半衰期可分为短半衰期型：$t_{1/2}$ 只有几分钟，如 GnRH、ACTH；中半衰期型：$t_{1/2}$ 为 15～20 min，如抗利尿激素（antidiuretic hormone，ADH）、胰岛素（insulin）；长半衰期型：$t_{1/2}$ 为几小时，如雌二醇（estradiol）、皮质醇；有的甚至可达数天，如甲状腺激素（thyroidhormone）。综上所述，血液中肽类激素的半衰期均较短。脂溶性激素如类固醇类激素的半衰期依激素的类型和分子结构而异，一般均较肽类激素长，且因其与转运蛋白结合故半衰期可延长。多数为数小时，少数可长达数周以上。

某些激素在改变其分子结构或在体内代谢后，半衰期可发生改变，如 25-(OH)D_3 的半衰期约 15～20 d，但该激素在肾小管上皮细胞内经 1α-羟化酶催

化转变为 $1,25-(OH)_2D_3$ 后,半衰期则缩短至 $6 \sim 8\ h$。

不同类型激素的降解和转换各有其特定方式,如肽类激素经蛋白酶水解;甲状腺激素经脱碘、脱氨基、解除偶联;而类固醇激素经还原、羟化并转变为与葡萄糖醛酸结合的水溶性物质后由胆汁和尿中排出。

多数激素在肝、肾及外周组织降解为无活性的代谢产物,故肝、肾功能减退往往影响激素的灭活,如肝功能严重障碍者,雌激素的降解明显减慢,半衰期延长。

某些激素在排出体外后仍保留一定的生物学活性,如人绒毛膜促性腺激素(hCG)、人绒毛膜生长促乳素(hCS)、人绝经期促性腺激素(hMG),排出体外后其分子结构变化不大,而促性腺激素,如促滤泡素(FSH)、促黄体生成素(LH)尽管在结构上发生某些变化,这些激素仍能保留一定的生物学活性。

8. 激素的分泌节律

人体中的**生物节律(biologicalrhythms)** 可发生于一个细胞、一种组织或器官、一个生物个体或一个生物群体。多数激素的分泌具有脉冲节律性。在机体对激素清除率相对恒定状态下,激素的血浓度主要受分泌脉冲频率和振幅的影响。其血浓度变化周期自数分钟(如神经递质);数小时,如 LH、促甲状腺激素释放激素(thyrotropin releasing hormone,TRH)、睾酮(testosterone)、皮质醇、生长激素(growth hormone)、催乳素(prolactin)、促甲状腺激素(thyroid stimulating hormone,TSH)和醛固酮(aldosterone)等;数天, 如 FSH;数周,如月经周期调节激素;数月(季节性节律)不等。在人的一生中,同一激素分泌的生物节律也是可变的。

尽管多数激素的基础分泌是阵发性的,没有特定的分泌周期,且其机制及生理意义目前尚不十分清楚,但一部分腺垂体分泌的激素如生长激素,以 $1 \sim 3\ h$ 为周期,比较规则地分泌,其生理学意义在于防止受体出现下调。还有一些激素的分泌呈 $24\ h$ 的周期性,其成因和体内生物钟或睡眠有关,如促肾上腺皮质激素(ACTH)及褪黑激素(melatonin)的分泌受 $24\ h$ 生物钟(bioclock)的调控。

在病理情况下,激素的节律性分泌可有显著改变,如库欣综合征(皮质醇增多症)患者的皮质醇昼夜节律消失往往先于血皮质醇浓度的升高,故测定皮质醇及 ACTH 的昼夜节律性有助于库欣综合征的早期诊断。

9. 激素的作用机制

激素与靶细胞的受体结合后,将信息传递到细胞内,经过一系列复杂的反应过程,最终产生细胞的生物学效应。激素化学性质不同,作用机制也不同。现将上述两大类激素的作用机制分别叙述如下:

(1)细胞膜受体介导的激素作用机制——第二信使学说 第二信使学说认为(水溶性)含氮激素(除甲状腺激素外)随血液循环运输到达靶细胞,与细胞膜上的 G 蛋白偶联受体结合后,激活 G 蛋白,继而活化腺苷酸环化酶(adenyl cyclase,AC),后者能使 ATP 转变为环—磷酸腺苷(cAMP)。cAMP 再激活细胞内蛋白激酶系统,从而诱发靶细胞内特有的生理效应。由此可见,含氮激素的作用机制是:激素将信号传至靶细胞膜上的受体,G蛋白和腺苷酸环化酶作为信号转导体,而cAMP则将此信号在细胞内传播。因此,将激素称为第一信使,而cAMP则为第二信使。cAMP是含氮激素的第二信使,但不是唯一的第二信使。此后提出的第二信使包括环磷鸟苷(cGMP)、Ca^{2+}、三磷酸肌醇(IP_3)及二酯酰甘油(DG)等。

(2)细胞内受体介导的激素作用机制——基因调节学说　类固醇激素和甲状腺激素等可扩散进入细胞内,与胞质或核内受体(一类转录因子)结合成复合物,使受体发生变构。在核内,该复合物再与染色质上的特异DNA序列结合,从而启动或抑制相应基因的转录,促进或抑制mRNA的形成,进而诱导或减少某种蛋白质的合成,最终引起相应的生理效应。

二、内分泌系统的调节及与其他系统的相互联系

(一)内分泌系统的调节轴

下丘脑的神经分泌细胞(neuroendocrine cell)控制垂体,并通过垂体控制数种靶腺的功能。下丘脑的神经核具有神经分泌细胞的功能,可以合成、分泌释放激素和释放抑制激素,通过垂体门静脉系统进入腺垂体,调节腺垂体各分泌细胞中激素的合成和分泌。由腺垂体分泌的激素再对靶腺如肾上腺、甲状腺和性腺进行调控,前者亦可直接对靶器官、靶细胞进行调节。此外,下丘脑视上核(supraoptic nucleus)和室旁核(paraventricular nucleus)分别分泌抗利尿激素和催产素(oxytocin, OX),经神经轴突进入神经垂体(neurohypophysis),储存并由此向血液中释放。可见,下丘脑是联系神经系统和内分泌系统的枢纽,而其本身又受中枢神经系统其他各部位如海马、大脑皮质等的调控。由此可见,在内分泌系统的调节轴内,上一级的内分泌细胞分泌的激素对下一级内分泌细胞的活动具有促进作用。而下一级的内分泌细胞所分泌的激素对高位内分泌细胞的活动常表现为反馈(feedback)调节作用,包括负反馈(negative feedback)调节和正反馈(positive feedback)调节。下丘脑合成、分泌的促肾上腺皮质激素释放激素(corticotropin releasing hormone, CRH)通过垂体门静脉刺激垂体中的促肾上腺皮质激素分泌细胞分泌促肾上腺皮质激素(adrenocorticotropic hormone, ACTH),而ACTH水平增加又可兴奋肾上腺皮质束状带分泌皮质醇,使血液皮质醇浓度升高,而升高的皮质醇浓度反过来可作用于下丘脑,抑制CRH的分泌,并在垂体部位抑制ACTH的分泌,从而减少肾上腺分泌皮质醇,维持三者之间的动态平衡,这种通过先兴奋后抑制达到相互制约保持平衡的机制,称为负反馈(图0-1)。但当血中靶腺激素浓度过低时,下丘脑—垂体中相应的促激素分泌将增加,可使血中靶腺激素浓度升至正常。通过负反馈调节方式,使下丘脑—垂体—靶腺激素的分泌量和血中激素浓度均保持相对恒定,以满足机体对激素的需要。而正反馈调节与负反馈调节方式相

下丘脑（hypothalamus）　　　垂体（hypophysis）　　　外周内分泌腺

视上核 —ADH⋯⋯ 神经垂体 —ADH

室旁核 —oxytocin⋯ 神经垂体 —oxytocin

促垂体区神经内分泌细胞

CRH　　　腺垂体 —ACTH 促激素 → 肾上腺皮质 —— 糖皮质类固醇(glucocorticoids)

LRH　　　—FSH　　　—LH → 性腺 —— 雄性激素(androgens) / 雌激素(estrogens)

TRH　　　—TSH → 甲状腺 —— 甲状腺激素(thyroidhormones)
GHRH
GHRIH —GH
PRH
PRIH —PL
MRH
MRIH —MSH

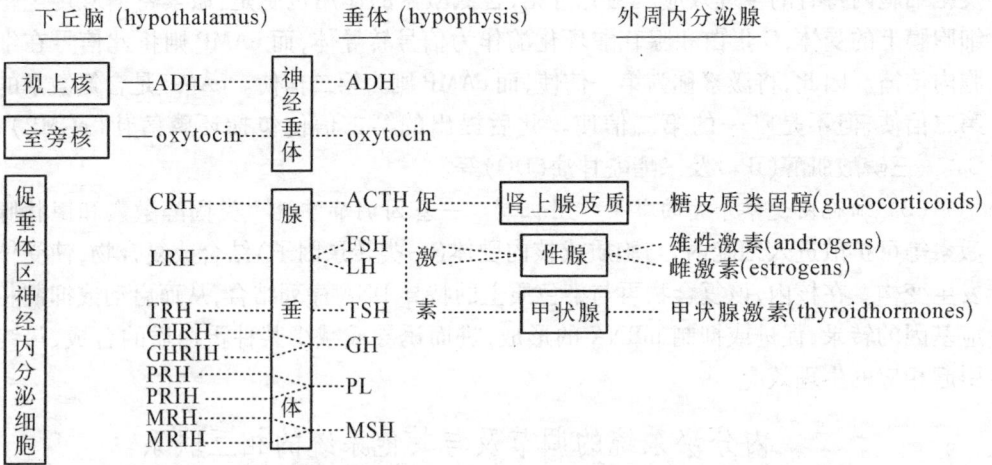

图 0-1　下丘脑、垂体、外周内分泌腺 3 类激素之间的关系

反,当血中靶腺激素浓度增加时,可使下丘脑—垂体相应的促激素分泌增加。这一类型的调节方式,见于性腺激素和下丘脑—垂体促性腺激素之间的调节。如在月经周期的滤泡期,因促滤泡生成素(FSH)、黄体生成素(LH)的刺激,导致卵巢中雌激素的分泌增加,当增加到一定水平,且接近排卵期时,增加的雌激素量可对下丘脑—垂体促性腺激素的释放起兴奋作用,即正反馈调节,于是 LH、FSH 分泌骤增,引起排卵。

如前所述,靶腺激素和下丘脑—垂体相应促激素之间存在着反馈关系,这一反馈调节称为**长环反馈(long-loop feedback)**调节。在垂体前叶激素与其相应的下丘脑释放激素之间,也存在着负反馈调节。这种反馈性调节称为**短环反馈(short-loop feedback)**调节。此外,下丘脑的肽能神经元受其自身分泌的调节肽所产生的调节作用称为超短反馈。对下丘脑—垂体和靶腺之间反馈调节的认识将有利于了解一些内分泌疾病中的病理生理变化,尤其是对一些内分泌疾病的诊断和治疗具有指导意义。

反馈调节现象也见于内分泌腺和体液代谢物质之间。例如,胰岛 B 细胞分泌的胰岛素与血糖浓度之间呈正相关;甲状旁腺分泌的甲状旁腺素和血钙浓度之间呈负相关;血浆渗透压与抗利尿激素(ADH)之间呈正相关。

综上所述,反馈控制是内分泌系统的主要调节机制,使相处较远的腺体之间相互联系,彼此配合,保持机体内环境的稳定,并克服各种病理状态。

（二）神经系统和内分泌系统的相互调节

神经系统对内分泌功能起重要的调节作用。神经系统主要借助下丘脑与内分泌系统建立起神经—内分泌调节联系。神经系统通过下丘脑直接控制内分泌系统。如前所述,下丘脑的神经分泌细胞控制垂体,并通过垂体控制数种靶腺的功能。下丘脑与垂体之间已构成一个神经内分泌轴,以调整周围内分泌腺及靶组织的功能。另一方面,下丘脑的神经内分泌功能又受着中枢神经系统其他部位的影响和调节。下丘脑与更高级的中枢神经有着广泛的联系,故高级神经活动可影响内分泌功能。例如,环境因素、焦虑可引起闭经;长期精神紧张可使体内糖皮质激素浓度增加并导致睾酮水平降低;严重的精神创伤可诱发甲状腺功能亢进。此外,中枢神经系统的肽能神经元和自主神经能共同调控消化管道和消化腺体中的激素分泌细胞合成和分泌肠血管活性肽、胆囊收缩素、促胃液素(胃泌素)、促胰液素、胃动素等 20 多种激素。这些激素具有调节消化液分泌和胃肠蠕动等作用。

自主神经活动也能影响内分泌的功能,如迷走神经兴奋可导致胰岛素分泌增加;而交感神经功能亢进时,儿茶酚胺(catecholamine)和胰高血糖素(glucagon)的释放则增多。

内分泌系统一方面受神经系统的调节,同时也影响着神经系统的功能。内分泌系统对中枢神经系统包括下丘脑的功能有直接的调节作用。一个激素可作用于多个神经组织,且多种激素也可作用在同一组织,发挥不同的作用。如促肾上腺皮质激素释放激素(CRH)和皮质醇均可直接作用于中枢神经和交感神经系统。垂体激素可通过血液循环、脑脊液或垂体门脉系统的逆向血流与扩散方式反馈作用于下丘脑甚至更高级神经中枢。其他靶腺激素,如皮质醇、T_3、T_4、儿茶酚胺、雌二醇也可反馈调节下丘脑的内分泌功能,并且这些激素对维持高级神经中枢的功能起着重要作用。又如甲状腺激素、皮质醇等产生过多或过少常可引起神经系统功能障碍,或是兴奋,或是抑制,严重时可导致精神失常甚至昏迷。

(三) 神经—内分泌系统和体液的相互调节

机体通过神经—内分泌系统调节体液,使机体内环境得以保持动态平衡,使体液的容量、渗透压、各种化学成分(如血糖、血钙)的浓度能够保持相对的稳定,从而保证机体各系统、器官的功能得以正常运行。

内分泌系统调节体液,使后者内环境保持动态平衡。一方面是由于激素相互之间既有拮抗作用,又有协同作用;另一方面,体液代谢状态对神经—内分泌功能也起着重要的调节作用。例如,人体内的**抗利尿激素(antidiuretic hormone,ADH)**和醛固酮对水和钠代谢的调节起协同作用;当体液丢失时,出现脱水、失钠时,体液容量、有效血量降低,导致 ADH 和醛固酮分泌增加,于是尿量减少,尿钠降低,两者导致潴水潴钠的作用。反之,当体内水、钠过多,体液容量扩张时,ADH 和醛固酮的分泌均受到抑制,于是尿量增多,尿钠排出增加,从而缓解了体液过剩的状况。又如血糖浓度,也是在多种激素的相互作用下,才得以保持相对恒定。体内血糖浓度增加时,刺激胰岛 B 细胞,使胰岛素分泌增加,同时抑制 A 细胞分泌胰高血糖素,使血糖降低。血糖过低时,胰高血糖素、肾上腺素(adrenaline)、肾上腺皮质激素(adrenal cortical hormone)及生长激素分泌均增加,从而提高血糖水平。再如血钙过低时,刺激甲状旁腺分泌甲状旁腺素,同时抑制甲状腺滤泡旁细胞释放降钙素,导致血钙升高;反之,当血钙过高时,甲状旁腺素的释放则被抑制,而降钙素的分泌增加,于是血钙浓度下降。

(四) 神经—内分泌系统与免疫系统的相互联系

神经—内分泌系统与免疫应答、免疫调节和免疫监视等功能均有密切联系。一方面,神经—内分泌系统调控着免疫功能;另一方面,免疫应答的信使物质和免疫效应物(抗体、细胞因子等)又对神经—内分泌系统有明显影响。有关神经递质(neurotransmitter)、神经肽(neuropeptide)、激素与由免疫活性细胞产生的细胞因子的相互作用的研究证实:在免疫细胞上有激素的受体,故一些激素可作用于不同的免疫细胞并调节其免疫功能。如淋巴细胞膜表面有多种神经递质及激素的受体,提示神经内分泌系统可通过其递质或激素与淋巴细胞膜表面受体结合介导免疫系统的调节。如已发现内啡肽与淋巴细胞上的相应受体结合后,可增强淋巴细胞的有丝分裂和非杀伤活性。生长激素、甲状腺激素和胰岛素可促进免疫应答。糖皮质激素、性激素、前列腺素 E(prostaglandin, PGE)等能抑制免疫应答。进一步研究发现,免疫细胞会有能表达神经递质和激素的基因,并可分泌激素、神经递质、神经肽;反之,内分泌细胞、脑细胞也可产生通常被认为应由免疫活性细胞产生的细胞因子(cytokine)。且神经内分泌细胞上也有多种这类细胞因子的受体,如白细胞介素(interleukin, IL)、胸腺肽受体。免疫系统也可通过相应的细胞因子对神经内分泌系统的功能发生影响。例如,在下丘脑神经元上有 IL—1 特异结合的受体,IL—1 通过该受体作用于下丘脑合成 CRH 的神经元,促进 CRH 的分泌。提示神经内分泌系统也可接受来自免疫系统的细胞因子的调控。

此外,下丘脑分泌的 CRH 不仅作用于脑垂体细胞,调节 ACTH 及内啡肽(endorphine)的分泌,也作用于免疫细胞,表明 CRH 对肾上腺皮质功能和免疫功能均有影响。又如,ACTH 既可由垂体产生,又可由淋巴细胞产生。ACTH 既可刺激肾上腺皮质产生和释放糖皮质激素,又可作用于免疫系统,抑制抗体的生成,提示神经、内分泌和免疫系统之间可能存在密切的相关性。

临床和实验室研究发现,慢性肾上腺皮质功能减退症患者或去除肾上腺的动物对感染的抵抗力很低,死亡率甚高;而正常人或动物在发生感染后其垂体—肾上腺皮质轴的反应强烈,对感染的抵抗能力也较强。临床观察发现,糖皮质激素具有明显的免疫抑制功能,如对自身免疫性疾病患者有一定的疗效。以上事实进一步提示,神经内分泌与免疫功能之间有着密切的联系。神经、内分泌及免疫 3 个系统之间相互作用,3 个系统中任何一个均可产生另两个系统的分泌产物,神经—内分泌—免疫系统实际上已形成了一个调节、整合全身功能,适应外环境变化,保证内环境稳定的网络。

第二节　内分泌疾病的病因、诊断及防治原则

一、内分泌疾病的病因

内分泌疾病的病因通常包括遗传因素和环境因素两大类。此外,由于内分泌系统与免疫系统的相关性,故自身免疫在内分泌疾病的发生中也起着重要的作用。

(一)基因突变

近年来,已发现许多内分泌疾病的发生与基因突变有关。发生突变的可以是:① 表达激素的或是表达激素受体的基因,如生长激素基因突变或缺损可导致生长激素缺乏性侏儒症,LH 受体基因突变可导致男性性分化异常;出现男性假两性畸形,胰岛素受体基因突变可引起胰岛素极度抵抗性糖尿病。② 突变的基因也可以是参与激素生物合成的酶的基因,如性激素、肾上腺皮质激素的合成是在一系列酶的参与下进行的,当某些酶基因发生突变,可发生因酶缺陷所导致的类固醇激素合成障碍。③ 由激素引起的生物学效应有关的信号转导分子的基因也可以发生突变,如遗传性骨营养不良症,是因兴奋性 G 蛋白的 α 亚基基因发生突变,导致一些与 G 蛋白偶联的肽类激素,如 PTH、TSH、LH 等不能发挥生物学效应,甚至出现抵抗,临床上表现为身材矮小、骨骼异常等症状。④ 发生突变的也可以是调控转录的转录因子基因,如该基因发生突变,同样可导致激素基因表达异常和激素生物学效应发生障碍。⑤ 与内分泌肿瘤发生有关的原癌基因和抑癌基因也可以发生突变。总之,各种类型基因的突变均可影响到内分泌功能,也可导致内分泌肿瘤的形成。

(二)环境因素、后天因素

许多环境因素、后天因素常可引起内分泌疾病,如:① 生态环境缺碘可引起地方性克汀病(呆小症);反之,碘过多又可引发甲状腺肿和甲状腺功能障碍。② 头颅外伤可导致垂体柄断裂,引起垂体功能减退症和中枢性尿崩症。③ 感染也可引发多种内分泌疾病,如肾上腺感染结核可使肾上腺出现干酪样病变,临床上表现为慢性肾上腺皮质功能减退症。④ 因急性脑膜炎球菌感染引起的肾上腺急性出血则可导致肾上腺皮质功能减退症。⑤ 感染艾滋病毒更可累及多种内分泌腺,包括肾上腺炎(常伴有肾上腺功能减退)、甲状腺炎、男性性功能低下。⑥ 妇女因难产、大出血、感染而并发的垂体前叶缺血性坏死,则可导致垂体前叶功能减退。

(三)遗传因素和环境因素的混合作用

某些因遗传的多基因性疾病在环境因素的作用下也可引发内分泌疾病,如 1 型糖

尿病,是在遗传背景的基础上加上患者进食多、少动而致病的。

（四）自身免疫

自身免疫在内分泌疾病的发病中也起着重要作用。器官特异的自身免疫病几乎涉及所有的内分泌腺,常见的有 1 型糖尿病、自身免疫性甲状腺病。目前较明确的是人类白细胞抗原(HLA)的多态性与一些自身免疫内分泌病的连锁关系,如白种人的 HLA Ⅱ 类抗原中 DR_3、DR_4 与 1 型糖尿病、Graves 病等相关性较大,而中国人的 DR_3、DR_{w9} 与 1 型糖尿病、桥本甲状腺炎的关系较密切。但 HLA 系统多态性与自身免疫性内分泌疾病发病相关的机制还不清楚,且许多内分泌疾病中自身免疫反应过程及机制也尚未阐明。在不同的自身免疫性内分泌疾病中,自身免疫反应既有共同性,也有各自的特点。已知自身免疫性内分泌病女性发病率明显高于男性,提示其发病与性染色体遗传因素及(或)性激素内环境有关。

二、内分泌疾病的分类

内 分 泌 腺	功 能 亢 进	功 能 减 退
腺垂体(垂体前叶)	巨人症(成年前发病) 肢端肥大症(成年后发病)	垂体性侏儒症(儿童期发病) 成人垂体功能减退症(包括性腺、甲状腺、肾上腺皮质功能减退)
神经垂体(垂体后叶)	抗利尿激素分泌失调综合征(见于多种原因,不仅限于神经垂体病)	尿崩症
甲状腺	甲状腺功能亢进症	呆小症(胎儿或新生儿期发病) 黏液性水肿(成年发病)
甲状旁腺	甲状旁腺功能亢进症	甲状旁腺功能减退症
肾上腺皮质	库欣综合征 原发性醛固酮增多症	阿迪生(addison)病 华—佛综合征
肾上腺髓质	嗜铬细胞瘤	
胰岛	胰岛细胞瘤	糖尿病
性腺:男 　　女		睾丸功能减退症 卵巢发育不全、绝经期综合征

三、内分泌疾病的诊断原则

内分泌疾病的正确诊断,和其他系统疾病的诊断一样,要依靠详细的病史、完整的体检和必要的实验室检查。内分泌疾病往往伴有内分泌功能紊乱。因而,首先需根据患者的临床表现和有关实验室检查,确定是否有内分泌功能紊乱存在。在确定有内分泌功能亢进或减退以后,如果是属于下丘脑—垂体—外周内分泌腺系统的,还需进一步确定功能亢进或减退的原发病变是在下丘脑、垂体或是在外周内分泌腺。

(一)病史收集和体格检查和实验室检查

详细的病史收集和体格检查是内分泌疾病诊断的基础,也是对一个内分泌腺或一种内分泌的功能作出正常与否判断的第一步。不同的内分泌疾病常有其特殊的症状和体征,因此,除了全面病史采集和详细体格检查外,内分泌疾病的诊断要特别注意下列体征和症状,如身材过高和矮小、肥胖与消瘦、多饮与多尿、高血压伴低血钾、皮肤色素沉着、多毛与毛发脱落、男性乳腺发育、突眼、溢乳和闭经、骨痛与自发性骨折等。这些症状和体征常常和内分泌疾病有着相关性。其次,需根据临床表现选择必要的实验室检查,以进一步确定是否有内分泌功能紊乱的存在。实验室生化检查可对少数内分泌代谢疾病作出病因诊断,如地方性缺碘性甲状腺肿患者的尿碘排出量明显降低。免疫学检查可测定血浆中存在的相关自身抗体,并由此可确定疾病与自身免疫的相关性。新的激素测定方法已使检测的敏感性和特异性不断提高,如免疫聚合酶链反应法(PCR)的检测灵敏度已达 10^{-21} mol/L。这一指标提示该方法在理论上可检测到单个抗原(或抗体)分子的存在。

(二)病理诊断和病因诊断

内分泌疾病的诊断除了判断有无功能紊乱及其发病环节外,还包括病理诊断和病因诊断。

伴功能亢进的内分泌疾病,病理基础往往是由于肿瘤(良性或恶性)或增生所致。增生的原因可分为下丘脑—垂体功能紊乱而导致的促激素分泌过多,或是某种肿瘤分泌异位激素,或是由于免疫功能紊乱,产生某种具有类似促激素作用的免疫球蛋白。采用穿刺作病理诊断可对腺体组织病变与否作一较直观的了解。而对术后切除组织作病理检查并结合肿瘤的生物学行为特征则可对疾病作出较明确的诊断。用分子生物学技术可确诊许多因基因突变所致的内分泌疾病,并可从分子水平阐明其发病机制。疾病基因的克隆、分离更可为疾病的早期诊断奠定基础,如利用检测基因突变技术,可以在胚胎期、胎儿期识别基因型异常而表型正常的疾病携带者,由此可对疾病的严重程度及预后作出预测。

造成内分泌功能减退的病因及病理改变较多,如内分泌腺可因出血、缺血、感染等而被毁,或因不具分泌功能的肿瘤压迫正常组织而造成功能不足。此外,手术切除、放射治疗、自身免疫因素均可引起内分泌功能不足。分子生物学技术证实,许多内分泌功能减退症是由于基因突变、缺失所致。可以借助以下方法阐明上述疾病的病理、病因:① 可通过临床检查,如甲状腺、睾丸部位直接检查。② 借助动态试验,如激素分泌的动态试验可进一步探测内分泌功能状态及病变的性质。③了解病变是否具有自主性,可利用影像学检查、同位素扫描等了解腺体在形态上的变化,观察有无肿瘤存在,如高分辨率 B 超检查可用于甲状腺、肾上腺、胰腺、性腺和甲状旁腺肿瘤的定位。X 线、CT 和 MRI 检查则对某些内分泌疾病有定位价值。此外,因甲状腺具有聚碘功能,故可经甲状腺摄^{131}I 率来评价甲状腺功能,而在有^{131}I 标记的胆固醇参与下作肾上腺扫描则可对有功能的皮质腺瘤作出定位诊断。④必要时可采用免疫学及分子生物学检查,以进一步明确病因。

四、内分泌疾病的防治原则

(一)内分泌疾病的预防

某些内分泌疾病是可以预防的,如地方性甲状腺肿,通过补碘,即可使发病率呈显著下降。由于妇婴保健工作的提高,因难产而引起的产后垂体前叶功能减退症正逐渐减少。当结核病受到有效控制后,因结核感染而引起的肾上腺皮质功能减退症也明显降低。

内分泌疾病的治疗主要包括内分泌功能紊乱(亢进或减退)的处理和病因治疗。

(二)内分泌疾病的治疗

1. 内分泌功能亢进的治疗

为了消除内分泌腺功能亢进症状,可根据具体情况选择以下某一方法或联合应用数种方法予以治疗:

(1) 手术治疗 通过手术切除内分泌腺肿瘤或切除大部分增生的腺体。如库欣病、垂体瘤、毒性甲状腺结节、甲状旁腺腺瘤、嗜铬细胞瘤等均可采用手术治疗。近年来,采用镜下切除术,收到了创口小、康复快的良好效果。

(2) 放射治疗 用放射线破坏亢进的肿瘤或增生的腺体,可采用外照射,如深度X 线、直线回旋加速器、γ 刀等用于治疗内分泌腺肿瘤。有些良性肿瘤如生长激素瘤,在手术切除后也可用放射治疗来根除残存的肿瘤组织,也可在腺体内植入同位素,或是利用内分泌腺能特异地浓集某种同位素的特点进行治疗,用^{131}I 标记的胆固醇来治疗肾上腺皮质肿瘤等。

(3) 药物治疗 用药物抑制激素的合成或分泌是治疗内分泌功能亢进症常用的方法,如用抗甲状腺药物抑制甲状腺激素的合成,用氨鲁米特(氨基导眠)能阻碍肾上腺皮质激素的合成。有些药物是通过对抗某一激素对周围器官或组织的作用,如用螺内酯(安体舒通)对抗醛固酮的作用来治疗醛固酮增多症,利用抗雄激素药物治疗男性前列腺病变和女性雄激素增多症。也可用激素之间的抑制作用达到治疗功能亢进,如用合成的孕激素(环丙孕酮)抑制下丘脑—垂体分泌的激素以治疗性早熟症,若与雌激素合用则可治疗女性多毛症等。利用糖皮质激素对 ACTH 的抑制特性可治疗先天性肾上腺增生症,可用生长抑素类似物治疗肢端肥大症。运用激素生理效能之间的拮抗作用可缓解某一激素分泌过多的状况,如用糖皮质激素或胰高血糖素治疗因胰岛素分泌过多导致的低血糖症。神经内分泌药物可用于调整下丘脑—垂体功能,如多巴胺能促效剂可治疗高催乳素血症。此外,免疫抑制剂或免疫调节剂作为辅助疗法也常用于某些内分泌疾病(如内分泌肿瘤)的治疗。但药物治疗只能改善症状,对病因无根治作用。

(4)介入治疗 近年来,采用放射介入疗法治疗肾上腺、甲状腺、甲状旁腺和胰岛肿瘤也取得较好的疗效。

2. 内分泌功能减退的治疗

(1)激素替代治疗 对内分泌功能减退者,如腺体已全部毁坏,即属于病因不能根除的内分泌疾病,可用外源性激素作替代治疗。例如,肾上腺皮质功能减退症需用氢皮质素或皮质素治疗,甲状腺功能减退症用甲状腺激素治疗。上述治疗原则上采用生理维持剂量,并尽量模拟生理节律给药,以使患者内分泌腺功能减低的临床症状得到改善。应当注意的是,有些激素的需要量随体内、外环境变化而波动,如在应激时,所需的糖皮质激素的量成倍增加,故在发生急性并发症时,需根据病情调整给药量。利用化学药物刺激某种激素分泌或增强某种激素的作用可用于治疗某些内分泌功能减退症,如用氯磺丙脲、氢氯噻嗪等治疗中枢性尿崩症,用磺脲类或胰岛素增敏剂治疗糖尿病,补充钙剂及维生素 D 则可用于治疗甲状旁腺功能减退症等。

对于内分泌功能减退症也需明确其发生在哪一个环节,是在下丘脑、垂体还是在外周内分泌腺,如系性腺本身功能减退者需用性激素治疗,用促性腺激素治疗无效;属垂体前叶功能减退所致,用促性腺激素有时可引起排卵;如为下丘脑功能紊乱,用促性腺激素释放激素则可能获得效果。

(2)器官、组织或细胞移植 一些内分泌腺功能减退症可用同种器官、组织或细胞移植以期达到取代相应内分泌腺功能的目的,如通过全胰腺或部分胰腺(胎胰)、胰岛或胰岛细胞移植治疗 1 型糖尿病,将甲状旁腺碎片移植到前臂肌肉组织中可治疗甲状旁腺功能减退症,可通过肝移植治疗晚期铜代谢障碍引起的 Wilson 病等。

3. 病因治疗

除上述通过调节内分泌功能来治疗内分泌疾病外,还需尽可能作病因治疗。例如,因神经系统肿瘤或异位内分泌肿瘤所引起的内分泌紊乱需进行针对肿瘤的治疗,因感染而引起的需控制感染,如结核性肾上腺皮质功能减退症需作抗结核病治疗。营养性疾病和由环境因素引起的代谢病大多须针对病因进行治疗。然而,目前病因已经明确的内分泌疾病为数并不多,或尽管病因已明确,但病变已不可逆。用基因治疗因基因突变引起的内分泌疾病也属病因治疗。许多内分泌腺肿瘤(包括恶性肿瘤)的发生与一些原癌基因的激活或肿瘤抑癌基因的失活有关,故有理由认为这些内分泌肿瘤可采用基因治疗。此外,针对代谢病的发病机制的对症治疗也属于病因治疗的一种。

例如,对葡萄糖—6—磷酸脱氢酶缺陷者,要使其避免食用蚕豆、阿司匹林、磺胺等药物。对苯丙酮尿症的患者要限制含苯丙氨酸食物的摄入。

传统内分泌学(classical endocrinology)是根据内分泌疾病的表型特征来研究疾病的病因和发病机制;基因组学(genomics)和蛋白组学(proteomics)的研究程序则刚好相反。因此,以后者为指导所进行的内分泌学研究又称为反向内分泌学(reverse endocrinology),它为内分泌疾病的诊疗提供了崭新的分子途径和药物的分子靶点。因此,传统内分泌学和反向内分泌学的有机结合及基因组学和蛋白组学的深入发展,将使现代内分泌学成为生物学研究的前沿学科,成为分子内分泌学进展的重要里程碑,这些新兴学科和新兴技术的发展将为内分泌代谢疾病的病因与发病机制研究带来巨大进步。

(高惠宝)

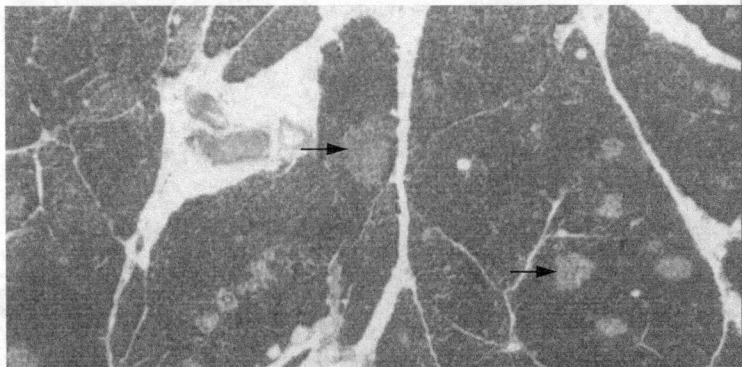

第一篇

基础医学

第一章　下丘脑与垂体

下丘脑(hypothalamus)与**垂体**(hypophysis)在发生、结构和功能等方面都有密切的关系。脑垂体分腺垂体和神经垂体两部分。下丘脑通过两种方式与脑垂体相联系,一种是间接联系即通过垂体门脉系统(见下文腺垂体的血液供给),将下丘脑弓状核等神经内分泌细胞分泌的激素运至腺垂体,调控腺垂体激素的合成和释放;另一种是直接联系,即通过下丘脑垂体束直接进入神经垂体,在神经垂体内将下丘脑的激素释放入血中。

第一节　下丘脑的发生

下丘脑来源于间脑的基板,最初仅有室管膜层。此层细胞不断进行细胞分裂并向外迁移构成许多纵区,即为下丘脑。该区域的一些神经元集中在一起,形成下丘脑的核团。如视上核(suproptic nucleus)、室旁核(paraventricular nucleus)与弓状核(arcuate nucleus)等。

第二节　下丘脑的结构和功能

下丘脑只占脑组织重量的0.3%,但它通过内脏神经系统及神经内分泌系统控制机体内脏活动及内分泌活动,从而保证人体内环境的稳定。

一、下丘脑的结构

(一)下丘脑的外形与分区

下丘脑位于背侧丘脑腹下方,被第三脑室分为左右两半,两侧结构对称。其构成第三脑室侧壁的下半和底壁,上方借下丘脑沟与背侧丘脑为界,其前端达室间孔,后端与中脑被盖相续。在脑底面,终板和视交叉(optic chiasma)位于下丘脑最前部,向后延伸为视束,视交叉后方微小隆起的薄层灰质为灰结节(tuber cinereum),灰结节向前下移行为**漏斗(infundibulum)**和垂体。灰结节后方的一对圆形隆起称为乳头体(mammillary body)(图1-1)。

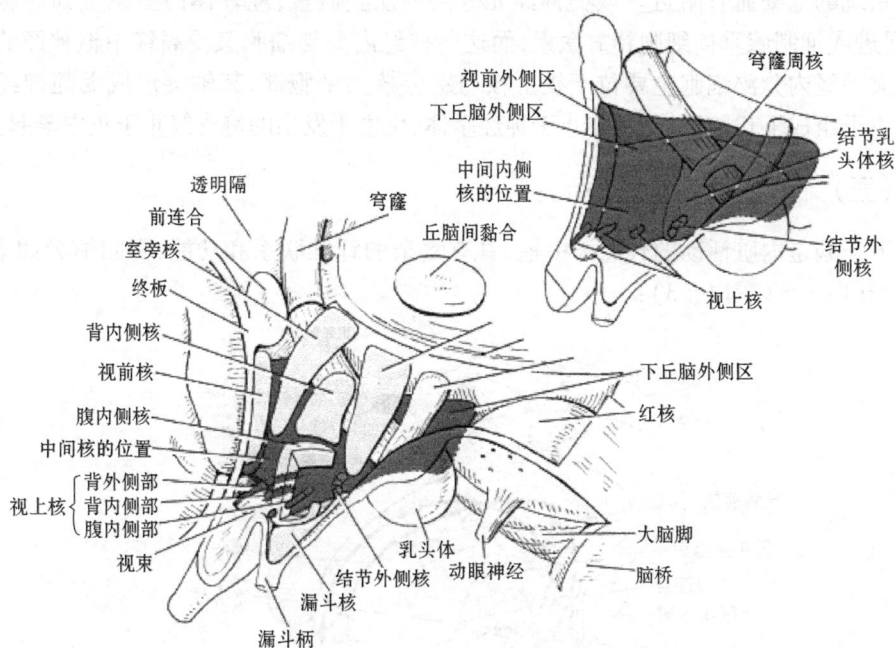

图1-1 下丘脑的主要核团

下丘脑神经核团边界不甚明显。为了对各核团定位和命名,利用一些结构明显的标志,可将每侧下丘脑分为横向的视前区、视上区、结节区和乳头体区4个部分。其中视前区位于视交叉前缘与前连合之间,其余3部分分别位于视交叉、灰结节及乳头体上方。在纵向上,自内向外将下丘脑分为室周带、内侧带和外侧带3个带。室周带是第三脑室室管膜深面的薄层灰质,穹窿柱和乳头丘脑束位于内侧带和外侧带之间。下丘脑以肽能(如后叶加压素、催产素、生长抑素等)神经元为主。在视上区,主要核团有位于视交叉背外侧的视上核(supraoptic nucleus)、第三脑室侧壁上部的室旁核(paraventricular nucleus);在结节区有漏斗深面的漏斗核(infundibular nucleus)以及腹内侧核和背内侧核;在乳头体区有乳头体深面的乳头体核以及下丘脑后核(图1-1)。

(二)下丘脑的神经元

下丘脑的神经元分为非神经分泌型和神经分泌型两种类型。非神经分泌型细胞与体温调节、摄食、心血管活动和行为有关。神经分泌型细胞又可分为：**大神经内分泌细胞（magnocellular neuroendocrine cell）**与**小神经内分泌细胞（parvocellular neuroendocrine cell）**两种。小神经内分泌细胞散在分布于下丘脑，主要位于室旁核小细胞部和弓状核，细胞所分布的区域称为促垂体区（hypophysiotrophic area，HTA）。小神经内分泌细胞的轴突构成无髓神经纤维，通向正中隆起的外层，终止于此处的垂体门脉系统的毛细血管附近。该类神经元分泌的肽类激素，经垂体门脉系统到达腺垂体，促进或抑制腺垂体细胞释放激素，而这些神经内分泌细胞又受高级中枢神经的支配。大神经内分泌细胞主要位于视上核与室旁核大细胞部，其轴突形成无髓神经纤维。主干组成下丘脑垂体束，终止于神经垂体，由主干发出的侧支终止于正中隆起。

（三）下丘脑的纤维联系

下丘脑是内脏活动的较高级中枢，具有复杂的纤维联系和功能，可归纳为如下 3 个方面（图 1-2、图 1-3）：

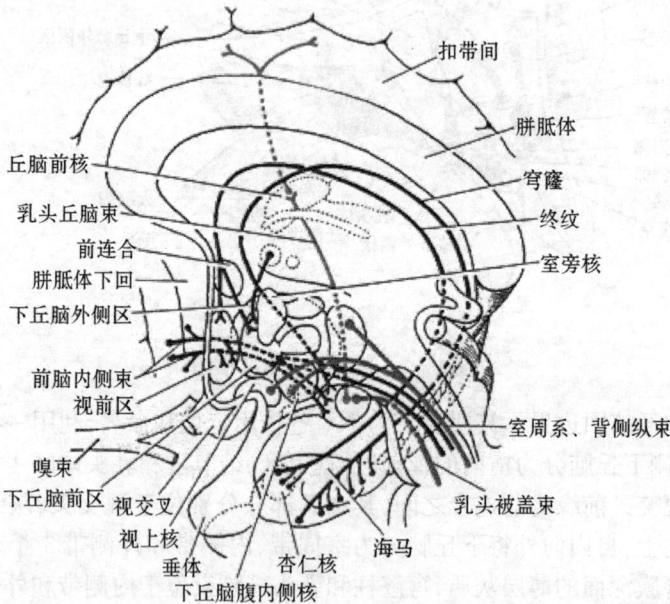

图 1-2　下丘脑的纤维联系

1. 下丘脑的传入纤维

前脑内侧束（medial forebrain bundle）：此束始自端脑边缘系统的隔核、旁嗅回和前穿质；经下丘脑外侧区，其中有些纤维终于视前区，自视前区发出的纤维参加此束。有些纤维终于下丘脑的各部，同样由下丘脑各部发出的纤维也参加此束。前脑内侧束有许多纤维下降终于中脑被盖。中脑的上行纤维也参与此束的组成。

穹窿(fornix)是下丘脑最粗大的传入纤维束,始自海马,终于乳头体核以及下丘脑视前区、外侧区和下丘脑后核。

杏仁下丘脑纤维(amygdalohypothalamic fibers)组成终纹,其纤维主要始自杏仁核的尾侧半,终于视前内侧核,下丘脑前核和视上核。

2. 下丘脑的传出纤维

视上垂体束(supraopticohypophyseal tract)和**室旁垂体束(paraventriculo-hypophysial tract)**分别起自视上核和室旁核,将下丘脑的神经内分泌神经元产生的加压素和催产素等运输至正中隆起或垂体后叶(神经垂体),再经垂体后叶的血管扩散到全身。结节垂体束或结节漏斗束起自漏斗核和下丘脑基底内侧部的一些神经元,止于正中隆起的毛细血管,将 ACTH、促激素释放激素或抑制激素等神经内分泌物质经垂体门脉系统运送至垂体前叶,控制垂体前叶的内分泌功能(图1-3)。

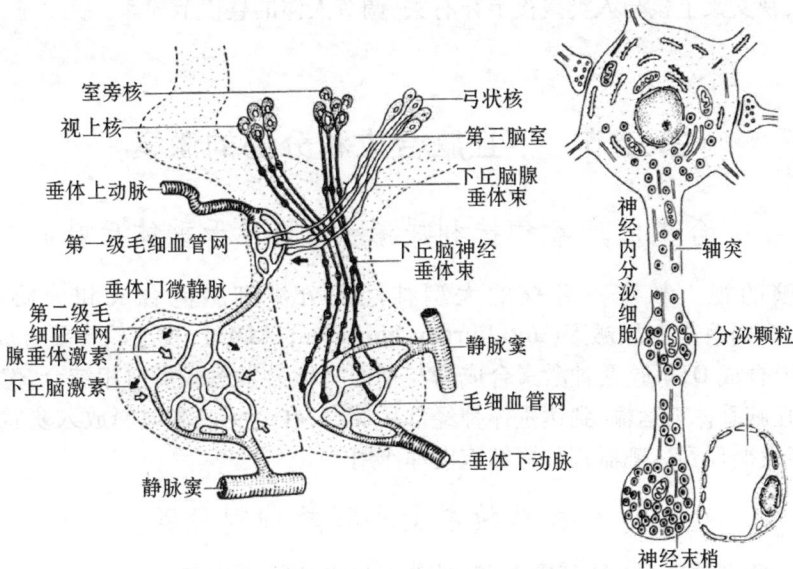

图1-3 垂体的血管分布及其与下丘脑的关系

乳头丘脑束(mamillothalamic tract)主要始自乳头内侧核,小部分纤维始自乳头外侧核,自乳头体背侧穿出,止于丘脑前核群。丘脑前核纤维投射到扣带回,参与构成边缘系统 Papez 环路。乳头体与丘脑前核之间、丘脑前核与扣带回之间都是往返联系。乳头被盖束自乳头丘脑束分出,向尾侧终止于中脑被盖核。下丘脑下行投射(descending hypothalamic project):室旁核、下丘脑外侧区细胞及下丘脑后区细胞发出纤维直接投射至迷走神经背核、孤束核、疑核及延髓腹外区,并有纤维下行至脊髓中间外侧核,以调节中枢的内脏神经元。

背侧纵束(dorsal longitudinal fasciculus)大部分纤维始自下丘脑后核、视上核及结节核,起始后向背侧穿经室周灰质,大部纤维沿中脑水管腹侧下降,形成背侧纵束,终于脑干和脊髓内的内脏运动神经节前神经元。此外,尚有一部分纤维沿脑干网状结构的背外侧部下降,终于呼吸中枢和血管舒缩中枢。

3. 下丘脑的连合纤维

两侧下丘脑间的联系纤维束,主要是视上连合(supraoptic commissure)。前脑内侧束是下丘脑同侧核间联系的纤维束。

二、下丘脑的功能

下丘脑为神经内分泌中心,通过下丘脑与垂体之间的联系,将神经调节与体液调节融为一体。下丘脑是皮质下调节内脏活动的高级中枢,参与对体温、摄食、生殖、水盐平衡和内分泌活动等的调节;下丘脑通过与边缘系统的联系,参与对情绪活动的调节。此外,视交叉上核与人类昼夜节律有关,调节人体的昼夜节律。

第三节　下丘脑合成和分泌的激素

一、合成催产素和抗利尿激素(储存于垂体后叶)

下丘脑的视上核和室旁核的大型神经内分泌细胞能合成和分泌**催产素**(**oxytocin,OT**)和**抗利尿激素**(**antidiuretic hormone, ADH**),视上核主要合成 ADH,室旁核主要合成 OT。这两种激素合成后与神经垂体激素运载蛋白相结合,然后分泌颗粒经下丘脑垂体束运输,到达垂体神经部后储存,在受到刺激时释放入窦状毛细血管内,再经血循环到达靶器官和靶细胞发挥作用。

二、合成释放激素和释放抑制激素

(一)释放激素(RH)和释放抑制激素(RIH)的定义

下丘脑与腺垂体以垂体门脉系统相联系,下丘脑促垂体区的小神经内分泌细胞合成的多种激素经轴突释放入漏斗处的第一级毛细血管网内,再经垂体门微静脉运送到远侧部的第二级毛细血管网,继而分别调节远侧部各种腺细胞的分泌活动。这些激素可分为两大类,其化学本质都是多肽,其中对腺细胞分泌起促进作用的激素,称为**释放激素**(**releasing hormones, RH**);对腺细胞分泌起抑制作用的激素,则称为**释放抑制激素**(**release inhibiting hormones, RIH**)。

(二)下丘脑合成的9种释放激素和释放抑制激素

下丘脑合成的9种释放激素和释放抑制激素如下:促肾上腺皮质激素释放激素

（corticotropin releasing hormone，CRH）、促黄体生成素释放激素（luteinizing hormone releasing hormone，LRH）又称促性腺激素释放激素（gonadotropin releasing hormone，GnRH）、促甲状腺激素释放激素（thyrotropin releasing hormone，TRH）、生长激素释放激素（growth hormone releasing hormone，GHRH）、生长激素释放抑制激素（growth hormone release inhibiting hormone，GHRIH or somatostatin）、催乳素释放激素（prolactin releasing hormone，PRH）、催乳素释放抑制激素（prolactin release inhibiting hormone，PRIH）、促黑激素释放激素（MSH releasing hormone，MRH）和促黑激素释放抑制激素（MSH release inhibiting hormone，MRIH）。

1. 促肾上腺皮质激素释放激素（corticotropin releasing hormone，CRH）

CRH 调节腺垂体远侧部促肾上腺皮质激素的分泌。CRH 为 41 肽。分泌 CRH 的神经元主要分布在下丘脑室旁核，其轴突多投射到正中隆起。杏仁核、海马、中脑等部位以及松果体、胃肠、胰腺、肾上腺、胎盘组织等处也均发现有 CRH 存在。CRH 与腺垂体促肾上腺皮质激素细胞膜上的 CRH 受体结合，通过增加细胞内 cAMP 与 Ca^{2+} 促进腺垂体合成与释放促肾上腺皮质激素（ACTH）和 β-内啡肽（β-endorphine）。

CRH 的分泌受生物节律（biological rhythm）和应激（stress）刺激的调节。下丘脑 CRH 的分泌呈脉冲式和昼夜周期节律，其白天释放水平较高，午夜时最低（0：00 左右），在早晨达高峰（7：00～9：00 之间），与 ACTH 及皮质醇的分泌节律同步。当机体处于应激状态时，如低血糖、失血、剧痛以及精神紧张等，下丘脑 CRH 神经元分泌增加，同时刺激腺垂体 ACTH 分泌，引起腺垂体—肾上腺皮质系统的反应增强，使肾上腺皮质激素大量分泌，进而全面提高机体对伤害性刺激的耐受能力。血液中肾上腺皮质激素水平升高时，可反馈地抑制 CRH 的分泌。这种反馈调节与机体所处的状态密切相关。

2. 促性腺激素释放激素（gonadotropin releasing hormone，GnRH）

GnRH 是 10 肽激素。在人类，GnRH 集中分布在下丘脑的弓状核、内侧视前区和室旁核等处。在其他脑区，如间脑、边缘叶以及松果体、睾丸、卵巢、胎盘等组织中，也有 GnRH 分布。GnRH 的主要作用是促进腺垂体合成和分泌促性腺激素，腺垂体促性腺激素细胞的膜上有 GnRH 受体，GnRH 在与其受体结合后，很可能是通过 PLC—磷脂酰肌醇信号转导途径导致细胞内 Ca^{2+} 浓度增高而产生生物效应的。

下丘脑的 GnRH 也呈现脉冲式释放，致使血中促性腺激素的浓度也呈现相应的波动。从恒河猴垂体门脉血管采集血样，测定其中 GnRH 的含量，发现 GnRH 呈现阵发性时高时低的现象，每隔 1～2 h 发生一次波动。在大鼠，GnRH 每隔 20～30 min 释放一次。如果给大鼠注射抗 GnRH 血清，则血中 LH 和 FSH 浓度的脉冲式波动消失，说明血中 LH 与 FSH 的脉冲式波动是由下丘脑 GnRH 脉冲式释放决定的。在青春期前破坏产生 GnRH 的弓状核后的幼猴，连续滴注外源性的 GnRH 并不能诱发青春期的出现，只有按照内源性 GnRH 脉冲的频率和幅度给予 GnRH，才能使血中 LH 与 FSH 浓度呈现类似生理情况的波动,从而激发青春期发育。曾经有人用新生幼猴实验,每隔1.5 h 注射一次 GnRH,可以诱发其出现月经和排卵。可见,激素的脉冲式释放对其发挥生理作用是十分重要的。

尽管 GnRH 可以刺激腺垂体释放 LH 和 FSH 并调节性腺活动,但其对性腺的直接作用却是抑制性的。GnRH 可抑制卵巢的卵泡发育和排卵,使雌激素与孕激素的生成减少;在男性可抑制睾丸的生精作用和睾酮的分泌。尤其是药理剂量的 GnRH 的抑制作用更为显著。因此,在人类生育控制中 GnRH 具有独特的应用价值。

3. 促甲状腺激素释放激素(thyrotropin releasing hormone,TRH)

TRH 调节腺垂体促甲状腺激素的分泌。TRH 是最小的肽类激素,其结构为 3 肽。分泌 TRH 的神经元主要分布于下丘脑中间基底部。如损毁这个区域则引起 TRH 分泌的减少。在下丘脑以外的中枢神经部位,如大脑和脊髓,也有 TRH 存在,其作用可能与传递神经信息有关。下丘脑分泌的 TRH 主要作用于腺垂体,促进促甲状腺激素(TSH)释放,血中甲状腺激素(T_4 和 T_3)随 TSH 浓度的升高而增加。TRH 也促进催乳素的释放。TRH 的分泌受多种因素调节,除了 T_3 可反馈性地抑制 TRH 的分泌外,去甲肾上腺素和多巴胺分别能促进和抑制 TRH 的分泌。

4. 生长激素释放激素(growth hormone releasing hormone,GHRH)

GHRH 能促进腺垂体生长激素的生成和分泌。GHRH 为 44 肽或 40 肽,完整的生物活性取决于氨基端的第 1~29 位氨基酸,半衰期 7~50 min。生成 GHRH 的神经元主要集中在下丘脑弓状核,少量分散在腹内侧核、背内侧核和室旁核等,其轴突投射到正中隆起,终止于垂体门脉系统的初级毛细血管。在腺垂体生长激素细胞的膜上有GHRH 受体,属于 G 蛋白偶联受体。GHRH 与其受体结合后,通过 cAMP—PKA 途径促进 GH 分泌和启动 GH 基因的表达;促进腺垂体细胞增生和分化。GHRH 呈脉冲式释放,相应腺垂体的 GH 分泌也呈脉冲式波动。在大鼠的实验中证明,注射 GHRH 抗体后,可以消除血中 GH 浓度的脉冲式波动。

5. 生长激素释放抑制激素(growth hormone release inhibiting hormone,GHIH)

GHIH 又称生长抑素(somatostatin,SS),能抑制腺垂体生长激素的生成和分泌并对机体其他功能有广泛的作用。GHIH 为环状 14 肽(SS_{14})和 28 肽(SS_{28}),半衰期不足 2 min。下丘脑分泌 SS_{14} 的神经元主要分布于室周核及弓状核等。生长抑素与腺垂体生长激素细胞的膜受体结合后,通过减少细胞内的 cAMP 和 Ca^{2+} 而发挥作用。生长抑素在下丘脑垂体轴系中不仅抑制腺垂体 GH 的基础分泌,也抑制其他刺激腺垂体GH 分泌因素所致的反应,如抑制由运动、进餐、应激、低血糖等刺激引发的腺垂体分泌 GH 的作用。有证据表明,生长抑素也抑制 GH 基因的转录,减少 GH 的生物合成。血液中 GH 和胰岛素样生长因子—1(IGF—1)浓度升高可促进生长抑素的分泌,即对生长抑素的分泌具有正反馈调节作用,但最终结果是血液 GH 和 IGF—1 水平的降低。GHRH 也可促进生长抑素的分泌,共同对 GH 的稳态起调节作用。生长抑素还可抑制

TSH、LH、FSH、PRL 及 ACTH 等的分泌。生长抑素在体内分布广泛,如中枢神经系统的大脑皮质、纹状体、杏仁核、海马、脊髓等部位,以及胃肠、胰岛、肾脏、甲状腺与甲状旁腺等组织都存在生长抑素,是发挥抑制性作用的神经肽。生长抑素的垂体外作用比较广泛,在神经系统中可能起递质或调质的作用;对胃肠运动与消化道激素的分泌有不同程度的抑制作用;还可抑制胰岛素、胰高血糖素、肾素、甲状旁腺激素以及降钙素等的分泌。

6. 催乳素释放激素(prolactin releasing hormone, PRH)和催乳素释放抑制激素(prolactin release inhibiting hormone, PRIH)

PRH 和 PRIH 共同调节腺垂体催乳素的分泌,下丘脑通过 PRH 和 PRIH 分别促进和抑制催乳素(PRL)的分泌,表现双重的调节作用,但通常以 PRIH 的抑制作用为主。下丘脑的 TRH、VIP 等神经肽都有刺激 PRH 分泌的作用。近年有研究者利用新分离的一种垂体孤儿受体寻找到相应的配体,即催乳素释放肽(prolactin releasing peptide, PrRP),后者可特异地促进催乳素的分泌。因为实验中发现多巴胺可直接抑制腺垂体分泌 PRL,注射多巴胺可使正常人或高催乳素血症患者血中的 PRL 明显下降,应用耗竭多巴胺的药物可使 PRL 分泌增加,而且在下丘脑和垂体又存在多巴胺,因此认为下丘脑分泌的 PRIH 就是多巴胺(dopamine)。

7. 促黑激素释放激素(MSH releasing hormone, MRH)和促黑激素释放抑制激素(MSH release inhibiting hormone, MRIH)

MRH 和 MRIH 分别促进和抑制腺垂体中间部黑素细胞刺激素细胞分泌黑素细胞刺激素(MSH)。

第四节　垂体的发生

一、腺垂体的发生

垂体由腺垂体和神经垂体两部分组成。腺垂体来自原始口腔,神经垂体来自神经管。

胚胎第 4 周时,原始口腔顶部外胚层上皮细胞增生,向顶端突出一个囊状结构称为拉特克囊(Rathke pouch)。拉特克囊的头部膨大变圆,逐渐向着间脑底部(即神经垂体起始部)伸展。在拉特克囊与原始口腔顶之间的柄逐渐伸长变细,第 9 周时,拉特克囊的柄断裂,分为咽段、蝶骨段和垂体段,此后这 3 段相继退化,最终消失。随着原始口腔的发育,拉特克囊的起点最终移至鼻中隔后缘的背侧。拉特克囊的前壁细胞旺盛,逐渐增厚,分化为腺垂体的远侧部。囊腔逐渐完全封闭或遗留一个窄缝隙。拉特克囊的后壁形成腺垂体的中间部。拉特克囊的另一部分围绕垂体漏斗部,形成腺垂体的结节部(图 1-4)。

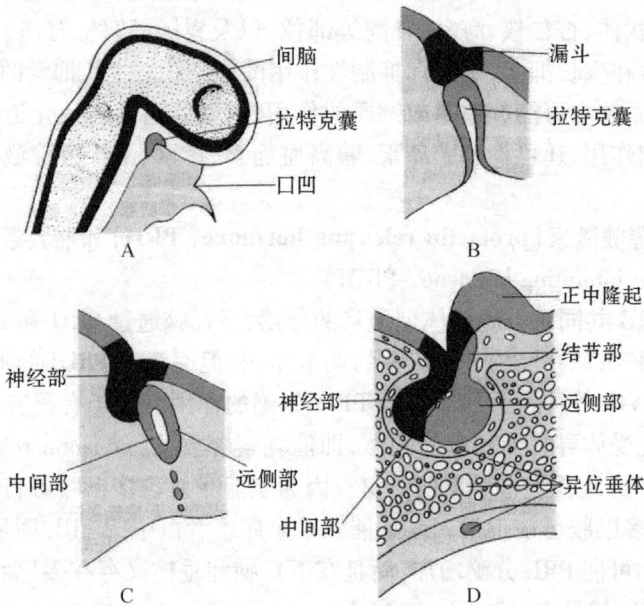

間脑
拉特克囊
口凹
A

漏斗
拉特克囊
B

神经部
中间部
远侧部
C

正中隆起
结节部
神经部
远侧部
异位垂体
中间部
D

图 1 - 4　垂体的发生

　　腺垂体远侧部细胞于胚胎第 7～8 周时即已开始分化。嗜碱性细胞分化最早,过碘酸雪夫反应(PAS)反应阳性,并被雷锁辛—复红染色。胚胎第 9～10 周时出现嗜酸性细胞并被偶氮胭脂所染色。兼色细胞在胚胎时即存在。

二、神经垂体的发生

　　与拉特克囊发生的同时,在间脑底部(即第三脑室底)的脑壁向下凹陷,形成一漏斗状结构,称为漏斗,即为神经垂体的始基(图 1 - 4)。该始基逐渐向下伸长,与拉特克囊后壁相邻接的部分形成垂体神经部,与下丘脑相连部分形成正中隆起。下丘脑神经元(主要是视上核和室旁核)的轴突自胚胎第 10 周进入漏斗,第 12 周末到达垂体神经部。在漏斗与神经部分化形成时,神经胶质细胞分化为垂体细胞。胚胎第 4 个月时,垂体各部分已基本形成。

第五节　垂体的结构和功能

　　垂体是机体内最重要的内分泌腺,可分泌多种激素,调控其他多种内分泌腺

（图1-5）。垂体借垂体柄与下丘脑相连。因此,垂体在神经系统与内分泌腺的相互作用中处于重要地位。

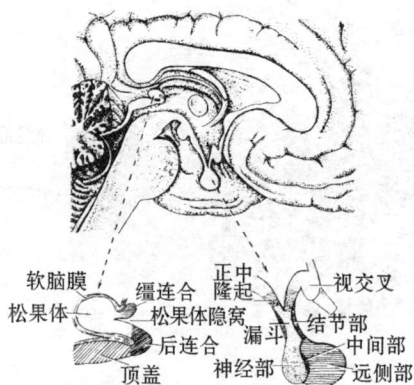

图1-5 垂体和松果体

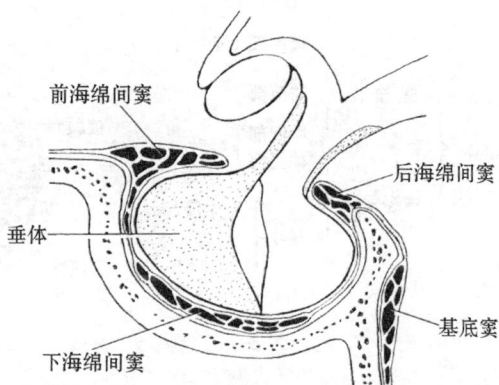

图1-6 垂体周围的静脉窦

一、垂体的大体解剖

垂体位于颅底蝶鞍的垂体窝内,椭圆形,前后径约1.0 cm,横径1.0~1.5 cm,高0.5 cm,成年男性垂体重0.35~0.8 g,女性重0.45~0.9 g。脑垂体占垂体窝的大部分,其余空间多被静脉窦所填充。垂体与垂体窝之间的静脉窦有前海绵间窦、海绵间窦和后海绵间窦。蝶骨体周围有海绵窦和位于斜坡的基底窦(图1-6)。

二、垂体的微细结构

垂体为一卵圆形小体,表面包以结缔组织被膜,由腺垂体和神经垂体两部分组成。神经垂体分为神经部和漏斗两部分,漏斗与下丘脑相连。腺垂体分为远侧部、中间部及结节部3部分,远侧部最大又称前叶,中间部位于远侧部和神经部之间,结节部围在漏斗周围。神经部和中间部合称后叶(图1-7)。

（一）腺垂体

1. 远侧部(pars distalis)

远侧部的腺细胞大多排列成团索状,少数围成小滤泡。腺细胞间有丰富的窦状毛细血管和少量结缔组织。在HE染色标本中,根据胞质的着色,腺细胞被分为嗜色细胞和嫌色细胞两大类。嗜色细胞(chromophil cell)又分为嗜酸性细胞和嗜碱性细胞两种(图1-8)。应用电镜免疫细胞化学技术,可观察到分泌不同激素的腺细胞的超微结构特点,依据腺细胞胞质内的颗粒的形态结构、数量及所含激素的性质可以区分出不同的腺细胞,并以所分泌的激素进行命名。

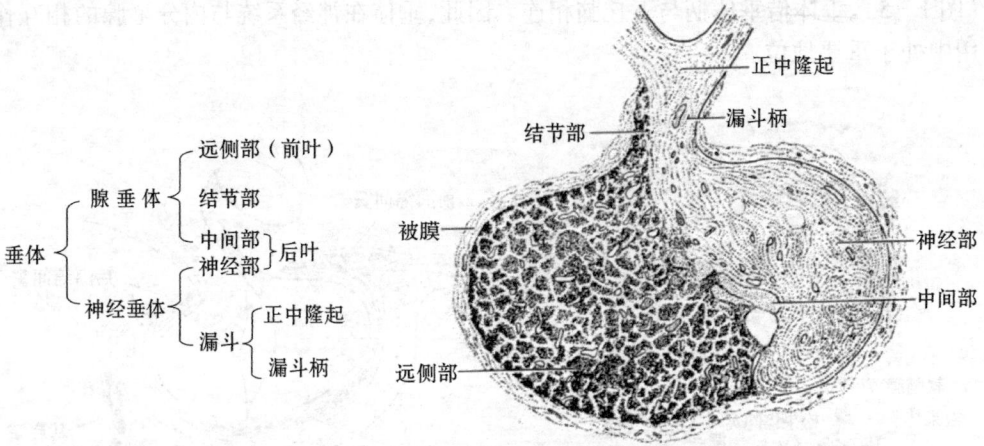

垂体 {
腺垂体 {
远侧部（前叶）
结节部
中间部 } 后叶
神经部
神经垂体 {
漏斗 {
正中隆起
漏斗柄

正中隆起
漏斗柄
结节部
被膜
神经部
中间部
远侧部

图1-7　垂体模式图（矢状切面）

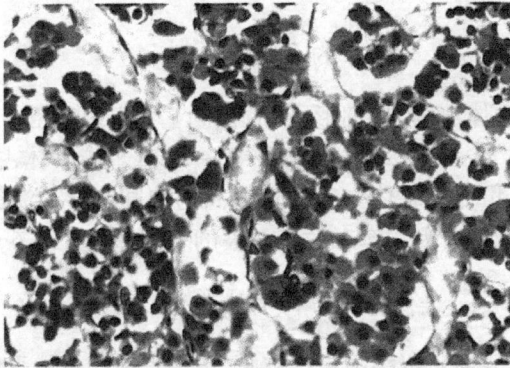

（A）×10

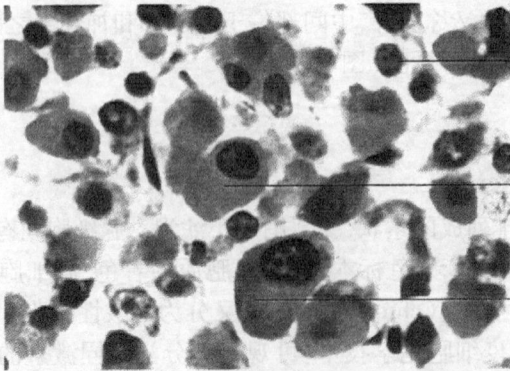

嫌色细胞
嗜酸性细胞
嗜碱性细胞

（B）×40

图1-8　腺垂体远侧部　HE染色

（1）**嗜酸性细胞** 数量较多,约占远侧部腺细胞总数的40%,细胞呈圆形或卵圆形,胞质嗜酸性强(图1-8)。嗜酸性细胞有两种:① 生长激素细胞(somatotroph,STH cell),数量较多,常聚集成群。生长激素细胞分泌生长激素(growth hormone,GH;或 somatotropin)。② 催乳激素细胞(mammotroph,prolactin cell),在妊娠和哺乳期妇女的腺垂体内较多。而在非妊娠或哺乳期女性及男性的垂体内此种细胞较少。该细胞分泌催乳激素(mammotropin 或 proalctin,即 PRL)。

（2）**嗜碱性细胞** 数量比嗜酸性细胞少,约占远侧部腺细胞总数的10%。胞质嗜碱性(图1-8)。远侧部有3种嗜碱性细胞:① 促甲状腺激素细胞(thyroid stimulating hormone cell,TSH cell),此细胞分泌促甲状腺激素(thyrotropin 或 thyroid stimulating hormone,TSH)。② 促肾上腺皮质激素细胞(corticotroph,ACTH cell),这种细胞分泌促肾上腺皮质激素(adrenocorticotropin,ACTH)和促脂素(lipotropin,lipotrophic hormone,LPH)。③ 促性腺激素细胞(gonadotroph),此细胞分泌卵泡刺激素(follicle stimulating hormone,FSH)和黄体生成素(luteinizing hormone,LH)。

（3）**嫌色细胞(chromophobe cell)** 嫌色细胞数量多,约占远侧部腺细胞总数的50%。细胞体积小,呈圆形或多角形。胞质少,着色浅,故其外形不清楚(图1-8)。

2. 中间部(pars intermedia)

人垂体中间部退化,仅占垂体的2%左右。中间部有嫌色细胞、嗜碱性细胞和少量大小不等的滤泡,滤泡腔中含有胶质(图1-9)。中间部的嗜碱性细胞主要是黑素细胞刺激素细胞(melanotroph),分泌黑素细胞刺激素(melanocyte stimulating hormone,MSH)。

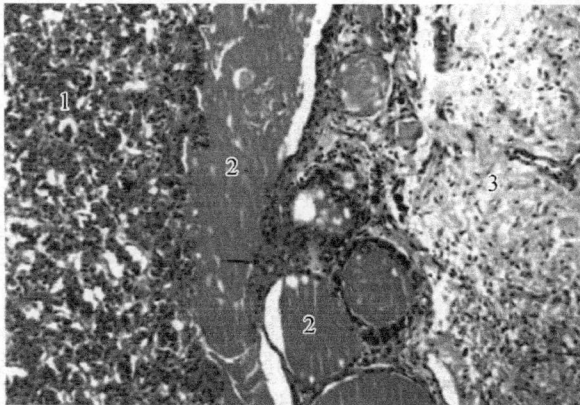

图1-9 垂 体
1-远侧部;2-中间部滤泡;3-神经部

3. 结节部(pars tuberalis)

此部的腺细胞小,主要为嫌色细胞。由于垂体门微静脉从结节部通过,所以此处的血管相当丰富。

4. 腺垂体的血液供给

垂体的血液供给主要来自于垂体上动脉和垂体下动脉。垂体上动脉起源于大脑基底动脉环,垂体上动脉穿过结节部上端,进入神经垂体的漏斗部,在该处分支并吻合形成窦状毛细血管网,称为第一级毛细血管网。这些毛细血管网下行到结节部下端汇集成数条垂体门微静脉,后者下行进入远侧部,再次分支吻合形成第二级毛细血管网。垂体门微静脉及其两端的毛细血管网共同构成**垂体门脉系统**(**hypophyseal portal system**)。第二级毛细血管网最后汇集成小静脉注入垂体周围的静脉窦(图1-3)。

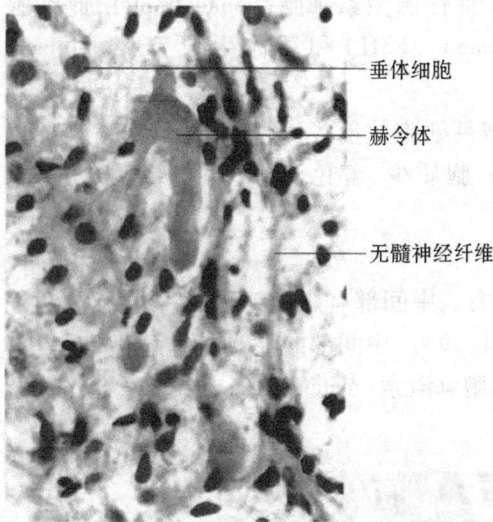

图1-10 垂体神经部 HE

(二)神经垂体

1. 神经垂体的微细结构

神经垂体主要是由大量无髓神经纤维和神经胶质细胞组成,并含有丰富的窦状毛细血管。下丘脑视上核和室旁核的神经内分泌细胞的轴突组成下丘脑垂体束,下行进入神经垂体,是神经部无髓神经纤维的主要来源。神经内分泌细胞内的分泌颗粒沿轴突运输下行,途中,分泌颗粒局部聚集,使轴突呈串珠状膨大,即膨体。这些膨体在HE染色的标本中显示为大小不等的嗜酸性团块,称为**赫令体**(**Herring body**)(图1-10)。

神经部的神经胶质细胞又称**垂体细胞**(**pituicyte**),是神经部内的主要细胞成分,分布于神经纤维之间。神经部内的毛细血管为窦状毛细血管,内皮有孔,内皮外有基膜,血管周围有明显的间隙。轴突终末释放的激素以分子扩散方式通过血管周隙和内皮入血。

2. 神经垂体的血液供给(图1-3)

颈内动脉经海绵窦后部时发出垂体下动脉,垂体下动脉进入神经部分支成为窦状毛细血管网。部分毛细血管汇入垂体下静脉,部分毛细血管逆向流入漏斗,再循环到远侧部或下丘脑。

第六节　垂体的激素

一、垂体前叶释放的激素

(一) ACTH、FSH/LH、TSH (有靶腺,促激素)

如前所述,腺垂体远侧部(垂体前叶)的促肾上腺皮质激素细胞可分泌 ACTH;促性腺激素细胞可分泌 FSH 和 LH;促甲状腺激素细胞可分泌 TSH。ACTH 促进肾上腺皮质束状带分泌糖皮质激素。FSH 在女性促进卵泡发育和卵泡细胞分泌雌激素,在男性则刺激生精小管的支持细胞合成雄激素结合蛋白,以促进精子的发生。LH 在女性促进排卵和黄体形成,在男性则刺激睾丸间质细胞分泌雄激素,故又称间质细胞刺激素(interstitial cell stimulating hormone,ICSH)。当儿童的促性腺激素(FSH/LH)分泌亢进时,可发生性早熟;分泌低下则导致肥胖性生殖无能症。TSH 能促进甲状腺的发育;并作用于甲状腺滤泡上皮,促进甲状腺激素的合成和释放。TSH、ACTH、FSH 与 LH 均作用于各自的内分泌靶腺,属于促激素,构成下丘脑—腺垂体—靶腺轴调节系统(详见下文)。

(二) GH、PL、MSH (无靶腺)

腺垂体的促生长激素细胞可分泌 GH;催乳激素细胞可分泌 PRL;黑素细胞刺激素细胞可分泌 MSH。GH 是一种蛋白质激素,广泛影响机体多种器官和组织的代谢过程,在蛋白质、脂类和糖代谢中起重要作用。生长激素尤能刺激骺软骨生长,使骨增长。在幼年时期,生长激素分泌不足可致垂体侏儒症;分泌过多引起巨人症。成年后分泌亢进则发生肢端肥大症。PRL 是蛋白质类激素,能促进乳腺发育和乳汁分泌。MSH 可促进两栖类黑素的生成,使皮肤黑素细胞中的黑素颗粒分散,皮肤颜色变深。MSH 在哺乳类也可能有类似的作用。GH、PRL、MSH 分别直接作用于靶细胞或靶组织发挥作用,但无靶腺。

1. 生长激素(GH)是维持机体基础生长和代谢的必要激素

(1) GH 的理化特性及生理功能　人生长激素(hGH)由腺垂体的生长激素细胞合成分泌,由 191 个氨基酸残基构成,其化学结构与人催乳素(hPRL)十分相似,故除了本身所具有的特定作用外,两者作用互有交叉。生长激素的基础分泌呈节律性脉冲式释放,通常每 1~4 h 出现一次脉冲。一般入睡后 1 h 出现分泌脉冲。青春期脉冲波峰最高,成年后则逐渐降低,50 岁后睡眠中不再出现 GH 峰。GH 具有种属特异性,血浆中的生长激素主要以与特异性的高亲和力生长激素结合蛋白(GH-binding protein,GHBP)结合的形式存在,其中 45% 为相对分子质量为 22 000 的 hGH,25% 为相对分子质量20 000 的 hGH。GH 的主要生理作用是调节物质代谢与生长过程,广泛影响机体各种组织器官,尤其是对骨骼、肌肉及内脏器官的作用最为显著。因此,生长激素也被称为躯体刺激素(somatotropin)。具体作用如下:

1) GH 促进机体生长:GH 促生长的作用是由于其能促进骨、软骨、肌肉以及其他组织细胞分裂、增殖和机体蛋白质合成量增加。

2) GH 调节新陈代谢:GH 对物质代谢的调节作用既表现胰岛素样效应,也有抗胰岛素效应。

(i) 蛋白质:GH 能加速软骨、骨、肌肉等组织的 DNA 和 mRNA 的合成,并伴随相应组织蛋白质合成和增加,机体呈正氮平衡。

(ii) 脂肪:体外细胞实验发现,GH 先是减少脂肪酸的氧化,随后加速脂肪分解,使血液中的游离脂肪酸增加。GH 能对抗胰岛素刺激脂肪合成的作用,使肢体等组织的脂肪含量减少,动员脂肪,加强脂解作用,以提供机体所需能量。

(iii) 糖:血清 GH 升高时,肌肉等外周组织对胰岛素的敏感性降低,可减少葡萄糖的摄取、利用与消耗,因而血糖浓度升高,表现抗胰岛素效应。但同时 GH 又能引起因葡萄糖浓度升高而发生的胰岛素分泌。高血糖和糖尿是 GH 分泌过多患者的常见症状之一。GH 又能刺激胰岛素的基因表达,如果没有 GH 的存在,胰岛素分泌将会减少。GH 还能增加和维持骨骼肌与心肌内的糖原储备。

此外,GH 可促进胸腺基质细胞分泌胸腺素,从而参与调节机体的免疫功能等。

(2) GH 分泌的调节(图 1-11)

1) 下丘脑激素的调节作用:生长激素释放激素(GHRH)与生长激素释放抑制激素(GHIH 即 SS)是所有到达下丘脑的信息调节或影响腺垂体 GH 分泌的最后的整合输出通路。GHRH 神经元主要集中于下丘脑的弓状核和腹内侧核等处;GHIH 神经元即 SS 神经元主要位于室周区前部。GHRH 是腺垂体合成和分泌 GH 的特异性生理性刺激,同时可诱导 GH 细胞的增殖;SS 则不仅抑制 GH 的基础分泌,也抑制其他一些生理或药理因素(运动、GHRH、胰岛素引起的低血糖、精氨酸等)所引起的 GH 分泌,但不能直接抑制 GH 细胞增殖。GH 的脉冲式分泌是由于下丘脑 GHRH 的脉冲式释放决定的。通常情况下,GHRH 的调节作用占优势,而 SS 只是在应激状态下 GH 分泌过多时发挥抑制性的调节作用。

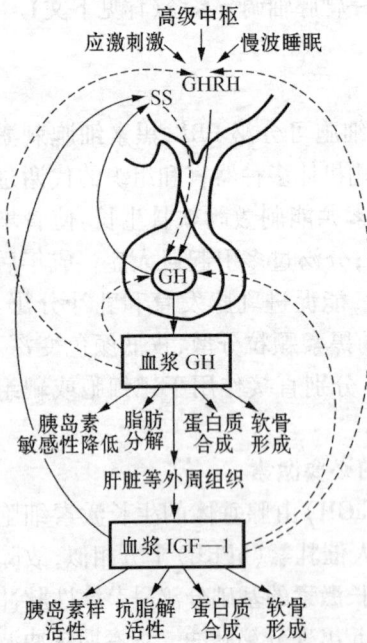

图 1-11 GH 的作用及其分泌的调节

GH—生长激素;SS—生长抑素;
GHRH—生长激素释放激素;
TGF—1-胰岛素样生长因子-1;
→兴奋作用;--→抑制作用

下丘脑生成的 TRH、后叶加压素（VP）等也具有促进 GH 分泌的作用。

此外,近年发现并确认胃黏膜内分泌细胞和下丘脑弓状核等部位能生成一种生长激素释放肽（ghrelin）,也称为"生长素",是一种由 28 个氨基酸残基构成的调节肽。生长激素释放肽具有类似 GHRH 的促进腺垂体 GH 细胞分泌 GH 的作用,但作用机制可能不同于 GHRH。生长激素释放肽还可促进食欲和生长发育,因此可能对机体能量平衡的调节具有一定的意义。

GH 可通过垂体门脉血管逆流刺激 SS 分泌,抑制 GHRH 以及 GH 的分泌;也可以直接作用于垂体 GH 细胞,抑制 GH 合成与分泌,起负反馈调节效应。另有研究表明,IGH—1 还能直接抑制体外培养的腺垂体细胞的 GH 基础分泌与 GHRH 刺激所引起的 GH 分泌,提示 IGF—1 可在下丘脑和腺垂体两个水平以负反馈机制调节 GH 的分泌。外周组织产生的 IGF—1 能刺激下丘脑释放 SS,抑制 GH 的分泌。

2）代谢因素的影响:能量物质的缺乏和血液中某些氨基酸的增加都可促进 GH 分泌,其中以低血糖对 GH 分泌的刺激作用最强。反之,血糖升高可通过促进 SS 和抑制 GHRH 分泌使 GH 分泌水平降低。

3）其他激素的影响:甲状腺激素、胰高血糖素、雌激素与雄激素均能促进 GH 分泌。在青春期,血中雌激素或睾酮浓度增高,可明显地增加 GH 分泌,这是在青春期 GH 分泌较多的一个重要因素。皮质醇则抑制 GH 分泌。有些激素可通过旁分泌影响 GH 的分泌。如激活素可抑制 GH 的基础分泌;IL—6 可刺激 GH 细胞的基础性分泌和 GHRH 诱发的分泌。

4）睡眠时相的影响:夜间 GH 的分泌量约占一天分泌量的 70%。人在觉醒状态下,GH 分泌较少,进入慢波睡眠状态后,GH 分泌明显增加。入睡后 1 h 左右,血中 GH 浓度达到高峰。转入异相睡眠（REM 睡眠）后,GH 分泌又减少。这种现象在青春期尤为显著。慢波睡眠期 GH 的分泌增多,有利于促进生长和体力恢复。50 岁以后,GH 的这种分泌峰消失。

2. PRL 具有广泛的生理调节作用

催乳素（PRL）也名生乳素、泌乳素和促乳素等。人催乳素（human prolactin,hPRL）由 199 个氨基酸残基构成,序列结构与 hGH 的同源性为 35%,相对分子质量为 23 000,含有 3 个双硫键。成年人垂体中的 PRL 含量极少,只有 GH 的 1/100;成年人血清中 PRL 的基础浓度为 $0.5 \sim 0.8$ μg/(L·d),上限 <2 μg/(L·d),女性高于男性,青春期、排卵期均升高。在妊娠期,垂体中合成 PRL 的催乳素细胞的数目和体积均增加,到妊娠期末,血清中 PRL 的含量可达 $20 \sim 50$ μg/(L·d)。PRL 的半衰期约为 20 min,主要经肝及肾清除。199 肽的 PRL 占血中总量的 60% ~80%。此外,还存在较大分子的 PRL,可能是 PRL 前体或多个 PRL 分子的聚合体。

（1）PRL 除促进乳腺的发育和分泌外还有多种生理作用 尽管 PRL 因刺激乳腺

泌乳作用而得名,但其生理作用却十分广泛。

1)对乳腺的作用:青春期乳房的发育主要是 GH 对间质和脂肪组织的作用。乳腺的腺泡等分泌组织只在妊娠期才发育,而且需要多种激素的共同作用。雌激素与孕激素起基础作用,PRL 与糖皮质激素、胰岛素、甲状腺激素等起协同作用。PRL 作用于充分成熟的乳腺腺小叶,使之向腺泡腔内分泌乳汁成分。乳汁中的3种主要成分酪蛋白、乳糖和脂肪的合成,都受 PRL 的影响。

在妊娠过程中,随着 PRL、雌激素与孕激素的分泌增多,乳腺组织进一步发育,但因为血中雌激素与孕激素水平过高,抑制了 PRL 的泌乳作用,使具备泌乳能力的乳腺并不泌乳。妊娠10周后,血浆中 PRL 的水平逐渐增高,至分娩时可升至最高峰200 ng/ml。妊娠期 PRL 分泌的显著增加,可能与雌激素刺激腺垂体 PRL 细胞的分泌活动有关。分娩后8 d,血浆中的 PRL 即降至妊娠前的水平。此时由于血中雌激素和孕激素的水平已大大降低,PRL 才能发挥始动和维持泌乳的作用。分娩后,乳腺 PRL 受体数目增加约20倍,在 PRL 的作用下,酪蛋白 mRNA 的转录和翻译都加快。PRL 促进乳汁中脂肪的合成增加,刺激磷脂合成。PRL 还可促进淋巴细胞进入乳腺,向乳汁中释出免疫球蛋白。

2)对生殖活动的调节作用:PRL 对性腺的调节作用错综复杂。PRL 可能在卵巢水平抑制促性腺激素的效应或减少 GnRH 的释放以及促性腺激素(如 LH)发挥作用,其生理学意义在于防止哺乳期女性的排卵。在民间有通过延长哺乳期的方法以期达到避孕的目的。

实验表明,PRL 对卵巢活动有双相调节作用,小剂量 PRL 可促进卵巢雌激素与孕激素的合成,大剂量 PRL 则有抑制作用。

PRL 对男性性腺的功能也有影响。在睾酮存在的条件下,PRL 能促进前列腺及精囊腺生长,还增加 LH 受体,增强 LH 对睾丸间质细胞的作用,使睾酮的合成增加。PRL 对生精过程也有调节作用。过多的 PRL 可抑制男女两性的生殖功能。

3)参与应激反应:在许多应激状态下,血中 PRL 的水平都有不同程度的升高,而且通常与 ACTH 和 GH 浓度的增加同时出现,刺激停止数小时后才逐渐恢复到正常水平。

4)免疫调节作用:在人和鼠的单核细胞、B 细胞、T 细胞、胸腺上皮细胞以及红细胞上都有 PRL 结合的部位和受体。PRL 协同一些细胞因子促进淋巴细胞的增殖,直接或间接促进 B 细胞分泌 IgM 和 IgG,导致抗体产量的增加。

(2)PRL 分泌的调节(图1-12) PRL 分泌受下丘脑 PRH(即 PRF)与 PRIH 的双重调节,两者分别具有促进和抑制催乳素分泌的作用。由于切断垂体柄可使循环中的 PRL 增加,提示 PRL 经常处于下丘脑的紧张性抑制作用之下,即 PRIH 对 PRL 分泌的影响远大于 PRH 的影响。现在认为 PRIH 就是多巴胺。已经确认,PRL 能易化正中隆起多巴胺的分泌,并因此通过负反馈机制作用于下丘脑,调节 PRL 的分泌。但在妊娠期间,血液中 PRL 的水平显著升高,直至分娩后才下降。这可能与大量雌激素促进腺垂体的活动有关。TRH 有很强的刺激 PRL 分泌的作用,肠血管活性多肽(VIP)、5‑HT、内源性阿片肽、雌激素等也都有刺激作用。此外,近年发现下丘脑能产生一种特异性促进 PRL 分泌的神经肽——催乳素释放肽(prolactin releasing peptide,PrRP),其结构序列有 65% 与 VIP 相同,可能与多巴胺共同调节垂体 PRL 的分泌。已证明有些腺垂体的 PRL 细胞有 PRL 受体。因此,在腺垂体水平可能存在 PRL 的自分泌调节作用。哺乳期间,婴儿吸吮母亲乳头等对乳房的刺激可通过脊髓上传至下丘脑,导致 PRH 释放增多,促进腺垂体 PRL 大量分泌。哺乳开始后 30 min,血中 PRL 的水平即可上升 10~100 倍。哺乳后恢复原有水平。这是一个典型的神经—内分泌反射。在这个反射中,PRL 与 OT 的分泌共同作用完成哺乳。

　　刺激 PRL 分泌的因素很多。下丘脑的 TRH 以及雌激素等也能促进 PRL 的分泌。应激刺激、紧张、剧烈运动、睡眠、性交等都能使 PRL 分泌增加。此外,胸部创伤、大手术、麻醉后等会出现 PRL 水平升高的现象。

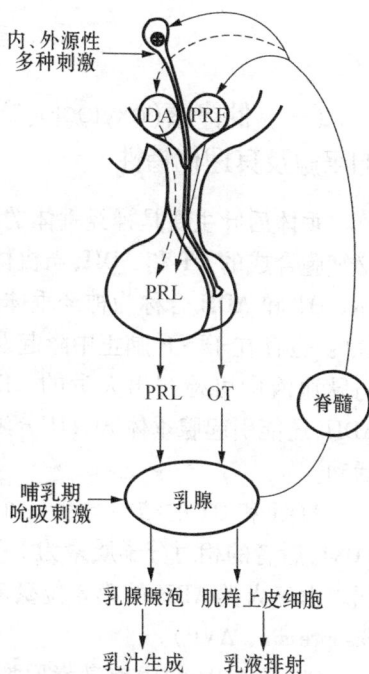

图 1‑12　PRL 分泌的调节与射乳反射途径

PRL—催乳素;OT—催产素;
PRF—催乳素释放因子;DA—多巴胺;
→兴奋作用;‑→抑制作用

3. MSH 调节皮肤黑素细胞中色素的合成

　　MSH 主要由垂体中间部分泌。垂体中间部细胞和促肾上腺皮质细胞产生一种相对分子质量较大的前体蛋白质(267 个氨基酸残基)——阿黑皮素原(proopiomelanocortin,POMC)。POMC 的衍生物有 α—MSH、β—MSH 和 γ—MSH 共 3 种,分别为 14、18 和 12 肽,在人垂体中主要是 β—MSH。血浆 β—MSH 的浓度为 20~110 ng/L,半衰期为 10 min 左右。

　　在动物,MSH 的主要生理作用是促进黑素细胞(melanocyte)内的酪氨酸转化为黑素(melanin),同时使黑素颗粒在细胞内分散。在黑暗背景下,MSH 分泌未受抑制时动物(如鱼类)皮肤的颜色变深;在白色背景下,MSH 分泌受抑制,动物皮肤的颜色则变淡。对于人类,黑素可使皮肤、虹膜和毛发等的颜色变深。但 MSH 的生理作用仍不清楚。MSH 的分泌主要受下丘脑分泌的 MRH 和 MRIH 的双重调节,两者分别促进和抑制垂体 MSH 的分泌。

二、垂体后叶释放的激素

（一）催产素（oxytocin，OT）和抗利尿激素（antidiuretic hormone，ADH）的来源及其理化特性

垂体后叶主要是神经垂体的神经部，储存有由下丘脑视上核、室旁核的神经内分泌细胞合成的 OT 和 ADH，当机体需要时，垂体后叶将这两种激素直接释放入血液循环。OT 和 ADH 合称为神经垂体激素。神经垂体激素不仅存在于下丘脑—垂体束系统内，也存在于下丘脑正中隆起及第三脑室附近的神经元轴突中。在大鼠和猴的垂体门脉血液中可检测出大量的 ADH，而且其浓度远高于外周血液。如果注射大量的 ADH，还能引起腺垂体 ACTH 分泌增加，提示：神经垂体激素也可能影响腺垂体的分泌活动。

ADH 和 OT 的结构均为一个 6 肽环和一个 3 肽侧链，前者的相对分子质量为 1 084，后者的相对分子质量为 1 007，两者的区别只是氨基酸序列第 3 位与第 8 位不同。由于人类 ADH 的第 8 位氨基酸为精氨酸，故常称为精氨酸血管升压素（arginine vasopressin，AVP）。

OT 与 ADH 均由前激素原裂解而成，前激素原除了分别含有 ADH 或 OT 的序列片段外，还包含有特色的小分子蛋白质序列，称为神经垂体激素运载蛋白（neurophysin，NP）。神经垂体激素运载蛋白分为两种：92 肽的神经垂体激素运载蛋白—1（NP—1）与 OT 结合；97 肽的神经垂体激素运载蛋白—2（NP—2）与 ADH 结合。OT 与 ADH 分别同各自的运载蛋白一同包装于神经分泌颗粒中。神经垂体激素运载蛋白沿轴突运输神经激素。神经分泌颗粒以每日 2～3 mm 的速度运送至神经垂体。在适宜的刺激下，视上核或室旁核神经元发生兴奋，神经冲动即沿下丘脑—垂体束下传到位于神经垂体的轴突末梢，末梢发生去极化，导致 Ca^{2+} 进入末梢内，使末梢内的分泌颗粒以出胞（exocytosis）形式将神经激素释放。在此过程中，各激素与其 NP 分离，各自独立地进入邻近的毛细血管中。烟碱可使血浆中 NP—2 和 ADH 的浓度同时升高；雌激素可使血浆中 NP—1 的含量增加，而 OT 浓度并不随之增加。

（二）OT 和 ADH 的功能及其分泌的调节

1. OT 的主要生理功能及其分泌的调节

OT 的基本功能是刺激子宫平滑肌和乳腺肌上皮细胞收缩，在分娩过程中促进子宫收缩及分娩后制止过多出血；分娩后则参与哺乳，促进乳汁排出。人体 OT 没有明显的基础分泌，只在分娩、授乳、性交等情况下才通过神经反射引起分泌。OT 经缩催产素酶降解，其半衰期为 3～4 min。

（1）OT 的功能　①促进子宫收缩：OT 促进子宫平滑肌收缩的作用与子宫的功

能状态有关。OT 对非孕子宫肌的作用较弱,而对妊娠子宫的作用较强。低剂量的 OT 引起子宫的节律性收缩,高剂量时则导致强直收缩。孕激素能降低子宫肌对 OT 的敏感性,有助于维持胎儿"安静"的生存环境。这可能是孕激素使子宫肌细胞出现超极化,兴奋和传导能力降低所致,而雌激素则相反。OT 的作用机制是使细胞外的 Ca^{2+} 进入子宫平滑肌细胞内,提高胞质内的 Ca^{2+} 浓度,通过钙调蛋白(calmodulin, CaM)的作用,并在蛋白激酶的参与下,诱发肌细胞收缩。OT 虽然能刺激子宫收缩,但它并不是发动分娩子宫收缩的决定因素。在分娩过程中,胎儿刺激子宫颈可反射性引起 OT 释放,从而促进子宫肌收缩进一步增强,因而具有"催产"作用。此外,在性交过程中 OT 的反射性释放引起的子宫收缩可能有助于精子的运行和受孕。② 刺激乳腺排乳:乳腺生长发育至具备泌乳的功能,是机体相关激素共同作用的结果,而 OT 是分娩后乳腺排乳的关键激素。另外,OT 对乳腺具有营养作用,可维持哺乳期乳腺不致萎缩。

此外,除催产和排乳这两个经典作用之外,OT 在神经内分泌功能、体液渗透压的调节、心血管的功能活动、学习与记忆、胃液分泌、体温调节、痛觉调制等方面也都能起一定的影响。

(2) OT 分泌的调节　　OT 分泌的调控是通过下丘脑实现的,属于神经内分泌调节方式。乳头和乳晕含有丰富的感觉神经末梢,吮吸及触觉等刺激均可通过传入神经引起 OT 的分泌。在哺乳过程中 OT 的释放对加速产后子宫复原也有一定的意义。因此,从保护母婴健康角度出发都应大力提倡母乳喂养。

OT 也参与生殖活动的调节。有证据表明,卵巢自身也可合成 OT,并影响卵泡的成熟、排卵和黄体的功能。在性交过程中,子宫颈及阴道受到机械扩张性刺激,可反射性地使血中 OT 升高,输卵管活动加强,有利于精子在生殖道内的输送。在分娩过程中,胎儿对产道的扩张和压迫也刺激 OT 的释放。

除上述因素外,凡能刺激 VP 分泌的因素都可促进 OT 分泌。雌激素也能刺激 OT 分泌。忧虑、恐惧、剧痛、高温、噪声、肾上腺素等则能抑制 OT 的分泌。

2. ADH 的功能及其分泌的调节

(1) ADH 的生理功能　　ADH 又称血管升压素(vasopressin, VP)。在正常生理情况下,血液中 VP 浓度为 $1 \sim 3$ ng/L,在血浆中的半衰期为 $6 \sim 10$ min。失血时 VP 释放量明显增多,血浆浓度可达 10 ng/L 以上,导致皮肤、肌肉、内脏的血管收缩,对提升和维持动脉血压起重要作用。血管升压素受体(vasopressin receptor,VP – R)均为 G 蛋白偶联受体,至少有 V_{1A}、V_{1B} 和 V_2 3 种亚型。V_{1B} 受体刺激垂体 ACTH 的分泌;V_{1A} 受体可以促进肝糖原分解,也可使血管平滑肌收缩。此外,VP 还作为神经递质,通过脑和脊髓中 V_{1A} 受体发挥作用。在生理条件下,VP 与肾脏集合管主细胞膜上的 V_2 受体结合,通过 Gs 激活 PKA,使胞质中的水孔蛋白(aquaporin 2, AQP2)嵌入主细胞膜,增强上皮细胞顶端膜对水的通透性,促进水的重吸收,从而浓缩并减少尿量。因此,VP 也称为抗利尿激素(ADH)。VP 通过影响肾脏对水的重吸收,调节细胞外液总量,对于机体水平衡,维持血容量即循环功能具有重要的意义。VP 的合成和分泌发生障碍时可导致尿崩症(diabetes insipidus),患者的排尿量恶性增加,如不能补充足够的水,会造成机体脱水。

除了参与体液平衡和血管调控外,VP 对腺垂体和心血管等功能也有调节作用。此外,VP 还有增强记忆、加强镇痛等神经活动的效应。

(2) ADH 分泌的调节　血浆渗透浓度和血容量变化是调节 ADH 即 VP 分泌的两个最重要因素,尤其是前者。下丘脑的渗透压感受器(osmoreceptor)对血浆渗透压的变化敏感,血浆渗透压只要有 1% ~2% 的变化即可影响 VP 的分泌。渗透压感受器感受的阈值约为 280 mmol/kg,体液渗透浓度升高 3 mmol/kg,VP 的血浆浓度即增加 1 pg/ml。低血容量等因素对 VP 分泌的刺激作用不如血浆渗透压改变的作用明显,需要血容量、心输出量、血压等降低达 5% ~10% 才能使 VP 分泌明显增加。VP 的分泌也受到生物节律的控制,清晨最高,以后逐渐降低,至傍晚最低。

第七节　下丘脑—垂体—靶腺之间的调节

一、下丘脑—垂体—靶腺轴

下丘脑—腺垂体—靶腺轴(**hypothalamus-adenohypophysis-target gland axis**)调节系统是控制一些激素分泌的稳态的调节环路,也是激素分泌发生相互影响的典型实例。如下丘脑—腺垂体—甲状腺轴(hypothalamus-adenohypophysis-thyroid axis)、下丘脑—腺垂体—肾上腺皮质轴(hypothalamus-adenohypophysis-adrenocortical axis)、下丘脑—腺垂体—性腺轴(hypothalamus-adenohypophysis-gonadal axis)等。在此系统内,激素的作用具有等级性(表1-1),构成三级水平的调节轴系。同时,这种调节轴系还受更高级的中枢如海马、大脑皮质等部位的调控。一般而言,在此系统内高位的内分泌细胞分泌的激素对下位内分泌细胞的活动具有促进作用,而下位的内分泌细胞所分泌的激素对高位内分泌细胞的活动常表现为反馈性调节作用,而且多为抑制性作用。这种反馈机制形成闭合的调节环路(图1-13)。在这一轴系中,有**长环反馈**(**long-loop feedback**)、**短环反馈**(**short-loop feedback**)和**超短反馈**(**ultrashort-loop feedback**)3种反馈途径。长环反馈是指调节环路中的终末靶腺或细胞分泌的激素对上级腺体活动的反馈调节作用;短环反馈是指腺垂体分泌的激素对下丘脑分泌活动的反馈调节作用;超短反馈则是指下丘脑的肽能神经元受其自身分泌的调节肽所产生的调节作用(如肽能神经元可调节其自身的受体数量等)。这种闭合的自动控制环路的活动能够维持血液中该轴系的各级激素水平的相对稳定。调节环路中任何一个环节发生障碍,都将破坏血液中该轴系的激素水平的稳态。

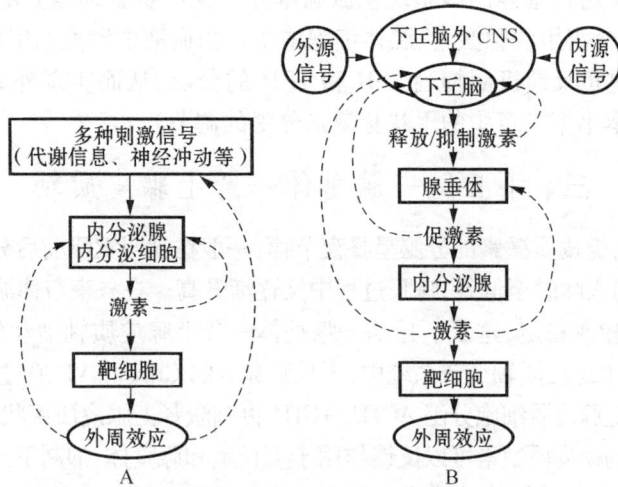

图 1-13　激素分泌的反馈调节

A—外周效应的直接反馈调节　B—下丘脑—腺垂体—靶腺轴多级反馈调节系统
→促进作用途径　-→反馈作用途径

　　正反馈性的调节机制较少,典型的例子是:在卵泡成熟发育进程中,所分泌雌激素在血液中达到一定水平后,可反馈地促进 GnRH、LH 和 FSH 的分泌,最终引起排卵。

表 1-1　下丘脑—腺垂体—靶腺轴三级对应关系

下丘脑激素(一级)	腺垂体激素(二级)	靶腺激素(三级)
促甲状腺激素释放激素(TRH)	促甲状腺激素(TSH)	甲状腺素(T_4) 三碘甲腺原氨酸(T_3)
促肾上腺皮质激素释放激素(CRH)	促肾上腺皮质激素(ACTH)	皮质醇
促性腺激素释放激素(GnRH/LHRH)	卵泡刺激素(FSH) 黄体生成素(LH)	雄激素、雌激素、孕激素
生长激素释放激素(GHRH)	生长激素(GH)	胰岛素样生长因子(IGF)
生长激素释放抑制激素(GHIH/生长抑素 SS)		

二、下丘脑—腺垂体—甲状腺轴

　　下丘脑—腺垂体—甲状腺轴是调节甲状腺活动稳态的基本途径。甲状腺激素的合成与分泌主要受下丘脑—腺垂体—甲状腺轴系统调控,从而维持血液中甲状腺激素水平的相对稳定和甲状腺的正常生长。在下丘脑—腺垂体—甲状腺轴调节系统中,下丘脑释放的 TRH 通过垂体门脉系统刺激腺垂体的促甲状腺细胞分泌 TSH,TSH 再刺激甲状腺合成和分泌甲状腺激素、腺体细胞增生。当血液中游离的甲状腺激素达到一定水平时,又通过负反馈机制抑制 TSH 和 TRH 的分泌,从而实现外周激素的稳态的反馈控制(详见本书第三章中的甲状腺激素分泌的调节)。

三、下丘脑—腺垂体—肾上腺皮质轴

生理状态下,糖皮质激素的分泌呈昼夜节律,一般在黎明觉醒前后分泌达高峰,随后逐渐降低,到晚间入睡时至低谷,睡眠过程中又逐渐升高。在昼夜节律波动中,血中糖皮质激素水平保持相对稳定,这是下丘脑—腺垂体—肾上腺皮质轴活动的结果。在下丘脑—腺垂体—肾上腺皮质轴调节系统中,下丘脑释放的 CRH 和 VP 通过垂体门脉系统刺激腺垂体的促肾上腺皮质细胞分泌 ACTH,ACTH 再刺激肾上腺皮质束状带细胞分泌糖皮质激素。血液中的糖皮质激素可以反馈作用于下丘脑和腺垂体,抑制下丘脑 CRH 和腺垂体 ACTH 的分泌,从而维持体内糖皮质激素水平的稳态。图1－14概括了下丘脑—腺垂体—肾上腺皮质轴的调节作用(详见本书第三章肾上腺中的皮质醇分泌的调节)。

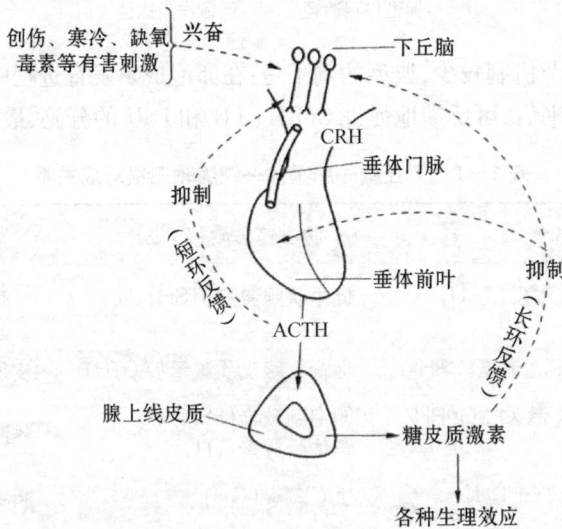

图1－14 下丘脑—腺垂体—肾上腺皮质轴对糖皮质激素分泌的调节

四、下丘脑—腺垂体—性腺轴

(一) 下丘脑—腺垂体—睾丸轴(hypothalamus — adenohypophysis — testis axis)

下丘脑的神经内分泌细胞分泌促性腺激素释放激素(gonadotropin releasing

hormone,GnRH)可促进腺垂体远侧部的促性腺激素细胞分泌卵泡刺激素(FSH)和黄体生成素(LH)。

FSH 作用于生精细胞和支持细胞上的 FSH 受体,通过 cAMP—蛋白激酶 A 系统,促进生精细胞完成第一次减数分裂,促进支持细胞合成和分泌雄激素结合蛋白(androgen binding protein,ABP)及抑制素。ABP 具有促进生精小管内雄激素水平的作用,从而促进精子的发生;而抑制素则以负反馈方式作用于腺垂体,抑制 FSH 的释放。由于下丘脑不存在抑制素的受体,因此抑制素主要在腺垂体水平抑制 FSH 的分泌,而对下丘脑 GnRH 和垂体 LH 的分泌没有影响。目前有人根据抑制素的特性尝试将其作为男性节育手段进行药物研制。

LH 的靶细胞主要是睾丸间质细胞(又称 Leydig 细胞)。LH 与睾丸间质细胞上的 LH 受体结合后,通过 cAMP—蛋白激酶 A 系统,促进睾丸间质细胞内孕烯醇酮的形成,从而促进睾酮的合成。当血中睾酮达到一定浓度后,睾酮又可以负反馈方式作用于下丘脑和腺垂体,分别抑制 GnRH 和 LH 的分泌,从而使血液中的睾酮浓度维持在一定的水平。以上下丘脑、腺垂体和睾丸激素分泌之间的调节关系又称为下丘脑—腺垂体—睾丸轴(图 1-15)。

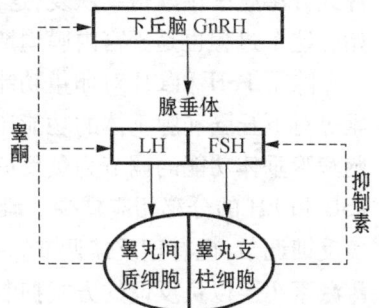

图 1-15 下丘脑—腺垂体—睾丸轴
图中实线表示促进作用,虚线表示抑制作用

(二) 下丘脑—腺垂体—卵巢轴(hypothalamus-adenohypophysis-ovaries axis)

下丘脑的神经内分泌细胞分泌的 GnRH 能促进腺垂体远侧部的促性腺激素细胞分泌 FSH 和 LH,FSH 和 LH 能调控卵巢的排卵和内分泌功能,而下丘脑 GnRH 和腺垂体 FSH 和 LH 的分泌则都受卵巢分泌激素的反馈调控。下丘脑、腺垂体和卵巢激素之间的相互关系构成下丘脑—腺垂体—卵巢轴(图 1-16)。

腺垂体分泌的 FSH 刺激卵泡的早期发育,而卵泡最终的成熟则受 FSH 和 LH 的双重调控。卵泡排卵和黄体的形成则是腺垂体 LH 分泌高峰作用的结果。

在正常情况下,下丘脑 GnRH 的分泌呈脉冲式释放,并导致腺垂体 FSH 和 LH 分泌的波动性,

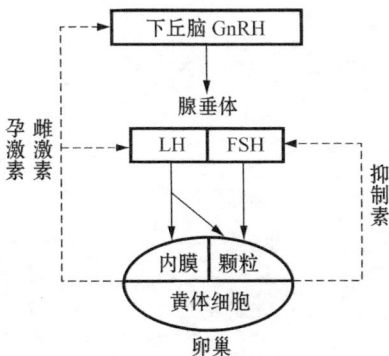

图 1-16 下丘脑—腺垂体—卵巢轴
图中实线表示促进作用,虚线表示抑制作用

进而导致卵巢性激素分泌和排卵的周期性。雌激素可以增加下丘脑 GnRH 脉冲式释放的频率,而孕激素的作用与雌激素相反。因此,在卵泡发育期,随着卵泡雌激素的分泌增加,增加雌激素可使子宫内膜转入增生期,下丘脑 GnRH 的分泌频率也逐渐增加,逐渐增加的 GnRH 导致腺垂体出现 LH 分泌高峰,此高峰进一步导致卵泡的排卵和黄体的形成。黄体产生孕激素和雌激素,使子宫内膜进入分泌期。黄体形成后,随着孕激素的分泌增加,出现一系列的连锁反应,包括下丘脑 GnRH 的分泌频率逐渐减少、腺垂体 LH 分泌相应减少、黄体萎缩和孕激素分泌的相应减少。由于黄体退化,血中孕激素和雌激素减少,子宫内膜进入月经期。随着孕激素分泌的减少,下丘脑 GnRH 脉冲式分泌频率逐渐得到恢复,这样又进入一个新的卵巢周期和子宫周期,如此周而复始。这个过程也是子宫内膜周期性变化的激素调节机制。

除了 FSH 和 LH 对卵巢功能的调控外,卵巢分泌的激素如雌激素、孕激素和抑制素等对下丘脑和腺垂体的功能还具有反馈性调控。一般认为,抑制素和孕激素对下丘脑和腺垂体功能的调节为负反馈式调节,即随着抑制素和孕激素的分泌增加,腺垂体 FSH 和 LH 的分泌相应减少。雌激素对下丘脑和腺垂体的反馈调节则比较复杂,既有负反馈调节,也有正反馈调节。一般认为,在黄体期,当血液雌激素处于中等水平时,雌激素主要以负反馈的方式抑制腺垂体 LH 的分泌,但在卵泡成熟期,当血液雌激素较长时间处于高水平时,雌激素则以正反馈的方式促进下丘脑 GnRH 和腺垂体 LH 的分泌。

(陈　勇　高惠宝)

第二章 甲状腺和甲状旁腺

甲状腺(thyroid gland)是人体内最大的内分泌腺,重 20~25 g,其分泌的甲状腺激素是体内唯一在细胞外储存的内分泌激素。

甲状腺的背面有上下两对呈扁椭圆形的甲状旁腺,后者分泌甲状旁腺素。此外,在甲状腺滤泡之间和滤泡上皮之间有**滤泡旁细胞(parafollicular cell)**,也称为 C 细胞,分泌降钙素。甲状旁腺激素和降钙素均参与调节钙磷代谢。

第一节 甲状腺和甲状旁腺的发生

一、甲状腺的发生

甲状腺(thyroid gland)来源于原始咽。原始咽是消化管头端的膨大部,呈左右较宽、背腹扁、头宽尾细的漏斗状。原始咽头端有口咽膜封闭,当胚胎发育至第 4 周时口咽膜破裂,咽与原始口腔和原始鼻腔相通。在原始咽的侧壁有 5 对分别与外侧的鳃沟相对的囊状突起,称为咽囊。随着胚胎的发育,咽囊演化出一些重要的器官(图 2-1)。

胚胎发育至第 4 周初,原始咽底壁正中线处(相当于第 1 对咽囊平面),内胚层上皮细胞增生,向间充质内下陷形成一盲管,称为甲状舌管(thyroglossal duct),即甲状腺原基。它沿颈部正中向尾端方向生长、延伸,末端向两侧膨大,形成甲状腺的侧叶。发育到 7 周时,甲状舌管的上段退化消失,仅在起始处残留一浅凹,称为舌盲孔(图 2-1)。第 11 周时,甲状腺滤泡出现,滤泡腔内含胶质,不久即开始分泌甲状腺激素。

第 5 对咽囊形成一细胞团,称为后鳃体。后鳃体的部分细胞迁入甲状腺内,分化为滤泡旁细胞。但也有学者认为,滤泡旁细胞来自神经嵴。

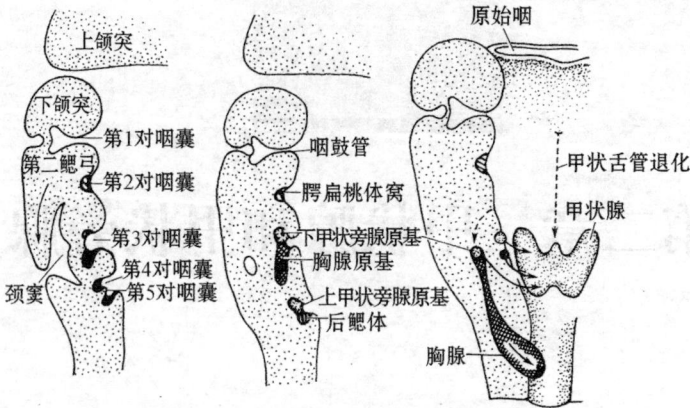

图 2-1　咽囊的演化及甲状腺的发生

二、甲状旁腺的发生

甲状旁腺(parathyroid gland) 组织始于胚胎期第 5 周,位于第 3、4 对咽囊背侧两翼的上下方,各有一对。

第 3 对咽囊背侧份上皮增生,下移至甲状腺原基背侧,分化为下一对甲状旁腺。腹侧份上皮增生,形成左右两条细胞索,向胚体尾侧延伸,在未来的胸骨柄后方部位左右细胞索汇合,形成胸腺原基,细胞索根部退化而与咽脱离。下甲状旁腺与胸腺的胚原基一起下降至颈部甲状腺下极水平后,下甲状旁腺的胚原基即停留在此水平,而胸腺的胚原基与之分离,继续下降至胸纵隔。胸腺原基的内胚层细胞分化为胸腺上皮细胞。造血器官迁来的淋巴性造血干细胞增殖分化为胸腺细胞。

第 4 对咽囊细胞增生迁移至甲状腺原基的背侧,分化为主细胞,形成上一对甲状旁腺。

第二节　甲状腺和甲状旁腺的解剖

一、甲 状 腺

甲状腺 (图 2-2、图 2-3)位于颈前部,呈"H"形,分为左、右两个侧叶,中间以甲状腺峡部相连。甲状腺平均重 26.71 g (男)和 25.34 g (女)。甲状腺侧叶位于喉下部与气管上部的侧面,甲状软骨中部和第 6 气管软骨环之间,相当于第 5~7 颈椎高度。甲状腺峡位于第 24 气管软骨环前方,少数人甲状腺峡缺如,约有半数人自甲状腺峡向上伸出一锥状叶,长者可达舌骨平面。甲状腺由两层被膜包裹,内层为纤维囊(临

图中标注（图2-2）：
舌骨
甲状舌骨膜
甲状软骨
甲状腺上动、静脉
锥状叶
环甲肌
甲状腺右叶
甲状腺峡
甲状腺中静脉
甲状腺下动脉
甲状腺下静脉
甲状腺最下动脉

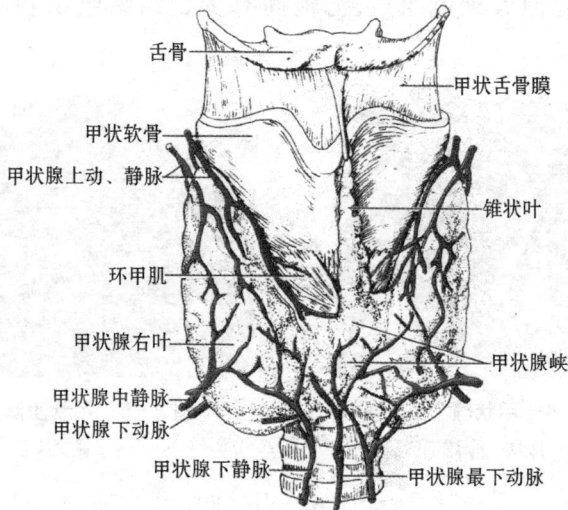

图 2-2　甲状腺(前面)

床上称真被膜),包裹在甲状腺的表面,并随血管和神经深入腺实质,将甲状腺分为若干大小不等的小叶。外层为甲状腺鞘或假被膜(临床上称外科囊)。甲状腺侧叶与甲状软骨、环状软骨之间有韧带相连,故吞咽时,甲状腺可随喉上、下移动。

图中标注（图2-3）：
咽中缩肌
舌骨大角
甲状舌骨膜
咽下缩肌
上甲状旁腺
甲状腺左叶
甲状腺右叶
下甲状旁腺
食管
气管

图 2-3　甲状腺和甲状旁腺(后面)

二、甲状旁腺

甲状旁腺(图2-3)是两对扁椭圆形小体,颜色棕黄,形状及大小似黄豆。甲状旁腺通常有上、下两对,每个甲状旁腺约重 50 mg。上甲状旁腺位置比较恒定,在甲状腺侧叶后缘上、中 1/3 交界处;下甲状旁腺的位置变异较大,多位于甲状腺侧叶后缘近下端的甲状腺下动脉处。除此之外,下甲状旁腺可异位到胸腔纵隔内,停止于主动脉旁或甚至与胸膜相连。

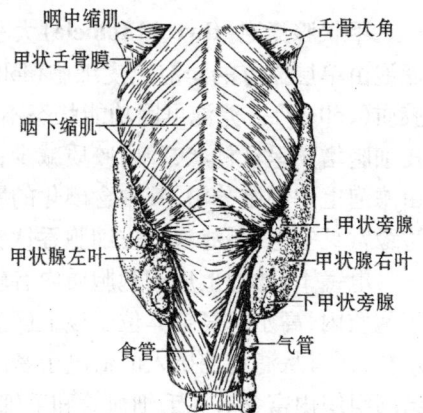

第三节　甲状腺和甲状旁腺的微细结构

甲状腺分左右两叶,中间以峡部相连。表面包有薄层结缔组织被膜。腺实质由大量甲状腺滤泡和滤泡旁细胞组成,滤泡间有少量结缔组织和丰富的毛细血管(图2-4、图2-5)。

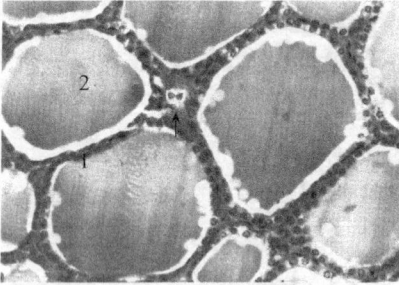

图2-4 甲状腺
1—滤泡上皮 2—胶质 ↑滤泡旁细胞

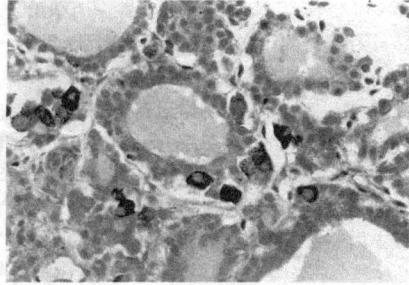

图2-5 甲状腺滤泡旁细胞
镀银染色

一、甲状腺

(一)甲状腺滤泡

甲状腺滤泡(thyroid follicle) 大小不等,直径0.02~0.9 mm,呈圆形或不规则形。滤泡由单层立方的滤泡上皮细胞(follicular epithelial cell)围成,滤泡腔内充满透明的胶质(colloid)。滤泡可因功能状态不同而有大小、形态差异。在功能活跃时,滤泡上皮细胞增高呈低柱状,腔内胶质减少;反之,细胞变矮呈扁平状,腔内胶质增多。胶质由滤泡上皮细胞分泌,其中含碘化的甲状腺球蛋白,在切片上呈均质状,嗜酸性。胶质边缘常见空泡,是滤泡上皮细胞吞饮胶质所致。

电镜下,滤泡上皮细胞胞质内有较发达的粗面内质网和较多线粒体,溶酶体散在于胞质内,高尔基复合体位于核上区。顶部胞质内有电子密度中等、体积很小的分泌颗粒,还有从滤泡腔摄入的低电子密度的胶质小泡。滤泡上皮基底面有完整的基膜,结缔组织内富含有孔毛细血管和毛细淋巴管(图2-6)。

滤泡上皮细胞合成和分泌甲状腺激素,胶质则是甲状腺激素的储存部位。

(二)滤泡旁细胞

滤泡旁细胞(parafollicular cell) 位于甲状腺滤泡之间和滤泡上皮细胞之间。细胞稍大,在HE染色切片中,胞质着色较淡,在镀银染色切片中可见其胞质内有黑色的嗜银颗粒。电镜下,位于滤泡上皮中的滤泡旁细胞顶部被相邻的滤泡上皮细胞覆盖。滤泡旁细胞胞质的分泌颗粒内含降钙素。

二、甲状旁腺

甲状旁腺位于甲状腺左右叶的背面。其内腺细胞排成索团状,有孔毛细血管丰

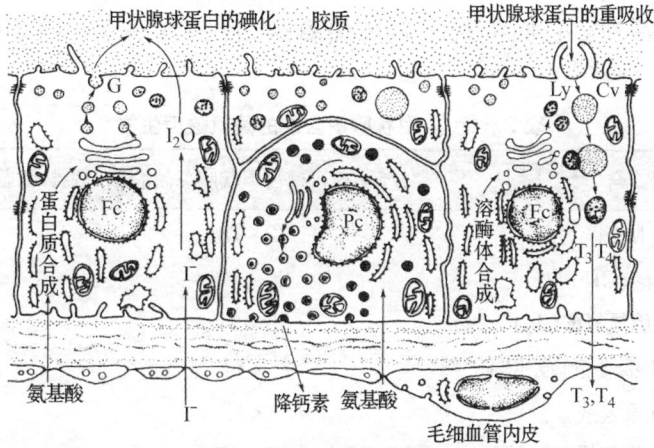

图2-6 甲状腺滤泡上皮细胞(Fc)和滤泡旁细胞(Pc)超微结构及激素合成与分泌模式图
G—分泌颗粒;Cv—胶质小泡;Ly—溶酶体

富。腺细胞分主细胞和嗜酸性细胞两种(图 2-7)。

(一)主细胞(chief cell)

数量最多,呈多边形,核圆,居中,HE 染色时胞质着色浅。主细胞分泌甲状旁腺激素(parathyroid hormone,PTH)。

(二)嗜酸性细胞

从青春期开始,甲状旁腺内出现嗜酸性细胞,成群存在于主细胞之间。嗜酸性细胞

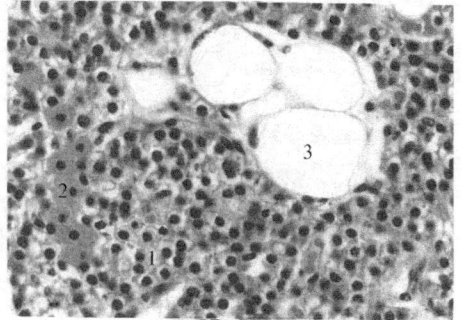

图2-7 甲状旁腺
1—主细胞;2—嗜酸性细胞;3—脂肪细胞

比主细胞大,核较小,染色深,胞质呈强嗜酸性染色;电镜下,其胞质含丰富的线粒体。此细胞的功能不明。

第四节 甲状腺激素的合成和代谢

甲状腺分泌的激素总称**甲状腺激素(thyroidhormone)**,主要有两种:**三碘甲腺原氨酸(3,5,3′-triiodothyronine,T_3)和四碘甲腺原氨酸(thyroxine,3,5,3′,5′-tetraiodothyronine,T_4)**,T_4也称为甲状腺素。另外,甲状腺也可合成极少量的

反—三碘甲腺原氨酸(3,3′,5′-triodothyronine,或 reverse T_3,rT_3),rT_3不具有甲状腺激素的生物活性。它们都是含碘的酪氨酸衍生物(表 2-1),化学结构见图 2-8。

表 2-1　人甲状腺中含碘的酪氨酸衍生物

化　合　物	其中所含磺占甲状腺总碘的%	生物活性以 T_4 作为 **100**
3——碘酪氨酸(MIT)	12 ~78	0
3,5—二碘酪氨酸(DIT)	25 ~42	0
3,5,3′—三碘甲腺原氨酸(T_3)	5 ~8	300 ~500
3,3′,5′—三碘甲腺原氨酸(反T3,r-T3)	<1	5
3,3′—二碘甲腺原氨酸	<1	5 ~10
3,5,3′,5′—四碘甲腺原氨酸(T_4)	35 ~40	100

注:MIT—3-monoiodotyrosine　DIT—3,5-diiodotyrosine　T_3—3,5,3′-triiodothyronine　$r-T_3$—reverse T_3　T4—3,5,3′,5′-tetraiodothyronine,thyroxine

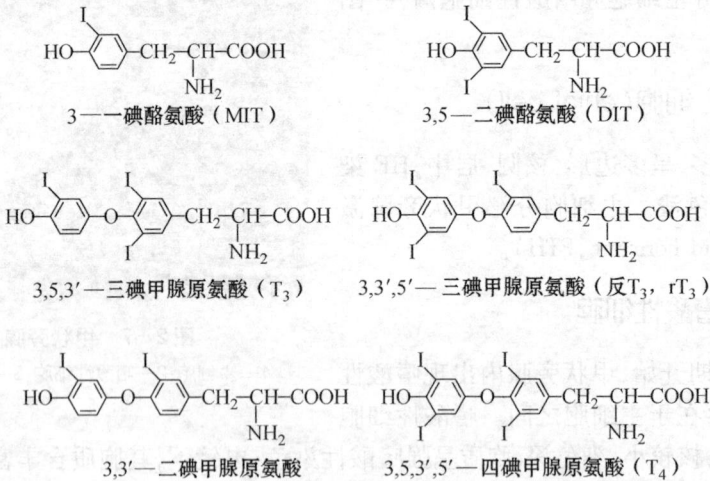

图 2-8　甲状腺激素及有关化合物的结构

一、甲状腺激素的合成

甲状腺激素在甲状腺滤泡内合成。合成原料是碘和酪氨酸。碘主要来源于食物,人每天从食物中摄取碘 100 ~200 μg,其中约 1/3 进入甲状腺。甲状腺的含碘量为 8 000 μg,约占全身碘总量的 90%。酪氨酸并非游离的,而是一种特殊的蛋白质,即**甲状腺球蛋白(thyroglobulin,TG)**中的酪氨酸残基。甲状腺球蛋白由滤泡上皮细胞分泌,其分子上的酪氨酸残基碘化后参与合成甲状腺激素。甲状腺激素的合成包括聚碘、氧化、酪氨酸碘化和 T_3、T_4 的生成等步骤(图 2-9)。

(一)甲状腺滤泡聚碘

碘的转运是甲状腺激素合成的第一步。由肠道吸收的碘以无机碘,即 I^- 的形式存在于血浆中,浓度约 $250 \mu g/L$。甲状腺内 I^- 的浓度比血液中高 $20 \sim 25$ 倍。因此,聚碘过程是逆电化学梯度的主动转运过程。甲状腺滤泡上皮细胞先逆电化学梯度将浓集血浆中的 I^- 于细胞内,然后,I^- 再顺电化学梯度经细胞顶端膜进入滤泡腔。甲状腺滤泡上皮细胞的聚碘,可能是由位于滤泡上皮细胞基底面的钠—碘转运体介导的继发性主动转运过程。该转运体依赖 Na^+—K^+ 泵(Na^+,K^+—ATP 酶)提供能量,在 Na^+ 顺电化学梯度内流时,碘与钠偶联,以 1 个 I^- 和 2 个 Na^+ 协同运输的形式完成 I^- 的继发性主动转运。实验证明,用哇巴因抑制 Na^+,K^+—ATP 酶后,可使聚碘作用发生障碍。甲状腺的聚碘作用可被氰化物、缺氧、2,4—二硝基苯酚、乌本苷、SCN^-、ClO_4^- 等所抑制。

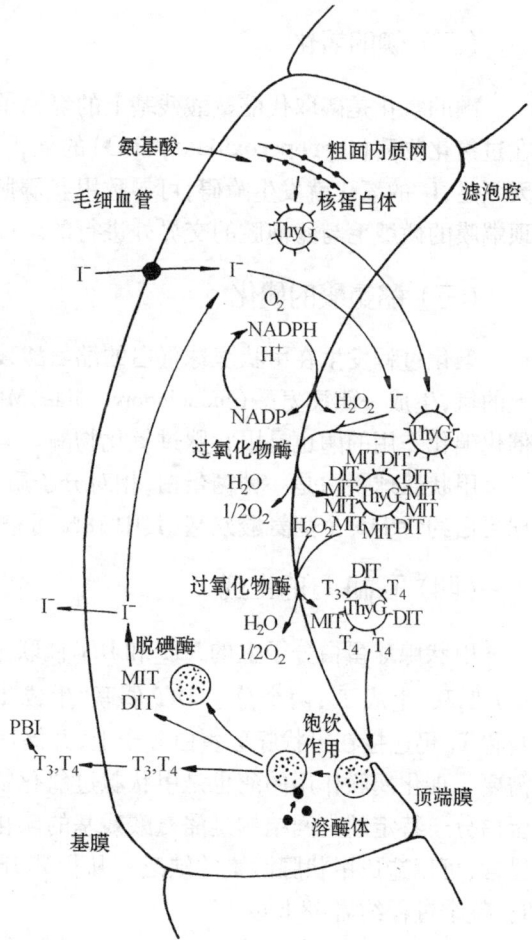

图 2-9　甲状腺滤泡中甲状腺激素的合成和分泌

临床上常用放射性 [131]I 示踪法检查和判断甲状腺的聚碘能力及其功能状态。即口服 [131]I 后在一定时间测定甲状腺部位的放射性,计算吸 [131]I 率;正常人 3 h 吸 [131]I 率平均为 15%,24 h 平均为 30%。甲亢时吸 [131]I 率大为增加,3 h 往往 >50%;甲减时降低。

成人每天至少需从食物中获得 $50 \mu g$ 碘才能满足合成甲状腺激素的需要。某些地区,如远离海洋的高原,居民易患地方性甲状腺肿。

碘的作用比较复杂,小量并长期供给 I^-,可作为体内合成甲状腺激素的原料;但大量并短期供给 I^-,例如短时间内服用大量复方碘液,则可抑制甲状腺激素自甲状腺滤泡分泌出来,并具有抑制促甲状腺激素(TSH)的作用。因此,临床上常将其作为甲状腺手术前的一种常规处理。

（二）碘的氧化

碘的氧化是碘取代酪氨酸残基上的氢原子的先决条件。摄入滤泡上皮细胞的 I^- 在**过氧化物酶（thyroperoxidase，TPO）**的催化下，被活化成活性碘。若过氧化物酶先天不足，I^- 的氧化就发生障碍，可导致甲状腺肿大。这一氧化过程是在滤泡上皮细胞顶端膜的微绒毛与滤泡腔的交界处进行的。

（三）酪氨酸的碘化

碘化过程发生在甲状腺球蛋白的酪氨酸残基上，由活化的碘取代酪氨酸残基苯环上的氢，生成一碘酪氨酸（monoiodotyrosiiae，MIT）和二碘酪氨酸（diiodotyrosine，DIT）。催化碘化作用的酶也是甲状腺过氧化物酶。

甲状腺球蛋白是一种糖蛋白，相对分子质量为 660 000，含碘 0.2% ～1%，每分子球蛋白约含 115 个酪氨酸残基，其中 18% 可被活性碘碘化成 MIT 或 DIT。

（四）T_3 和 T_4 的生成

甲状腺球蛋白分子上的 MIT 和 DIT 偶联生成 T_3 和 T_4。一个分子 MIT 与一个分子 DIT 偶联，生成 T_3；两个分子 DIT 偶联，生成 T_4。此外，还生成极少量的 rT_3。此时的 T_3 和 T_4 仍连接在甲状腺球蛋白分子上，并储存于滤泡腔中，其储存量可供 2～4 个月的需要。催化偶联作用的酶也是甲状腺过氧化物酶。合成的产物以 T_4 为主。甲状腺球蛋白分子特定的空间结构是酪氨酸残基的碘化和 T_3、T_4 合成的必要条件，若空间结构异常，可以造成甲状腺激素的缺乏。从摄碘开始到合成甲状腺球蛋白分子上的 T_3 和 T_4，整个过程约需 48 h 以上。

在甲状腺激素合成的过程中，TPO 直接参与碘的氧化、酪氨酸的碘化及偶联等多个环节，起催化作用。TPO 由甲状腺滤泡上皮细胞合成，是一种含铁卟啉的蛋白质，相对分子质量为 60 000～100 000。TPO 在滤泡上皮细胞顶端膜的微绒毛处分布最多，其合成与活性受 TSH 调节。实验发现摘除大鼠垂体 48 h 后，TPO 的活性消失；注入 TSH 后，TPO 活性恢复。硫氧嘧啶与硫脲类药物可抑制 TPO 的活性，使甲状腺激素合成减少，在临床上可用于治疗甲状腺功能亢进。

二、甲状腺激素的储存、释放、转运及代谢

（一）储存

在甲状腺球蛋白分子上形成的甲状腺激素在滤泡腔内储存，此与其他激素多储存于细胞内有所不同。另一点不同的是甲状腺激素的储存量很大，可供机体利用 50～120 d，因此当应用抑制甲状腺激素合成的药物时，用药时间必需较长才能奏效。

在甲状腺球蛋白分子上,既有酪氨酸、MIT 及 DIT,也有 T_3 和 T_4。在一个甲状腺球蛋白分子中,T_4 与 T_3 之比为 20∶1。此比值常受碘含量变化的影响。当甲状腺内碘化活动增强时,由于 DIT 含量增加,T_4 含量也相应增加;反之,碘缺乏时,MIT 的含量增加,故 T_3 的含量增多。

(二) 释放

在 TSH 的作用下,甲状腺上皮细胞顶端膜的微绒毛伸出伪足,通过胞饮作用由顶端膜将滤泡中含有 T_3、T_4 的 TG 胶质小滴吞入细胞内与溶酶体融合,溶酶体中的蛋白酶将甲状腺球蛋白水解,释放 T_3、T_4 进入血液。而水解下来的 MIT 和 DIT 在甲状腺上皮细胞胞质中碘化酪氨酸脱碘酶的作用下迅速脱碘,脱去的碘可重新利用。该脱碘酶对 T_3、T_4 无作用。T_3 和 T_4 可迅速进入血液循环。已经脱去 T_3、T_4、MIT 和 DIT 的甲状腺球蛋白,则被溶酶体中的蛋白水解酶水解。正常成人每日分泌 50～150 μg 甲状腺激素。从甲状腺释放 T_3 与 T_4 的数量来看,T_4 远远超过 T_3,约占甲状腺激素总量的90% 以上,但 T_3 的生物活性约比 T_4 大 5 倍。

(三) 运输

血浆中 T_4 平均含量为 8.4 μg/100 ml,T_3 平均含量为 0.12 μg/100 ml。T_3、T_4 释放入血后,99% 以上与血浆中的甲状腺素结合球蛋白、甲状腺素结合前白蛋白及白蛋白结合(表 2-2);以游离形式存在的 T_4 约为 0.04%,T_3 为 0.4%。只有游离型甲状腺激素才能进入靶组织细胞,发挥生物学作用,结合型的甲状腺激素没有生物学活性。游离型和结合型的甲状腺激素可相互转化,两者之间保持动态平衡。结合型的甲状腺激素既可成为甲状腺激素的储备库,以缓冲甲状腺分泌功能的急剧变化,还可以防止 T_4 和 T_3 被肾小球滤过而从尿中丢失。

表 2-2　血浆中与甲状腺激素结合的蛋白质

名　　　　称	电泳迁移率	结合率/%
甲状腺素结合球蛋白(thyroxine-binding globulin, TBG)	α_2 球蛋白	75
甲状腺素结合前清蛋白(thyroxine-binding prealbumin, TBPA)	清蛋白前	15
清蛋白	清蛋白	10

(四) 代谢

血浆中 T_4 的半衰期约为 6.7 d,T_3 的半衰期为 1.5 d。肝、肾、垂体、骨骼肌是甲状腺激素降解的主要部位。脱碘是 T_3 和 T_4 降解的主要方式。80% 的 T_4 在外周组织脱碘酶的作用下生成 T_3 和 rT_3,成为血液中 T_3 的主要来源。脱下的碘可由甲状腺再摄取或由肾排出。其余15% ~20% 的 T_4 和 T_3 在肝脏内脱氨脱羧降解为四碘甲腺乙酸和三碘甲腺乙酸而自尿中排出体外,或在肝脏中与葡萄糖醛酸结合后自胆汁排入肠道。

第五节　甲状腺激素的生理功能

甲状腺激素的生物学作用十分广泛,主要的作用是促进物质与能量代谢,促进生长及发育过程。甲状腺激素的作用机制十分复杂,除与核受体结合影响转录过程外,还对转录后过程、线粒体中进行的生物氧化及物质跨膜转运功能等都有影响。

一、对代谢的影响

1. 产热效应

甲状腺激素具有显著的产热效应,可提高机体绝大多数组织的耗氧量和产热量,其中以心、肝、骨骼肌和肾脏最为明显。研究表明,1mg T_4 可使机体增加产热量约4 200 kJ,基础代谢率(basic metabolic rate, BMR) 提高28% 。 T_3 的产热作用比 T_4 强3 ~5 倍,但作用持续时间较短。甲状腺激素的产热效应与 Na^+ , K^+ —ATP 酶的活性升高有关。甲状腺激素能促进心肌、骨骼肌和肾脏等(脑组织除外)细胞膜上 Na^+ , K^+ —ATP 酶的活性,从而使 ATP 分解加快,ADP/ATP 比值升高,刺激线粒体呼吸加强,耗氧量增加,基础代谢率增高。如抑制 Na^+ , K^+ —ATP 酶的活性,则甲状腺激素的产热效应可被消除。此外,甲状腺激素也能促进脂肪酸氧化,产生大量热量。

甲状腺功能亢进(甲亢)和(或)甲状腺功能低下(甲减)的患者均不能很好地适应环境温度的变化。甲状腺功能亢进的患者,产热量增加,基础代谢率可升高60% ~80% ,体温偏高,怕热,容易出汗。由于代谢率增高,体内的脂肪和蛋白质分解都增加,如果进食量没有相应增加,患者就会消瘦,体重降低。相反,甲状腺功能低下的患者,产热量减少,基础代谢率可降低30% ~50% ,体温偏低,喜热怕冷。

2. 对物质代谢的影响

(1) 蛋白质代谢　在生理情况下, T_3 、 T_4 均可作用于靶细胞的核受体,激活 DNA 的转录,加速蛋白质的合成。但是,甲状腺激素对蛋白质代谢的影响是双向的,超生理大剂量的甲状腺激素则可加强蛋白质的分解代谢,使尿氮排出增多。因此,甲状腺功能亢进患者肌肉萎缩、身体消瘦。甲状腺功能低下的患者,蛋白质合成减少,肌肉乏力,组织间隙中黏蛋白增多,并结合大量离子和水分子,形成水肿,称为黏液性水肿(myxedema)。

(2) 糖代谢　甲状腺激素可促进小肠黏膜对糖的吸收,增强糖原分解,使血糖升高;同时又促进外周组织对糖的利用,使血糖降低。例如,由于甲状腺激素还能促进小肠对糖的吸收,故甲状腺功能亢进患者在进食后血糖迅速升高,严重的可出现糖尿,但随后又快速降低。此外,甲状腺激素还可加强肾上腺素、胰高血糖素、皮质醇和生长激素的升血糖作用。

（3）脂肪代谢　甲状腺激素能增强脂肪组织对肾上腺素和胰高血糖素的敏感性,此时脂肪细胞中 cAMP 浓度增高,促使脂肪酶活性升高,于是脂肪动员增加,血浆游离脂肪酸(free fatty acids,FFA)浓度升高。另外,甲状腺激素对胆固醇的合成与转化均有促进作用,但后者大于前者。即主要加速胆固醇转变为胆汁酸,于是血浆胆固醇水平下降。因此,甲亢时血浆胆固醇降低,甲减时血浆胆固醇升高而易患动脉粥样硬化。

二、对生长发育的影响

甲状腺激素具有促进组织分化、生长与发育成熟的作用,是维持机体正常生长、发育不可缺少的激素,特别是对骨和脑的发育尤为重要。胚胎时期因缺碘而导致甲状腺激素合成不足或出生后甲状腺功能低下的婴幼儿,脑的发育有明显障碍,智力低下,且身材矮小,称为**呆小症（即克汀病,cretinism）**。患儿脑各个部位的神经细胞变小,神经髓鞘生长延迟,中枢神经系统某些酶的合成发生障碍,蛋白质、磷脂和神经递质的含量减少,以致智力低下;同时骨化中心发育不全,骨骺愈合延迟,长骨生长停滞,导致身材矮小。但由于甲状腺激素对胎儿骨的生长并不是必需的,胎儿出生时的身高可以基本正常,但在出生后数周即出现生长停滞。因此,呆小症的治疗必须抓紧时机,应在出生后 3 个月内补充甲状腺激素。在儿童生长发育的过程中,甲状腺激素和生长激素具有协同作用,如缺乏甲状腺激素,则可影响生长激素发挥正常作用,从而导致侏儒症。这可能与甲状腺激素能增强生长激素介质的活性及增加骨更新率的作用有关。

三、对神经系统的影响

甲状腺激素不仅影响胚胎期脑的发育,对已分化成熟的神经系统的活动也有作用。甲状腺激素可促进儿茶酚胺的效应,使交感神经系统兴奋。因此,甲状腺功能亢进的患者,中枢神经系统兴奋性明显增高,表现为多愁善感、喜怒无常、失眠多梦、注意力不易集中及肌肉颤动等;相反,甲状腺功能低下的患者,中枢神经系统兴奋性降低,出现记忆力减退、行动迟缓、淡漠无情及终日嗜睡等症状。

四、对心血管活动的影响

甲状腺功能亢进的患者常出现心动过速、心肌肥大,甚至因心肌过度劳累而导致心力衰竭。其机制是 T_3 和 T_4 能增加心肌细胞膜上 β 受体的数量及对儿茶酚胺的亲和力,促进心肌细胞肌质网 Ca^{2+} 释放,可使心率加快,心肌收缩力增强,增加心输出量及心脏做功。此外,甲状腺激素还可以直接或间接地引起血管平滑肌舒张,外周阻力降低。因此,甲状腺功能亢进患者的脉压也常增大。

五、其 他 作 用

除上述作用外,甲状腺激素还可影响生殖功能,对胰岛、甲状旁腺及肾上腺皮质等内分泌腺的分泌功能也有不同程度的影响。

第六节 甲状腺激素分泌的调节

甲状腺激素的生成和分泌主要受下丘脑—腺垂体—甲状腺轴的调节,包括下丘脑—腺垂体对甲状腺的调节及甲状腺激素对下丘脑和腺垂体的反馈调节。此外,甲状腺还存在一定程度的自身调节和受自主神经活动的影响。

一、下丘脑—腺垂体对甲状腺功能的调节

下丘脑中间基底部存在与**促甲状腺激素释放激素(thyrotropin releasing hormone,TRH)**释放有关的"促甲状腺区",该区 TRH 神经元释放的 TRH 可促进腺垂体**促甲状腺素(thyrotropic hormone, thyrotropin, thyroid-stimulating hormone, TSH)**的合成和释放。TSH 是调节甲状腺功能活动的主要激素,作用包括两个方面:一是促进甲状腺激素的合成与释放,包括增强摄碘、碘的活化、偶联及释放过程,使血中 T_3、T_4 的浓度增高;另一方面是促进甲状腺细胞增生、腺体肥大。

下丘脑与腺垂体之间存在着密切的结构和功能的联系。下丘脑释放的 TRH 可通过两条途径运送到腺垂体:一条途径是经垂体门脉系统到达腺垂体,TRH 可直接作用于腺垂体的促甲状腺素细胞,通过与细胞膜上的相应受体结合,Ca^{2+} 介导而引起 TSH 释放;另一条途径是下丘脑释放的 TRH 直接进入第三脑室的脑脊液中,经室管膜细胞转运到垂体门脉系统,进而刺激腺垂体 TSH 的合成与释放。

下丘脑 TRH 神经元还接受神经系统其他部位传来的信息,如寒冷刺激的信息在到达下丘脑体温中枢的同时,还能通过去甲肾上腺素增强下丘脑 TRH 神经元的活动,引起 TRH 的释放。另外,当机体受到应激刺激时,下丘脑可释放较多的生长抑素,抑制 TRH 的合成和释放,进而使 TSH 释放减少。

甲状腺滤泡上皮的细胞膜上存在 TSH 受体。一般认为,TSH 与其受体结合后,经兴奋性 G 蛋白激活腺苷酸环化酶,使 cAMP 增加,继而激活蛋白激酶 A(PKA),产生生物效应。TSH 还可通过磷脂酰肌醇—IP_3/DG—钙调蛋白途径,激活钙调蛋白依赖性蛋白激酶和蛋白激酶 C(PKC),促进甲状腺激素的合成和释放。

在某些甲状腺功能亢进患者的血液中可出现一些免疫球蛋白,如近年发现的**长效甲状腺刺激素(long-acting thyroid stimulator,LATS)**是一种由自身免疫产生的

抗体,它有与 TSH 相似的促进甲状腺合成和分泌甲状腺激素的作用,从而使 T_3、T_4 释放增加,甲状腺的腺体增生肥大。目前认为这可能是引起甲状腺功能亢进的原因之一。

二、甲状腺激素对腺垂体和下丘脑的反馈性调节

血中游离 T_3、T_4 浓度的改变,可以反馈调节作用腺垂体 TSH 的分泌。血中 T_3、T_4 浓度增高时,可刺激腺垂体促甲状腺素细胞产生一种抑制性蛋白,使 TSH 的合成与释放减少,同时还使细胞膜上 TRH 受体的数量减少而降低垂体对 TRH 的反应性,由此导致腺垂体分泌 TSH 减少,最终使血中 T_3、T_4 的浓度降至正常水平;反之亦然。这种抑制作用由于需要合成抑制性蛋白,其效果可能要数小时后才能出现。这一调节作用可被放线菌 D 和放线菌酮阻断。此外,T_3 和 T_4 除对腺垂体有负反馈调节作用外,对下丘脑 TRH 神经元的活动也有负反馈调节作用(图 2 - 10)。

某些地区(如云贵高原等)因缺少海产食物和食盐中缺乏碘化物,居民易患地方性甲状腺肿。其发病机制是由于摄入的碘不足,此时甲状腺合成的 T_4 虽减少,但 T_3 往往不减少,故甲状腺功能仍属正常,但由于腺垂体受 T_4 的反馈抑制减弱,TSH 分泌量增多,血浆 TSH 升高,导致甲状腺组织的代偿性增生和肥大。现已在食盐中添加适当量的 NaI 以防治此病。成人每日碘化物需要量约 150 ~ 200 μg。

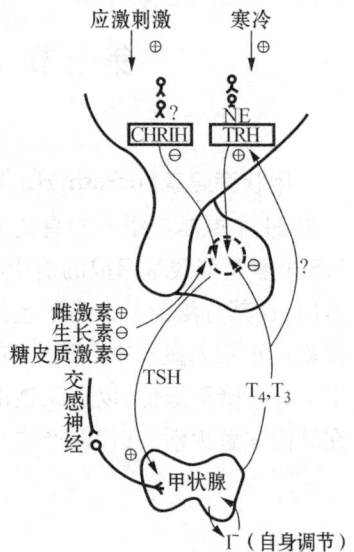

图 2 - 10　甲状腺激素分泌的调节示意图

三、甲状腺的自身调节

在没有神经和体液因素影响的情况下,甲状腺还可根据血碘水平调节其自身对碘的摄取能力及合成甲状腺激素的能力,称为甲状腺的自身调节(autoregulation)(图 2 - 10)。这是一种有限度的缓慢的调节机制。当外源性碘增加时,T_3、T_4 的合成随之增加,但当碘量超过一定限度后,T_3、T_4 的合成速度反而明显下降。血碘浓度达到 10 mmol/L 时,甲状腺的聚碘作用将完全消失。这种过量的碘所产生的抗甲状腺聚碘作用,称为 Wolff - Chaikoff 效应。如再继续加大碘量,则抑制聚碘的作用又会消失,使激素合成再次增加,出现对高碘的适应。相反,当血碘含量不足时,甲状腺的聚碘作用增强,甲状腺激素的合成也加强。由此临床上常利用过量碘的抗甲状腺效应来处理甲状腺危象和用于甲状腺手术的术前准备。

四、自主神经对甲状腺功能的作用

甲状腺滤泡细胞膜上有 α 和 β 肾上腺素能受体及 M 胆碱能受体存在。甲状腺受到交感神经和副交感神经支配。电刺激交感神经和副交感神经可分别促进和抑制甲状腺激素的合成与释放。目前认为,下丘脑—腺垂体—甲状腺轴主要调节甲状腺激素水平的稳态;而自主神经主要在内、外环境变化引起机体应激反应时对甲状腺的功能起调节作用。

第七节　甲状旁腺素的合成和代谢

甲状旁腺素(parathyrin,PTH) 是由甲状旁腺主细胞合成和分泌的激素。PTH 是一由 84 个氨基酸组成的直链多肽,相对分子质量为 9 500。主细胞粗面内质网合成由 115 个氨基酸残基组成的前甲状旁腺素原,去除其氨基端的信号肽后即形成甲状旁腺素原,在其分泌前又在高尔基体经第二次降解生成由 84 个氨基酸残基组成的甲状旁腺素。正常人血浆中 PTH 的浓度呈昼夜节律波动,清晨 6:00 最高,以后逐渐降低,至下午 4:00 降至最低,以后又逐渐升高,其血浆浓度波动范围为 10 ~ 50 ng/L。PTH 主要在肝内水解灭活,其代谢产物经肾脏排出体外。

第八节　甲状旁腺素的生理功能

PTH 的主要功能是与降钙素、$1,25 - (OH)_2 - D_3$ 一起调节机体的钙、磷代谢。血浆中的钙离子水平与机体许多重要的生理功能密切相关。如血钙浓度的高低直接关系到可兴奋组织的兴奋性、腺体的分泌及骨代谢的平衡。

一、PTH 对肾脏的作用

PTH 对肾脏的作用主要是通过作用于肾近曲小管和远曲小管,促进磷的排泄和钙的重吸收。PTH 与肾远曲小管细胞膜上特异性受体结合后,通过 G 蛋白介导,激活腺苷酸环化酶,提高 cAMP 水平后再激活蛋白激酶 A,进而催化蛋白质与酶的磷酸化,促进远曲小管对钙的重吸收,使尿钙减少,血钙升高。同时,PTH 可抑制近曲小管对磷的重吸收,促进磷的排出,使血磷降低。

二、PTH 对骨的作用

PTH 主要促进溶骨作用。PTH 促进骨钙入血的作用包括快速效应与延迟效应两个时相。快速效应出现在 PTH 作用后数分钟,骨细胞膜对 Ca^{2+} 的通透性迅速增高,骨液中的 Ca^{2+} 进入细胞,增强钙泵活动,将 Ca^{2+} 转运至细胞外液中,引起血钙升高。延迟效应在 PTH 作用后 $12 \sim 14\ h$ 出现,一般需几天或几周后才达高峰,其效应是刺激破骨细胞的活动,加速骨组织的溶解,使钙、磷进入血液。PTH 使融合后的单核细胞分裂增生并转化为破骨细胞,并使破骨细胞的数目增多,破骨细胞即引起溶骨过程。值得注意的是破骨细胞并无 PTH 的受体,相反在成骨细胞和骨细胞表面存在 PTH 受体,当成骨细胞受体与 PTH 结合后能够释放一些能刺激破骨细胞的活性物质。因此,PTH 对破骨细胞的作用是间接的。

三、PTH 对小肠吸收钙的作用

PTH 可激活肾内的 1α -羟化酶,后者可提高具有高度活性的 $1,25 -(OH)_2 - D_3$ 水平,从而促进对钙和磷的吸收。

因此,甲状旁腺激素总的效应是升高血钙和降低血磷。实验发现,将动物的甲状旁腺切除后,其血钙水平逐渐下降,出现低钙抽搐,并可导致死亡;而血磷则逐渐升高。临床上进行甲状腺手术时,如误将甲状旁腺摘除,可造成患者严重的低血钙,发生手足抽搐;如不及时治疗,可因喉部肌肉痉挛而窒息死亡。可见,PTH 对生命活动也是十分重要的。

第九节　甲状旁腺素分泌的调节

PTH 的半衰期约 $20\ min$,因此,对其合成和分泌的调节就甚为重要。PTH 的分泌和合成受血钙、$1,25 -(OH)_2D_3$ 及降钙素等的调节。

一、血钙水平对甲状旁腺分泌功能的调节

血钙浓度是调节 PTH 合成分泌的主要因素,两者呈反比关系。低血钙可对甲状旁腺主细胞进行负反馈调节方式。血钙浓度的轻微下降,在 $1\ min$ 内即可引起 PTH 分泌增加,从而促进骨钙释放和肾小管对钙的重吸收,使血钙浓度迅速回升。长时间的低血钙还可引起甲状旁腺增生。当血钙浓度降至 $1.0\ mmol/L(4\ mg/dl)$ 时,血 PTH 浓度可达到高峰,为正常值的 $5 \sim 10$ 倍。相反,长时间的高血钙则可使甲状旁腺发生萎缩。

二、其他因素对甲状旁腺分泌功能的调节

血磷浓度升高可使血钙降低,从而刺激 PTH 的分泌。血镁浓度降至较低时,可使 PTH 分泌减少。$1,25-(OH)_2D_3$ 可抑制 PTH 的分泌,这可能与它升高血钙有关。降钙素可直接或间接地促进 PTH 的分泌。儿茶酚胺与主细胞膜上的 β 肾上腺素能受体结合后,通过 cAMP 介导,可促进 PTH 的分泌。PGE_2 也可促进 PTH 的分泌,而 $PGF_{2\alpha}$ 则使 PTH 分泌减少。

(梅文瀚)

第三章 肾 上 腺

肾上腺（suprarenal gland）是人体重要的内分泌腺，位于两侧肾脏的内上方，结构上包括皮质和髓质两个部分。肾上腺的皮质和髓质是两个独立的内分泌腺，它们在发生、结构和功能上都各不相同。肾上腺皮质分泌类固醇激素，作用广泛，参与维持机体的基本生命活动。肾上腺髓质分泌儿茶酚胺类激素，参与机体的应急反应。

第一节 肾上腺的发生

肾上腺由两种不同胚胎起源的内分泌组织构成。皮质起源于胚胎中胚层，髓质起源于外胚层。

肾上腺皮质发育早，胚胎发育至 4～5 周时，背肠系膜和中肾头端附近的体腔上皮细胞增生，伸入深面的间充质内，形成胎儿皮质。胚胎至 6 周时，体腔上皮进行第二次增殖，伸入深面间充质，在胎儿皮质的周围形成永久皮质。自胚胎 15 周起，永久皮质开始分化，至出生时已分化为初级球状带和束状带，出生后将进一步发育完善，而网状带在出生时尚未出现。

肾上腺髓质起源于胚胎外胚层的神经嵴细胞。大约在胚胎 6 周时，从邻近的交感神经节、腹腔神经丛迁移而来的神经嵴细胞逐渐移向肾上腺皮质，聚集成团，以内陷的方式进入肾上腺中央，分化为髓质细胞。胚胎 7 周时，在胚肾上腺被膜内、外所见到的嗜铬母细胞团即是迁移而来的神经嵴细胞，也称髓质球或交感嗜铬原基细胞。髓质在出生后仍在发育、分化。

第二节　肾上腺的解剖

　　肾上腺左、右各一,左肾上腺近似半月形,重7.17 g(男)和7.20 g(女),右肾上腺呈三角形,重7.11 g(男)和6.86 g(女)。它们分别位于左、右肾的上内方,与肾共同被包裹在肾筋膜内。左肾上腺位于左膈肌角的近中部,其前方与胰腺和脾动脉毗邻,上方是胃,两者之间相隔腹膜。右肾上腺位于下腔静脉和右膈肌角的肌腱之间,肝脏位于其上。肾上腺的前面有不太明显的肾上腺门,是血管、神经和淋巴管进出之处。肾上腺外周的皮质无明显的神经支配,髓质直接受内脏神经的支配。肾上腺接受膈下动脉和肾动脉的分支肾上腺动脉的丰富血供,通过肾上腺静脉回流到下腔静脉和肾静脉。淋巴回流到主动脉旁淋巴结(图3-1)。

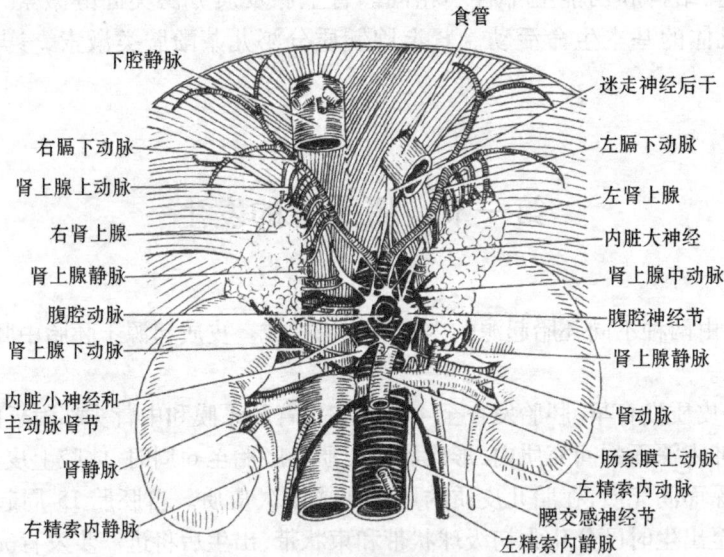

图3-1　肾上腺的解剖结构

第三节　肾上腺的微细结构

　　肾上腺表面包以结缔组织被膜,少量结缔组织伴随血管和神经伸入腺实质内。肾上腺实质由周边的皮质和中央的髓质两部分构成(图3-2)。

一、肾上腺皮质的微细结构

皮质由皮质细胞、血窦和少量结缔组织组成,约占肾上腺体积的80%。根据肾上腺皮质细胞的形态和排列特征,可将皮质分为3个带,即球状带、束状带和网状带,3个带之间无截然界限。肾上腺皮质细胞分泌的激素均属类固醇,都具有类固醇激素分泌细胞的超微结构特点,以束状带细胞尤为典型(图3-2)。

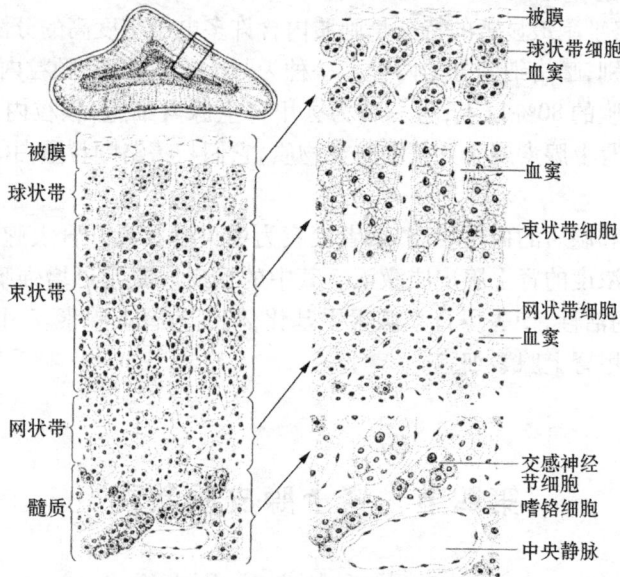

图3-2　肾上腺的微细结构模式图

(一) 球状带(zona glomerulosa)

球状带位于被膜下方,较薄,约占皮质体积的15%。细胞聚集成许多球团,细胞较小,呈锥形,核小染色深,胞质较少,含少量脂滴。

(二) 束状带(zona glomerulosa)

束状带(zona fasciculata)约占皮质总体积的78%,是皮质中最厚的部分。束状带细胞较大,呈多边形,排列成单行或双行细胞索。胞核较大,圆形,着色浅。胞质内含大量脂滴,在常规切片标本中,因脂滴被溶解,故胞质染色浅而呈泡沫状。

(三) 网状带(zona glomerulosa)

网状带(zona reticularis)位于皮质最内层,约占皮质总体积的7%,细胞索相互吻合成网。网状带细胞较小,核小,着色深,胞质呈嗜酸性,内含较多脂褐素和少量脂滴。

二、肾上腺髓质的微细结构

髓质由排列成索或团的髓质细胞、血窦和少量结缔组织组成,髓质中央有中央静脉。髓质细胞呈多边形,如用含铬盐的固定液固定标本,胞质内可见黄褐色的嗜铬颗粒,因而髓质细胞又称为**嗜铬细胞(chromaffin cell)**。另外,髓质内还有少量交感神经节细胞,胞体较大,散在分布于髓质内(图3-2)。

电镜下,嗜铬细胞最显著的特征是胞质内含许多电子密度高的分泌颗粒。根据颗粒所含物质的差别,嗜铬细胞分为两种。一种为肾上腺素细胞,颗粒内含肾上腺素,占人肾上腺髓质细胞的80%以上;另一种为去甲肾上腺素细胞,颗粒内含去甲肾上腺。肾上腺素和去甲肾上腺素属于儿茶酚胺类物质,它们与嗜铬颗粒蛋白等组成复合物储存在颗粒内。

肾上腺皮质和髓质的血窦相连,后者汇集为中央静脉离开肾上腺。因此,流经髓质的血液含较高浓度的肾上腺皮质激素。其中的糖皮质激素可增强嗜铬细胞所含的N-甲基转移酶的活性,使去甲肾上腺素甲基化,转变为肾上腺素。因此,髓质中肾上腺素细胞多于去甲肾上腺素细胞。

第四节　肾上腺皮质激素

一、肾上腺皮质激素的种类和合成

肾上腺皮质分泌的皮质激素分为3类,即**盐皮质激素(mineralocorticoid)、糖皮质激素(glucocorticoid)和性激素(sex hormone)**。各类皮质激素是由肾上腺皮质不同层的上皮细胞所分泌的,球状带细胞分泌盐皮质激素,主要是醛固酮(aldosterone);束状带细胞分泌糖皮质激素,主要是皮质醇(cortisol);网状带细胞主要分泌性激素,如脱氢表雄酮(dehydroepiandrosterone)和雌二醇(estradiol),也能分泌少量的糖皮质激素。

肾上腺皮质激素属于类固醇(甾体)激素,其基本结构为环戊烷多氢菲。盐皮质激素与糖皮质激素均为21个碳原子的类固醇,雄激素为19个碳原子,雌激素为18个碳原子。在体内,肾上腺皮质激素由胆固醇在皮质细胞中合成,胆固醇或者从血浆摄取,或者在皮质细胞内由乙酰辅酶A合成。在皮质细胞的线粒体内膜或内质网中所含的裂解酶与羟化酶等酶系的作用下,胆固醇先变成孕烯酮,然后再进一步转变为各种皮质激素。催化皮质激素生物合成的酶类主要是羟化酶类,这些羟化酶都属加单氧酶,需要辅助因素烟酰胺嘌呤二核苷酸磷酸(还原型)(NADPH)和细胞色素P450,20α—羟化酶是整个过程的限速酶。在肾上腺皮质的3个不同区带中,由于酶系的差

异,所合成的皮质激素有所不同。在球状带中含有 18—羟化酶,在束状带中含有
17α—羟化酶。因此,球状带合成盐皮质激素,束状带合成糖皮质激素。关于性激素
的合成与作用可参见本套教材的《生殖系统》一书,此处不再赘述。图 3-3 表示肾上
腺皮质激素合成的详细途径。

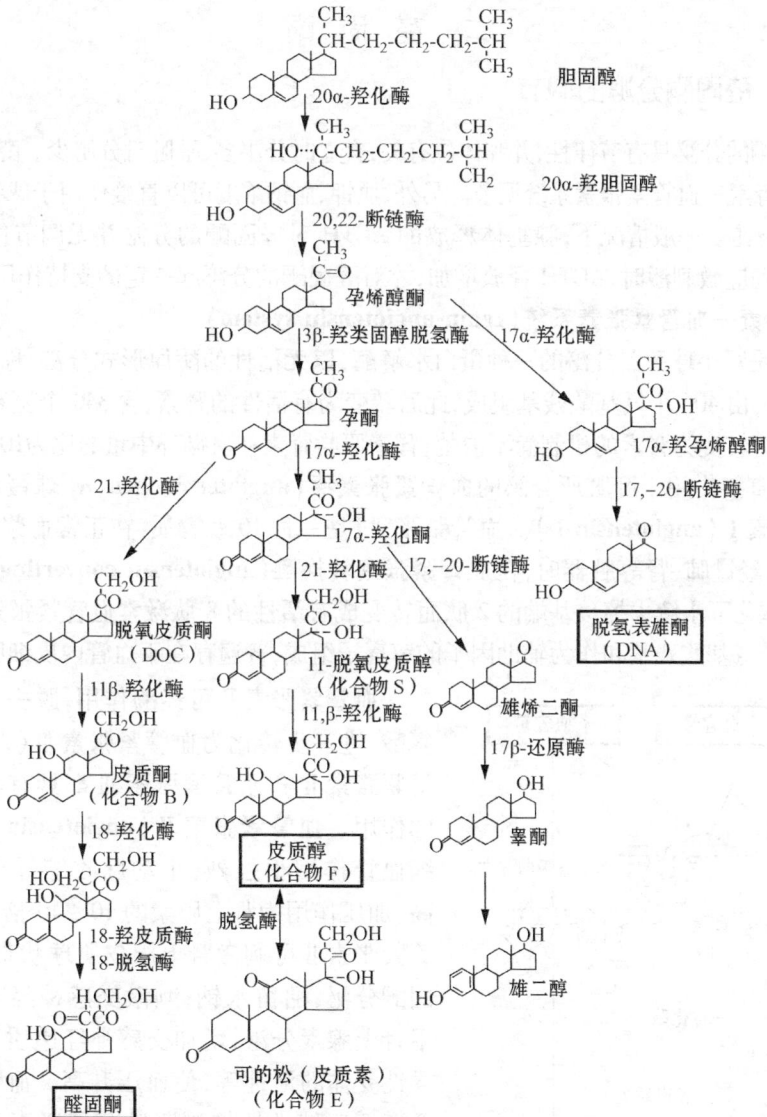

图 3-3 肾上腺皮质激素的生物合成

肾上腺皮质激素的结构与功能密切相关:① C_3 的酮基、C_{20} 的羧基及 C_{4-5} 的双键是
保持皮质激素的生理功能所必需;② 糖皮质激素的 C_{17} 上有—OH;C_{11} 上有 =O

或—OH;③ 盐皮质激素的 C_{17} 上无—OH;C_{11} 上无—OH 或 $=O$,若 C_{11} 上有—OH 则同时 C_{18} 上有—CHO,两者环化成半缩醛;④ C_{1-2} 为双键以及 C_6 引入—CH_3 则抗炎作用增强、水盐代谢作用减弱;⑤ C_9 引入—F,C_{16} 引入—CH_3 或—OH 则抗炎作用更强、水盐代谢作用更弱(图 3-4)。

二、醛 固 酮

(一)醛固酮分泌的调节

醛固酮的分泌具有节律性,并和体位有关,直立时分泌多,平卧时分泌少。醛固酮的分泌主要受肾素—血管紧张素系统调节。另外,血钾、血钠浓度可以直接作用于球状带,影响醛固酮的分泌。一般情况下,腺垂体释放的 ACTH 对醛固酮的分泌并无调节作用,只有当机体受到应激刺激时,ACTH 释放增加,才对醛固酮的分泌起一定的支持作用。

1. 肾素—血管紧张素系统(renin-angiotensin system)

肾素是肾小球旁器分泌的一种蛋白水解酶,以无活性的酶原形式分泌,称为肾素原(prorenin),由 406 个氨基酸残基组成,此后转变为有活性的肾素,含 340 个氨基酸残基,肾素原如何转变为肾素的机制尚不清楚;肾素原与肾素在血循环中量的比为10:1。

肾素直接作用于肝脏所分泌的**血管紧张素原(angiotensinogen,α_2 球蛋白)**,生成**血管紧张素 I (angiotensin I)**。血管紧张素I是一种 10 肽物质,在正常血浆浓度下无生理活性,经过肺、肾等脏器时,在**血管紧张素转换酶(angiotensin converting enzyme,ACE)**的催化下水解去掉羧基端的 2 肽而转变成有活性的 8 肽激素血管紧张素Ⅱ。ACE由 1 278 个氨基酸残基和作为辅助因子的锌离子组成,普遍存在于血管内皮细胞中。

血管紧张素Ⅱ可经酶作用,脱去一个天冬氨酸,进一步转化为血管紧张素Ⅲ(7 肽)。血管紧张素Ⅱ和血管紧张素Ⅲ都具有收缩血管的作用。**血管紧张素Ⅱ(angiotensin Ⅱ)**的收缩血管作用很强烈,小动脉收缩导致血压增高,加压作用为肾上腺素的 10~40 倍;同时,血管紧张素Ⅱ可刺激肾上腺皮质球状带,促使醛固酮分泌,潴留水钠;刺激交感神经节增加去甲肾上腺素分泌;增加交感神经递质和提高特异性受体的活性等,使血压升高。血管紧张素Ⅱ还可反馈性地抑制肾脏分泌肾素和刺激肾脏分泌前列腺素,使血压保持在正常水平。**血管紧张素Ⅲ(angiotensin Ⅲ)**的收缩血管作用弱于血管紧张素Ⅱ,但其刺激醛固酮的作用却

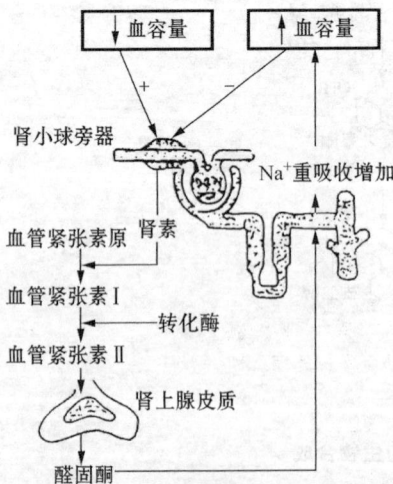

图3-4　肾素—血管紧张素系统对
醛固酮分泌的调节示意图

较强。这一从肾素开始到生成醛固酮为止的调节机制,称为肾素—血管紧张素—醛固酮系统,参与调节机体的血压(图3-4)。

2. 血 K^+ 和血 Na^+ 的浓度

当血中 Na^+/K^+ 比值降低时,促使醛固酮分泌增加,Na^+ 重吸收增加,尿 Na^+ 排出减少。相反,Na^+/K^+ 比值升高时,醛固酮分泌减少,尿 Na^+ 排出增加。

(二)醛固酮的生理功能

醛固酮分泌进入血液后,主要以游离状态存在和运输。醛固酮促进肾远端小管和集合管对 Na^+ 和水的重吸收和排出 K^+,即保 Na^+、保水和排 K^+ 作用,维持细胞外液及循环血量的稳态,是调节水盐代谢的重要激素。此外,醛固酮还可以促进汗腺和唾液腺导管对汗液和唾液中 $NaCl$ 的重吸收,并排出 K^+ 和 HCO_3^-,促进大肠对 Na^+ 的吸收,减少粪便中 Na^+ 的排出量。

醛固酮的作用是通过促进靶细胞内醛固酮诱导蛋白(aldosterone-induced protein)的合成来实现的。该蛋白可增强钠泵的活性,提高肾小管上皮细胞对 Na^+ 的通透性,使 Na^+ 的重吸收增加。Na^+ 的重吸收使肾小管腔内形成负电位,故有利于 K^+ 的排出,同时也有利于 Na^+-H^+ 交换。因此,醛固酮在保 Na^+ 排 K^+ 的同时,还可使 H^+ 排出增加。当醛固酮分泌过多时,可导致机体 Na^+ 和水的潴留,引起高血钠、高血压、低血钾及碱中毒;相反,如醛固酮缺乏,则会导致 Na^+ 和水排出过多,出现低血钠、低血压、高血钾及酸中毒。此外,醛固酮与糖皮质激素一样,可增强血管平滑肌对儿茶酚胺的敏感性,且作用强于糖皮质激素。

(三)醛固酮的降解与转换

醛固酮的灭活主要是还原成四氢醛固酮,然后与葡萄糖醛酸结合而自尿中排出。

三、皮 质 醇

(一)皮质醇分泌的调节

糖皮质激素的分泌可分为基础分泌和应激分泌两种形式。前者是指在正常生理状态下的分泌,后者是指应激刺激时机体发生适应性反应时的分泌。但无论是基础分泌还是应激分泌,均由下丘脑—垂体—肾上腺皮质轴进行调控。

下丘脑室旁核及促垂体区的**促肾上腺皮质激素释放激素(corticotrophin releasing hormone, CRH)**神经元可合成和释放 CRH。CRH 通过垂体门脉系统被运送到腺垂体促肾上腺皮质激素细胞,**促肾上腺皮质激素(adrenocorticotropic hormone, ACTH)**的分泌,进而促进肾上腺皮质合成与释放糖皮质激素。肾上腺皮质束状带和网状带细胞膜上存在 ACTH 受体,ACTH 与其受体结合后,加速胆固醇进入线粒体,激活合成糖皮质激素的各种酶体系,使糖皮质激素的合成与分泌过程加强。

腺垂体中存在大分子的前阿黑皮质素原(pro-opiomelanocortin,POMC)。在 CRH 的作用下,POMC 酶解生成 ACTH、β-促脂解素(β-lipotropin,β-LPH)和 β-内啡肽。静脉注射 CRH 后 5~20 min,血中 ACTH 和 β-内啡肽的浓度可增加 5~20 倍。摘除腺垂体的动物,肾上腺皮质束状带和网状带萎缩,糖皮质激素的分泌显著减少,如及时补充 ACTH,可使已发生萎缩的束状带与网状带恢复,糖皮质激素的分泌水平回升。

下丘脑 CRH 的分泌呈昼夜节律和脉冲式释放,入睡后分泌逐渐减少,午夜最低,随后又逐渐增多,至觉醒起床前进入分泌高峰,白天维持在较低水平,入睡时再减少。由于 CRH 的节律性释放,ACTH 和糖皮质激素的分泌也出现相应的波动。

CRH 通过 ACTH 促进糖皮质激素的释放,而糖皮质激素又可反馈抑制 ACTH 和 CRH 的释放。当血中糖皮质激素浓度升高时,可反馈性地抑制下丘脑 CRH 神经元和腺垂体 ACTH 神经元的活动,使 CRH 释放减少,ACTH 合成及释放受到抑制。这种反馈称为长反馈。腺垂体分泌的 ACTH 也可反馈性地抑制 CRH 神经元的活动,称为短反馈(图 3-5)。至于是否存在 CRH 对 CRH 神经元的超短反馈调节,目前尚有争议。糖皮质激素对 CRH 和 ACTH 分泌的负反馈调节作用,是通过抑制下丘脑 CRH 及腺垂体 ACTH 的合成和降低腺垂体 ACTH 细胞对 CRH 的反应性等方式实现的。但在应激时这种负反馈调节被抑制甚至消失,故血中 ACTH 和糖皮质激素的浓度处于较高水平。

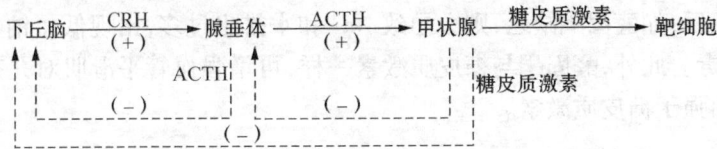

下丘脑 —CRH→(+) 腺垂体 —ACTH→(+) 甲状腺 —糖皮质激素→ 靶细胞

ACTH (−)

(−) 糖皮质激素

(−)

图 3-5 糖皮质激素分泌的调节

由于存在这种复杂的反馈调节,因治疗上的需要长期大量应用糖皮质激素的患者,外源性糖皮质激素可通过长反馈抑制垂体 ACTH 的合成与分泌,久之垂体 ACTH 细胞萎缩,患者的肾上腺皮质因长期失去 ACTH 的刺激也出现萎缩,其分泌功能严重受损。这一类患者如果突然停用外源性糖皮质激素,因自身肾上腺皮质不能分泌足够的皮质激素,可出现肾上腺皮质功能不全,严重者在应激状态下可引起肾上腺皮质危象,甚至危及生命。因此,对于这类患者必须采取逐渐减量的停药方法或间断给予 ACTH,以使患者自身的肾上腺皮质逐渐恢复功能,防止出现肾上腺皮质功能不全和肾上腺危象。

(二)皮质醇的生理功能

正常人血浆中的糖皮质激素主要为皮质醇,其次为皮质酮,后者仅为前者的 1/20~1/10。皮质醇进入血液后,75%~80% 与血中**皮质类固醇结合球蛋白(corticosteroid-binding globulin,CBG)**或称为皮质激素运载蛋白(transcortin)结合,

15%与血浆白蛋白结合,5% ~10%的皮质醇以游离形式存在。结合型与游离型皮质醇可以相互转化,以维持动态平衡,游离的皮质醇能进入靶细胞发挥作用。CBG是肝脏产生的α_2球蛋白,相对分子质量为5 200,血浆中CBG浓度为30 ~50 mg/L。CBG与皮质醇有较强亲和力,每一分子的CBG仅有一个结合位点,只能结合一个分子的皮质醇,每100 ml血浆CBG能结合20 μg皮质醇。糖皮质激素的功能广泛而复杂,对多种器官、组织都有影响,主要涉及以下几个方面:

1. 对物质代谢的影响

糖皮质激素对糖、脂肪和蛋白质代谢均有作用。

(1)糖代谢　糖皮质激素是体内调节糖代谢的重要激素之一。糖皮质激素可促进糖异生,一方面增强肝内与糖原异生有关的酶的活性,另一方面加强蛋白质的分解,减少外周组织对氨基酸的利用,使糖异生的原料增多。此外,糖皮质激素还可以降低肌肉和脂肪等组织对胰岛素的反应性,使葡萄糖的利用减少,使血糖升高。如果糖皮质激素分泌过多,可引起高血糖,甚至出现糖尿;相反,肾上腺皮质功能低下的患者(如艾迪生病)常可出现低血糖。

(2)脂肪代谢　糖皮质激素可促进脂肪分解,增强脂肪酸在肝内的氧化过程,有利于糖原异生。肾上腺皮质功能亢进时,由于全身不同部位脂肪组织对糖皮质激素的敏感性不同,四肢脂肪组织分解增强,而腹、面、肩及背部脂肪合成增加,体内脂肪发生重新分布,出现面圆、背厚、躯干部发胖而四肢消瘦的向心性肥胖的特殊体形。

(3)蛋白质代谢　糖皮质激素可促进肝外组织特别是肌肉中蛋白质的分解,并加速氨基酸进入肝脏,生成肝糖原。糖皮质激素分泌过多时,蛋白质分解增强,合成减少,可出现肌肉萎缩、骨质疏松、皮肤变薄、淋巴组织萎缩等现象。

2. 对水盐代谢的影响

糖皮质激素降低肾小球入球小动脉的阻力,增加肾小球血浆流量,使肾小球滤过率增加,有利于水的排出。肾上腺皮质功能不全的患者,肾脏排水能力降低,严重时可出现“水中毒”。此时,补充糖皮质激素可使病情缓解,而补充盐皮质激素则无效。此外,糖皮质激素还有较弱的保钠排钾作用,即促进远曲小管和集合管重吸收钠和排出钾。糖皮质激素还可以减少近球小管对PO_4^{3-}的重吸收,使尿中排出的PO_4^{3-}增加。

3. 对血液系统的影响

糖皮质激素能刺激骨髓的造血功能,使血液中红细胞和血小板的数量增加;同时动员附着在血管边缘的中性粒细胞进入血液循环,使血液中的中性粒细胞数目增加。糖皮质激素还能抑制胸腺和淋巴组织细胞的有丝分裂,使淋巴细胞减少;并能抑制T细胞产生白细胞介素—2(IL—2)。此外,糖皮质激素还可使嗜酸性粒细胞停留在脾和肺内,由此使外周血液中的嗜酸性粒细胞数目减少。

4. 对循环系统的影响

糖皮质激素参与维持正常的血压。首先,糖皮质激素能增强血管平滑肌对儿茶酚胺的敏感性(允许作用),只有当少量糖皮质激素存在时,儿茶酚胺的缩血管作用才能表现出来。这可能是由于糖皮质激素能调节血管平滑肌细胞膜上的儿茶酚胺受体数量以及调节受体介导的细胞内的信息传递过程。其次,糖皮质激素能抑制具有血管舒张作用的前列腺素的合成;而且,糖皮质激素能降低毛细血管的通透性,减少血浆的滤过,有利于维持血容量。肾上腺皮质功能低下时,血管平滑肌对儿茶酚胺的反应性降低,毛细血管扩张,通透性增加,血压下降,补充皮质醇后即可恢复。

在离体实验中,糖皮质激素可增强心肌的收缩力;但在整体条件下糖皮质激素对心脏的作用并不明显。

5. 在应激反应中的作用

当机体受到多种有害刺激如感染、缺氧、饥饿、创伤、手术、疼痛、寒冷及精神紧张等刺激时,垂体释放 ACTH 增加,导致血液中糖皮质激素增多,并产生一系列反应,称为**应激(stress)**。在应激反应中,下丘脑—腺垂体—肾上腺皮质轴的活动增强,可提高机体对应激刺激的耐受和生存能力;同时,交感—肾上腺髓质系统的活动也加强,血液中儿茶酚胺的含量增加。其他激素如生长激素、催乳素、胰高血糖素、血管升压素及醛固酮的分泌也增加。所以应激反应是一种以 ACTH 和糖皮质激素分泌增加为主,多种激素共同参与的使机体抵抗力增强的非特异性反应。

应激反应可能从以下几个方面调节机体的适应能力:① 减少应激刺激引起的一些物质(缓激肽、蛋白水解酶及前列腺素等)的产生量及其不良作用;② 使能量代谢运转以糖代谢为中心,保持葡萄糖对重要器官(如脑和红细胞)的供应;③ 在维持血压方面起允许作用,增强儿茶酚胺对血管的调节作用。

6. 其他作用

除上述作用外,糖皮质激素还可促进胎儿肺泡的发育及肺泡表面活性物质的生成;使骨基质Ⅰ型胶原和小肠对钙的吸收减少,抑制骨的生成;通过抑制纤维细胞增生和胶原合成,使皮肤变薄,血管脆性增加;提高胃腺细胞对迷走神经及促胃液素(胃泌素)的反应性,增加胃酸及胃蛋白酶原的分泌。

临床上使用大剂量的糖皮质激素及其类似物,用于抗炎、抗过敏、抗毒和抗休克。

(三)皮质醇的降解与转换

肾上腺皮质激素在肝脏灭活,灭活的主要反应为加氢还原和与葡萄糖醛酸结合,最后随尿排出。皮质醇在各组织中可脱氢生成皮质素(可的松),后者也可加氢生成皮质醇,两者可互变,皮质醇的生理作用大于皮质素。在体内,绝大部分(约90%)皮质醇的灭活转变为四氢皮质醇和四氢皮质素,然后与葡萄糖醛酸结合由尿中排出。更有约不到5%的皮质醇可不经任何变化,以游离皮质醇形式由尿排出。因四氢皮质醇、四氢皮质素和游离皮质醇等在其结构的 17 位上仍保持二羟丙酮的形式,故凡具有这类结构的代谢产物统称为 **17-羟类固醇(17-hydroxycorticosteroids,17-OH-CS)**,主要为糖皮质激素的代谢产物。临床上常通过测定 24 h 尿中 17 - OH - CS 量来推知糖皮质激素的分泌是否正常。男性正常值为 8 ~ 12 mg/24 h,女性为 6 ~ 8 mg/24 h。

　　此外,尚有小部分约 5% 皮质醇在 17 位上断去侧链,成为 17 -酮类固醇(17 - ketosteroids,17 - KS)而自尿中排出,但尿中 17 - KS 主要来源于雄性激素如睾酮、脱氢表雄酮等。因此,17 - KS 的量是代表肾上腺皮质分泌糖皮质激素和雄激素以及性腺分泌雄激素的总和。正常值男性 8 ~ 12 mg/24 h,女性 5 ~ 9 mg/24 h。

第五节　肾上腺髓质激素

　　肾上腺髓质嗜铬细胞分泌**肾上腺素(epinephrine,E 或 adrenaline)** 和**去甲肾上腺素(norepinephrine,NE 或 noradrenaline,NA)**。它们均属于**儿茶酚胺(catecholamine)** 类化合物。体内最重要的儿茶酚胺有肾上腺素、去甲肾上腺素及**多巴胺(dopamine,DA)** 3 种。

一、肾上腺髓质激素的种类和合成

　　肾上腺髓质嗜铬细胞合成肾上腺素和去甲肾上腺素的过程,与交感神经节后纤维合成去甲肾上腺素的过程一致。它们都是以酪氨酸为原料,在一系列酶的作用下,经过多巴、多巴胺、去甲肾上腺素几个环节,最终生成肾上腺素。催化合成的关键酶是酪氨酸羟化酶。与交感神经节后纤维合成去甲肾上腺素不同,嗜铬细胞的胞质中存在大量苯乙醇胺 N 甲基转移酶(phenylethanolamine N - methyltransferase,PNMT),可使去甲肾上腺素甲基化而生成肾上腺素(图 3 -6)。

　　肾上腺素与去甲肾上腺素均被储存在肾上腺髓质嗜铬细胞的嗜铬颗粒中。肾上腺髓质释放的肾上腺素与去甲肾上腺素的比例大约为 4∶1,即以肾上腺素为主。体内去甲肾上腺素主要来自交感神经末梢的释放,其次是肾上腺髓质;而肾上腺素主要来自肾上腺髓质。

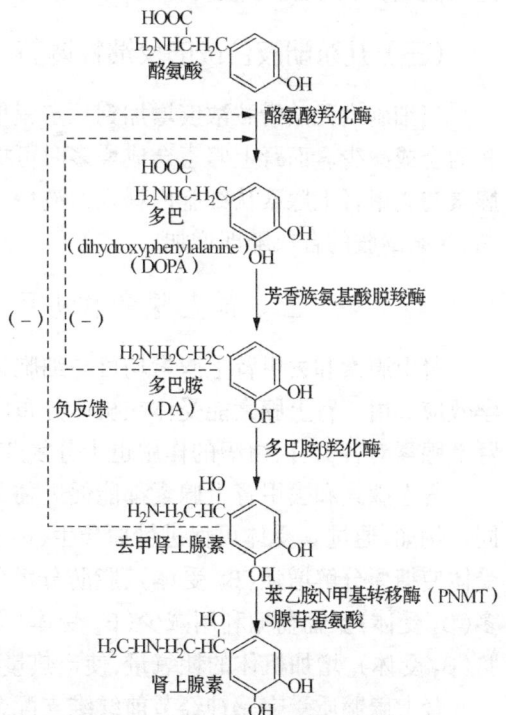

图 3 -6　儿茶酚胺类的生物合成

二、肾上腺素和去甲肾上腺素分泌的调节

（一）交感神经的作用

肾上腺髓质分泌肾上腺素和去甲肾上腺素受交感神经胆碱能节前纤维支配。节前纤维的末梢释放乙酰胆碱,作用于嗜铬细胞上的 N 受体,引起肾上腺素和去甲肾上腺素的释放。如果交感神经兴奋时间较长,参与儿茶酚胺合成的酪氨酸羟化酶、多巴胺 β-羟化酶以及 PNMT 的活性均增强,从而促进儿茶酚胺的合成。

（二）ACTH 与糖皮质激素的作用

摘除动物垂体后,肾上腺髓质的酪氨酸羟化酶、多巴胺 β-羟化酶与 PNMT 的活性降低。补充 ACTH 可使这 3 种酶的活性恢复,但如给予糖皮质激素,可使后两种酶的活性恢复,但对酪氨酸羟化酶无明显影响。这些结果提示：ACTH 和糖皮质激素参与儿茶酚胺合成的调节。糖皮质激素可直接影响多巴胺 β-羟化酶和 PNMT 的含量;ACTH 除可通过糖皮质激素发挥作用外,还可能直接影响酪氨酸羟化酶的活性。因肾上腺皮质的血液流经髓质后才回到血循环,故这一解剖特点有利于糖皮质激素直接进入髓质,调节儿茶酚胺的合成。

（三）儿茶酚胺合成的反馈性调节

当细胞内儿茶酚胺浓度增加到一定程度时,可反馈抑制酪氨酸羟化酶,使儿茶酚胺的合成减少。而肾上腺素合成增多时可抑制 PNMT,减少肾上腺素的分泌。当肾上腺素与去甲肾上腺素从细胞内释入血液后,胞质内含量减少,解除了上述的负反馈抑制,儿茶酚胺的合成随即增加。

三、肾上腺素和去甲肾上腺素的生理功能

肾上腺素和去甲肾上腺素均可与细胞膜上不同的肾上腺素能受体结合,发挥生物学效应。由于肾上腺素能受体在机体分布广泛并具有不同的亚型,故肾上腺素和去甲肾上腺素对各器官、组织的作用也十分复杂。

肾上腺素和去甲肾上腺素都能促进葡萄糖的生成,但因受体的差异,机制略有不同。例如,通过 α 受体可促进糖异生（α_1 受体）、减少胰岛素分泌（α_2 受体）;通过 β 受体使糖原分解增强（β_2 受体）、脂肪分解（β_1 受体）、生热（β_1 受体）、胰岛素分泌增多（β_2 受体）及葡萄糖利用减少（β_2 受体）等。肾上腺素和去甲肾上腺素都能动员脂肪（β_3 受体）,增加机体的耗氧量,使产热量增加,提高基础代谢率。

肾上腺髓质受交感神经节前纤维支配,两者关系密切,组成交感—肾上腺髓质系统（sympathoadrenomedullary system）。当机体遭遇特殊紧急情况时,如畏惧、焦虑、剧

痛、失血、缺氧、创伤及剧烈运动等,这一系统立即被调动起来,肾上腺髓质激素分泌明显增多,提高中枢神经系统的兴奋性,机体反应更加灵敏;同时心率加快,心肌收缩力加强,心输出量增加,血压升高,呼吸频率和每分通气量增加;全身血液重新分布,保证重要器官的血液供应;血糖升高,脂肪分解加速,葡萄糖与脂肪酸氧化过程增强,以适应在应急情况下机体对能量的需要。总之,上述一切变化都是在紧急情况下,交感—肾上腺髓质系统发生的适应性反应,故称之为应急反应(stress reaction)。实际上,应急与前文述及的应激是两个不同但又相关的概念。引起应急反应的刺激,往往也可以引起应激反应,两者既有区别,又相辅相成,使机体的适应能力更加完善。

四、肾上腺素和去甲肾上腺素的降解

儿茶酚胺发挥作用后,小部分不经变化自尿排出,大部分通过单胺氧化酶(monoamine oxidase, MAO)和儿茶酚胺-O-甲基转移酶(catechol-O-methyl transferase, COMT)被降解。主要降解器官为肝脏,降解的主要产物为香草扁桃酸(vanillyl mandelic acid, VMA)。正常人尿中 VMA 量为 3~7 mg/24 h,患嗜铬细胞瘤时 VMA 量升高(图 3-7)。

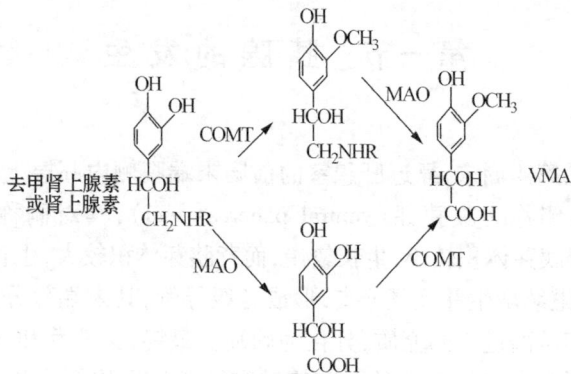

图 3-7 儿茶酚胺的降解

(徐 让)

第四章 胰 腺

胰腺是体内重要的腺体,它既能分泌具有消化作用的胰液进入十二指肠,参与营养物质的消化吸收;又能分泌胰岛素和胰高血糖素进入血液,调节血糖浓度。因此,兼具外分泌和内分泌两种功能。

第一节 胰腺的发生

在胚胎发育的第4周末,靠近肝憩室的前肠末端腹侧内胚层上皮细胞增生,如出芽状向外突起,腹侧称为腹胰芽(ventral pancreas bud),其对侧称为背胰芽(dorsal pancreas bud)。腹胰芽体积较小,生长较慢;而背胰芽体积较大,生长较快。在发育过程中,胰芽的细胞继续增生并反复分支,形成各级导管,其末端部分形成腺泡,部分胰腺内胚层上皮细胞游离进入间充质,分化为胰岛。最终,腹胰芽和背胰芽分别形成腹胰和背胰。由于胃和十二指肠袢的向右旋转和肠壁的不均等生长,致使腹胰转向背侧,在背胰的背侧下方与之融合,形成单一的胰腺(图4-1)。腹胰和背胰的导管也相互融合,逐步合并形成(主)胰管,开口于十二指肠大乳头。有时,背胰导管的近侧端还可形成一条副胰管,行于胰管上方,开口于十二指肠小乳头。

第二节 胰腺的解剖结构

一、胰腺的位置与毗邻

胰腺位于腹腔后上部,横向位于腹上区和左季肋区,平对第1~2腰椎体。其在腹

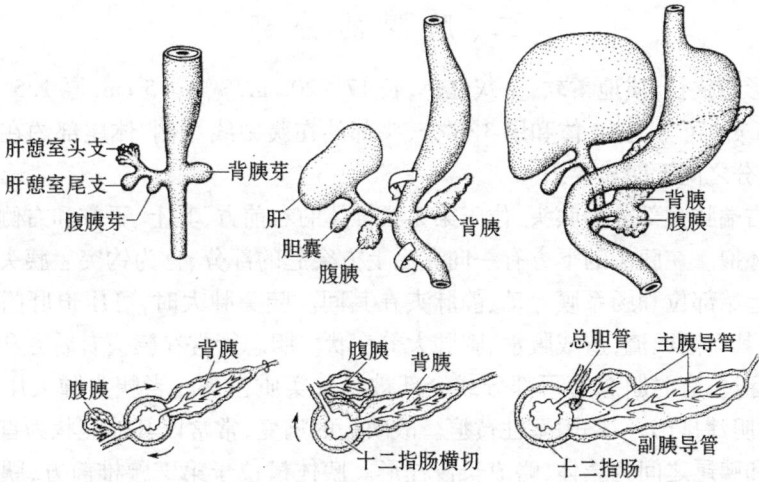

图 4-1 胰腺的发生

壁上的投影,上缘约平脐上 10 cm,下缘约平脐上 5 cm。胰腺的前方由网膜囊相隔与胃相邻,后方有下腔静脉、胆总管、肝门静脉和腹主动脉等重要结构,右端被十二指肠呈 C 型包绕,左端与脾门接触(图 4-2)。由于胰腺前方有胃、横结肠和大网膜等覆盖,位置较深,故胰腺病变时,早期的腹壁体征往往不明显,从而增加了诊断的难度。

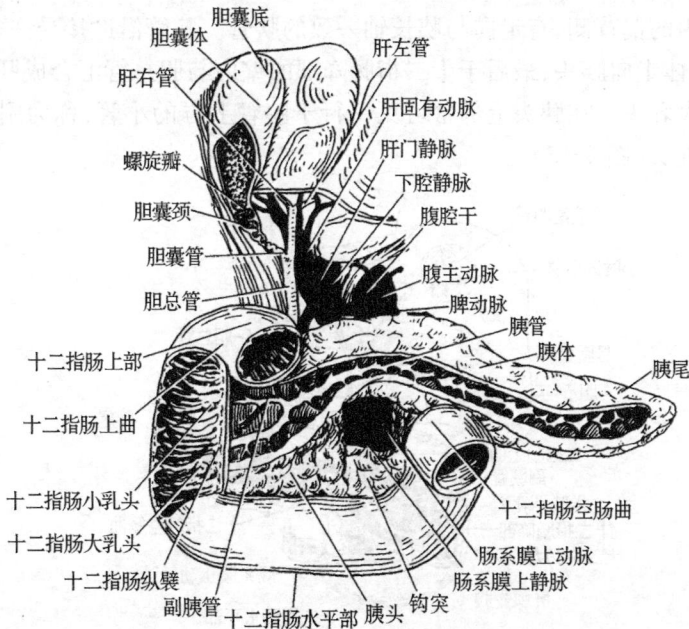

图 4-2 胰腺的毗邻

二、胰腺的分部

胰腺形态狭长,质地柔软,呈灰红色,长 17～20 cm,宽 3～5 cm,厚 1.5～2.5 cm,重 82～117 g。可分为头、体和尾 3 部分,头部约在腹中线右侧,体尾部约在腹中线左侧,但各部分之间无明显界限。

胰腺右端膨大部分为胰头,位于第 2 腰椎体的右前方,其上、下方和右侧三面都被十二指肠环抱。在胰头的下方有一向左后上方突起的部分,称为钩突。胰头和钩突将肝门静脉起始部位和肠系膜上动、静脉夹在其间。胰头肿大时,可压迫肝门静脉起始部位,影响其血液回流,造成腹水、脾肿大等症状。胆总管常在胰头右后方和十二指肠降部之间穿过,有时胆总管可部分或全部被胰头实质包裹。当胰头肿大压迫胆总管时,可阻碍胆汁排出,引起阻塞性黄疸。故胰头的病变,常常以其他症状为首发症状。

胰头和胰尾之间为胰体,略成长棱柱形。胰体横位于第 1 腰椎前方,胰体的前方由网膜囊相隔与胃相邻,故胃后壁肿瘤或溃疡穿孔常累及胰体,造成其与胰体之间的粘连。

胰腺左端较细部分为胰尾,行向左上方至左季肋区,在脾门下方与脾的脏面接触。因为胰尾各面均有腹膜包裹,这一特征可作为胰体和胰尾的分界依据。由于胰尾和脾血管一起被包裹于脾肾韧带的两层之间,故在脾切除手术中,结扎脾血管时,应注意勿损伤胰尾。

在胰实质内的偏背侧,有走向与胰长轴一致的胰管。胰管沿途接受许多小叶间导管,从胰尾经胰体走向胰头,最后于十二指肠降部的壁内与胆总管汇合成肝胰壶腹,开口于十二指肠大乳头。在胰头上部常可见一行于胰管上方的小管,称为副胰管,开口于十二指肠小乳头(图 4－3)。

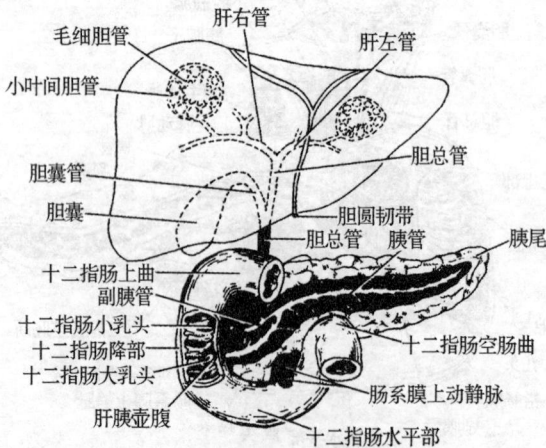

图 4－3 胆道、十二指肠和胰腺

第三节　胰腺的细微结构及分泌功能

　　胰腺表面覆盖有薄层结缔组织被膜,被膜伸入胰腺实质内将其分隔为许多小叶。胰腺实质由外分泌部和内分泌部(胰岛)组成(图4-4),分别具有外分泌和内分泌功能。本章主要介绍内分泌部的细微结构和分泌功能。

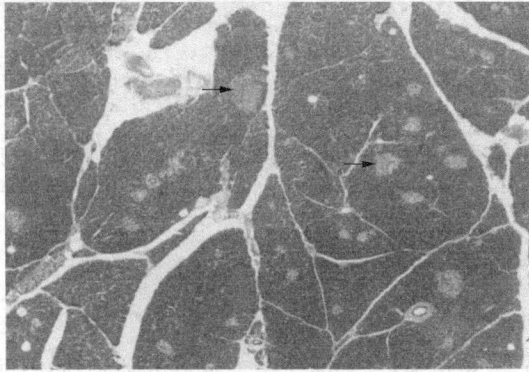

图4-4　胰　　腺

→ 表示胰岛

一、外　分　泌　部

略。

二、内　分　泌　部

　　胰岛(pancreas islet) 是由内分泌细胞组成的球形或索状细胞团,细胞间含丰富的有孔毛细血管,有利于内分泌激素进入血液循环。在 HE 染色中,胰岛细胞着色浅淡,使胰岛呈小岛状分布于腺泡之间,因而得名。成人胰腺约有 100 万 ~ 200 万个胰岛,约占胰腺总体积的 1.5%,胰岛在胰尾部较多。胰岛大小不等,直径75 ~ 500 μm,小的仅由十几个细胞组成,大的有数百个细胞组成。人胰岛按其染色和形态学特征主要分A、B、D、D$_1$和 PP 5 种细胞,在 HE 染色切片中不易区分,目前主要用免疫组织化学法进行鉴别(图4-5)。

(一) A 细胞

　　又称甲细胞、α 细胞,约占胰岛细胞总数的 20%,细胞体积较大,多位于胰岛周边

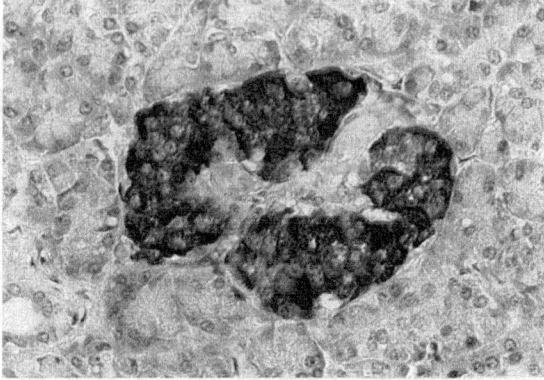

图 4-5 胰　岛
免疫组织化学检查示 B 细胞呈阳性

部。A 细胞分泌**胰高血糖素(glucagon)**,该激素能促进肝细胞内的糖原分解为葡萄糖,并抑制糖原合成,使血糖浓度升高,以满足机体对能量需要。

(二) B 细胞

又称乙细胞、β 细胞,数量最多,约占胰岛细胞总数的 75%,主要位于胰岛的中央部。B 细胞分泌**胰岛素(insulin)**。该激素主要促进肝细胞、脂肪细胞等吸收血液中的葡萄糖,用以合成糖原或转化为脂肪,使血糖降低。胰岛素和高血糖素的协同作用能保持血糖水平处于动态平衡。若 B 细胞退化,胰岛素分泌不足,血糖平衡的主要机制被打破,可使血糖升高,并从尿中排出,即为糖尿病。而胰岛 B 细胞瘤患者,可因胰岛素分泌过多产生低血糖症。

(三) D 细胞

又称丁细胞、σ 细胞,约占胰岛细胞总数的 5%。D 细胞散在分布于 A、B 细胞之间,并与 A、B 细胞通过缝隙连接紧密相连。D 细胞分泌生长抑素,以旁分泌方式或经缝隙连接直接作用于邻近的 A、B 细胞和 PP 细胞,抑制这些细胞的分泌活动。

(四) D1 细胞

可能分泌血管活性肠肽(vasoactive intestinal peptide)。

(五) PP 细胞

数量很少,主要存在于胰岛的周边部。另外,还可见于外分泌部的导管上皮内及腺泡细胞间。PP 细胞分泌胰多肽(pancreatic polypeptide)。该激素具有抑制胃肠运动、胰液分泌以及胆囊收缩的作用。

第四节　胰腺分泌的激素

胰腺内分泌部的各种细胞分泌不同的激素,本节主要讨论胰岛素和胰高血糖素。

一、胰　岛　素

(一) 胰岛素的合成

人胰岛素是含有 51 个氨基酸残基的小分子蛋白质,相对分子质量为 5 808。由含有 21 个氨基酸残基的 A 链和含有 30 个氨基酸残基的 B 链组成。A 链上有一个链内二硫键,A、B 两链之间有两个链间二硫键,这 3 个二硫键在维持胰岛素空间结构起重要作用,如果二硫键被打开,则胰岛素的空间结构遭破坏的同时其活性也随之丧失(图 4－6)。在 B 细胞内,胰岛素生物合成的最早前体为大分子的**前胰岛素原**(**preproinsulin**),含有 109 个氨基酸残基,相对分子质量为 11 500。前胰岛素原在粗面内质网中迅速被蛋白酶水解,去掉一个前肽,形成含 86 个氨基酸残基的**胰岛素原**(**proinsulin**),相对分子质量为 9 000。胰岛素原被包装在囊泡中运输至高尔基复合体,再经蛋白酶水解成为分子数相等的胰岛素和 C 肽,分泌入血(图 4－7)。

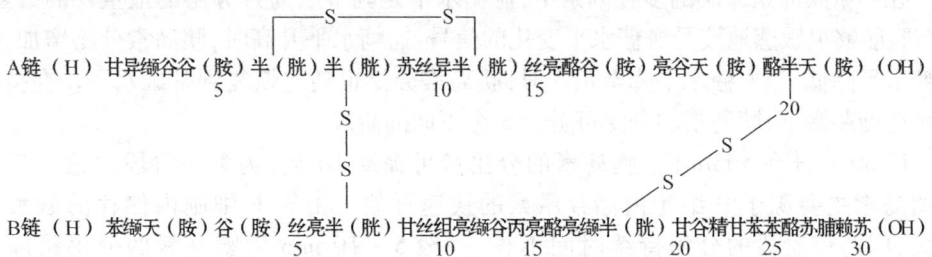

图 4－6　胰岛素的一级结构

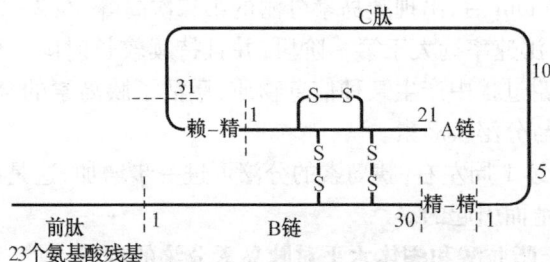

图 4－7　前胰岛素原分子结构

（二）胰岛素的分泌及调节

正常人在空腹状态下,血清胰岛素浓度为 35 ~ 145 pmol/L, C 肽含量为 1 000 pmol/L。血液中的胰岛素以与血浆蛋白结合及游离的两种形式存在,两者间保持动态平衡。只有游离形式的胰岛素才具有生物学活性。胰岛素在血液中的半衰期仅 5 ~ 6 min,主要在肝脏内灭活,肾与肌肉组织也参与灭活一部分胰岛素。胰岛素的分泌受多方面因素的调节(图 4 - 8)。

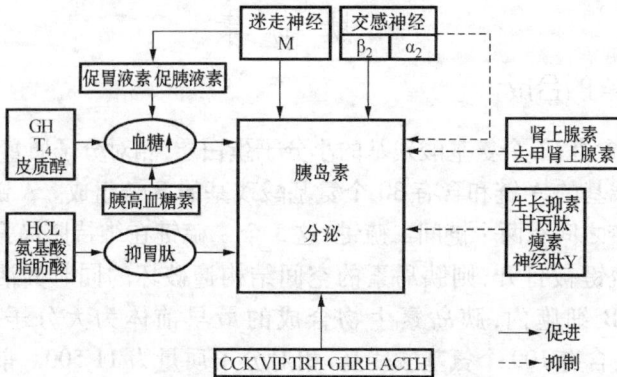

图 4 - 8　胰岛素分泌的调节

1. 血糖水平对胰岛素分泌的调节

在刺激胰岛素分泌的多种因素中,血糖水平是调节胰岛素分泌的最重要的因素。B 细胞能够很敏感地接受血糖水平变化的信号,血糖水平升高时,胰岛素分泌增加,使血糖水平降低;当血糖水平降至正常时,胰岛素分泌也随之恢复到基础水平。在持续的高血糖刺激下,胰岛素的分泌可分为 3 个不同的阶段:

1)血糖升高 5 min 内,胰岛素的分泌量可提高 10 倍,为第一阶段。这一阶段的胰岛素主要源于 B 细胞内储存激素的快速释放。由于 B 细胞内储存的激素量不大,因此该阶段的分泌持续时间不长,一般 5 ~ 10 min 后胰岛素的分泌量即可下降 50% 。

2)血糖升高 15 min 后,出现胰岛素分泌的第二次高峰,在 2 ~ 3 h 达最高值,该阶段分泌的特点是:分泌速率远大于第一阶段,并且持续较长时间。可能的原因是葡萄糖在 B 细胞内的代谢过程中产生某种信息物质,激活了胰岛素的合成酶系,后者进一步刺激 B 细胞合成与分泌胰岛素。

3)若高血糖持续 1 周左右,胰岛素的分泌可进一步增加,这是由于长时间的高血糖刺激使 B 细胞增殖而引起的。

2. 血液氨基酸、脂肪酸和酮体水平对胰岛素分泌的调节

许多氨基酸都有刺激胰岛素分泌的作用,以精氨酸和赖氨酸作用最强。血液中脂

肪酸和酮体明显增多时也可促进胰岛素的分泌。氨基酸和血糖对刺激胰岛素分泌有协同作用,两者同时升高时,可使胰岛素分泌量成倍增长。长时间的高血糖、高氨基酸和高脂血症可持续刺激胰岛素分泌,致使胰岛 B 细胞衰竭,胰岛素分泌不足引起糖尿病。故临床上常以口服氨基酸后,血液中胰岛素水平的改变作为判断胰岛 B 细胞功能的检测手段。

3. 激素对胰岛素分泌的调节

(1) 胃肠激素 在胃肠激素中,促胃液素、促胰液素、胆囊收缩素和抑胃肽均有促进胰岛素分泌的作用。但目前研究认为,促胃液素、促胰液素及胆囊收缩素是通过升高血糖而间接刺激胰岛素分泌的。只有抑胃肽才是胰岛素分泌的直接刺激因子。动物实验中,口服葡萄糖并注射了抑胃肽抗血清的大鼠,其血糖水平升高的同时却检测不到胰岛素水平的明显升高。这一现象表明,小肠吸收葡萄糖的同时,十二指肠和空肠黏膜分泌了抑胃肽,即食物尚在胃肠道内时,胰岛素就已在抑胃肽的刺激下分泌增加,为即将从小肠吸收入血的糖、氨基酸和脂肪酸的利用作好先期准备。所以,这是一种**前馈(feed-forward)**调节。口服葡萄糖与抑胃肽的分泌增加是平行的,这种平行关系的维持,导致胰岛素迅速而明显地分泌,甚至超过由静脉注射葡萄糖所引起的胰岛素分泌量。因此,抑胃肽刺激胰岛素分泌的作用具有葡萄糖依赖的特性。除葡萄糖外,小肠吸收的氨基酸、脂肪酸及盐酸等也能刺激抑胃肽的释放,进而促进胰岛素分泌。这些胃肠激素与胰岛素分泌之间的关系被称为"肠—胰岛轴"(entero-insular axis)。该轴的活动还受到支配胰岛的副交感神经的调节。

(2) 生长激素、皮质醇及甲状腺激素 这 3 种激素可通过升高血糖而间接刺激胰岛素分泌。如长期大剂量应用这些激素,有可能使 B 细胞衰竭而导致糖尿病。

(3) 胰高血糖素和生长抑素 胰岛 A 细胞分泌的胰高血糖素和 D 细胞分泌的生长抑素,可分别刺激和抑制 B 细胞分泌胰岛素。由胰高血糖素导致的血糖升高又可进一步引起胰岛素的释放。

(4) 神经肽和递质 除上述激素外,许多神经递质和调节肽均可影响胰岛素的分泌。其中促进胰岛素分泌的有促甲状腺激素释放激素(TRH)、生长激素释放激素(GHRH)、促肾上腺皮质激素释放激素(CRH)、胰高血糖样肽(GLP)和血管活性肠肽(VIP)等;抑制胰岛素分泌的有肾上腺素、胰腺细胞释放抑制因子、甘丙肽、瘦素、神经肽 Y 和 C 肽等。

4. 神经调节

胰岛受迷走神经和交感神经双重支配。刺激右侧迷走神经,既可通过 M 胆碱能受体直接促进胰岛素分泌,也可通过刺激胃肠激素释放而间接地引起胰岛素分泌。交感神经兴奋时,可通过释放去甲肾上腺素,作用于 B 细胞的 α_2 肾上腺素能受体,抑制胰岛素分泌。虽然去甲肾上腺素也可作用于 β_2 受体并使胰岛素分泌增加,但交感神经兴奋对胰岛素分泌的影响一般以 α 受体介导的抑制性效应为主。

（三）胰岛素的生理功能

胰岛素是促进合成代谢,维持血糖浓度稳定的主要激素。

1. 对糖代谢的影响

胰岛素通过增加糖的去路与减少糖的来源,使血糖浓度降低。胰岛素能促进全身组织,特别是肝脏、肌肉和脂肪组织摄取和利用葡萄糖,促进肝糖原和肌糖原的合成,抑制糖异生,促进葡萄糖转变为脂肪酸,并储存于脂肪组织中,从而降低血糖水平。当胰岛素缺乏时,血糖浓度升高。血糖水平如超过肾糖阈,尿中就可出现葡萄糖。

2. 对脂肪代谢的影响

胰岛素可促进肝脏合成脂肪酸,并转运到脂肪细胞储存;促进葡萄糖进入脂肪细胞,除了用于合成少量的脂肪酸外,还可转化为 α—磷酸甘油,脂肪酸和 α—磷酸甘油形成三酰甘油(甘油三酯)储存于脂肪细胞内;还可抑制脂肪酶的活性,减少脂肪分解。胰岛素缺乏时,糖的利用受阻,脂肪分解增强,会产生大量脂肪酸,后者在肝内氧化成大量酮体,可引起酮血症和酸中毒。

3. 对蛋白质代谢的影响

胰岛素可在蛋白质合成的各个环节上发挥作用,主要表现为促进蛋白质合成,抑制蛋白质分解。如使氨基酸跨膜转运进入细胞的过程加速;加快细胞核内 DNA 复制和 RNA 转录过程,增加 DNA 和 RNA 的生成;加速核糖体内的翻译过程,使蛋白质合成增加。此外,胰岛素还可抑制蛋白质分解和肝脏中糖异生。

胰岛素因能增加蛋白质的合成,故对机体的生长发育有促进作用。但胰岛素单独作用时,其促进生长的作用并不强, 仅在与生长激素共同作用时,才能发挥明显的协同效应。

4. 对电解质代谢的影响

胰岛素可促进 K^+、Mg^{2+} 及磷酸根离子进入细胞,使血钾降低。

（四）胰岛素受体

胰岛素要对物质代谢进行调节,首先要与各组织细胞膜上的胰岛素受体结合才能发挥作用。在哺乳类,胰岛素受体几乎存在于所有的组织细胞表面,但各类细胞上受体数目的差异很大,每个红细胞上仅有 40 多个受体,而在肝脏和脂肪组织中,每个细胞上的胰岛素受体可多达 20 万个。胰岛素受体是一种跨膜糖蛋白,是由两个 α 亚单位(α 链)和两个 β 亚单位(β 链)构成的四聚体 $(\alpha\beta)_2$。α 亚单位含有 719 个氨基酸残基,相对分子质量为 135 000。两个 α 亚单位完全暴露在细胞膜外侧,通过 N 端的二硫键彼此相连,是受体与胰岛素结合的部位。β 亚单位含有 620 个氨基酸残基,相对分子质量为 95 000。β 亚单位呈跨膜状态,分为 3 个结构域:N 端 196 个氨基酸残基伸出膜外,通过二硫键与 α 亚单位相连;中间是含 23 个氨基酸残基的跨膜部分;C 端伸向膜内侧,为酪氨酸蛋白激酶结构域(tyrosine protein kinase domain,TPK domain),含有多个酪氨酸残基,具有酪氨酸蛋白激酶的活性。胰岛素与受体 α 亚单位结合后,受体构型发生改变,受体蛋白的第 1 146、1 150 和 1 151 位酪氨酸残基发生自身磷酸化,激活酪氨酸蛋白激酶活性,进而催化底物蛋白上的酪氨酸残基磷酸化,再经级联放大效应作用于下游蛋白质分子,最终完成细胞信号转导,实现胰岛素调节糖、脂类和蛋白质代谢等功能。故在这一过程中,胰岛素受体的结构完整性是实现胰岛素生物活性的关键之一,受体如有缺陷或结构遭破坏,将影响胰岛素与之结合以及外界信号往细胞内的转导,继而影响胰岛素功能的发挥(图 4 - 9)。

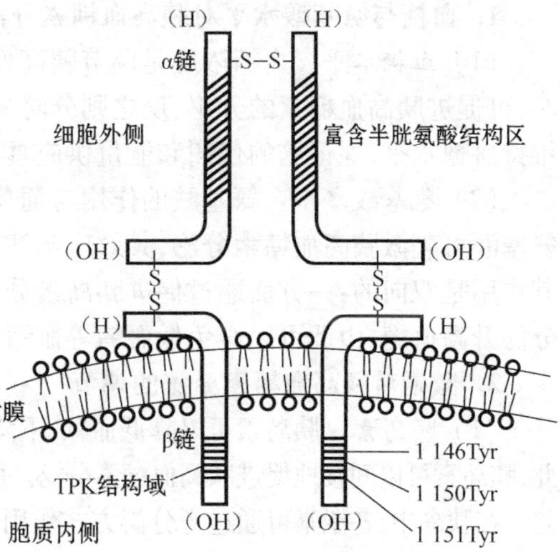

图 4 - 9 胰岛素受体结构

二、胰高血糖素

(一)胰高血糖素的合成

胰高血糖素(glucagon)是胰岛 A 细胞分泌的,由 29 个氨基酸残基组成的直链多肽,相对分子质量为 3 500。在胰岛 A 细胞内首先合成**胰高血糖素原(proglucagon)**,胰高血糖素原由 37 个氨基酸残基组成,经蛋白水解酶去掉一个 C 端的 8 肽后,生成 29 肽的成熟胰高血糖素,分泌入血(图 4 - 10)。胰高血糖素在血清中的浓度为 50 ~ 100 ng/L,在血浆中的半衰期为 5 ~ 10 min,主要在肝脏内降解失活,也有一部分在肾脏中降解。

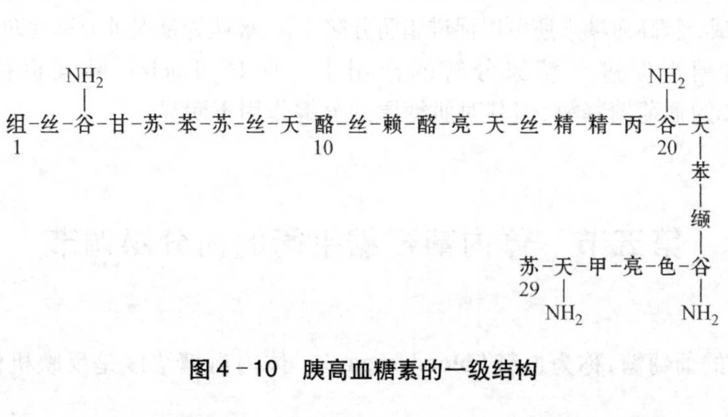

图 4 - 10 胰高血糖素的一级结构

（二）胰高血糖素的分泌及调节

1. 血糖与氨基酸水平对胰高血糖素分泌的调节

（1）血糖水平　血糖浓度是调节胰高血糖素分泌的重要因素。当血糖水平降低时，可促进胰高血糖素的分泌；反之则分泌减少。饥饿可促进胰高血糖素的分泌，这对维持血糖水平，保证脑的代谢和能量供应具有重要的意义。

（2）氨基酸水平　氨基酸的作用与葡萄糖相反，如果给予高蛋白饮食或静脉注射氨基酸可刺激胰高血糖素分泌，其效应与注射葡萄糖相反。血中氨基酸水平的升高，其作用是双向的：一方面通过促进胰岛素分泌降低血糖；另一方面又刺激胰高血糖素分泌升高血糖，由此可以避免低血糖等血糖浓度异常波动的情况发生。

2. 激素对胰高血糖素分泌的调节

（1）胰岛素　胰岛素可以降低血糖，下降的血糖水平则可刺激胰高血糖素分泌。由此，胰岛素可以间接地促进胰高血糖素分泌。胰岛素还可通过直接途径影响胰高血糖素分泌。在胰岛中，各激素可通过旁分泌方式作用于邻近的靶细胞。如，B 细胞分泌的胰岛素和 D 细胞分泌的生长抑素以这一方式直接作用于相邻的 A 细胞，抑制胰高血糖素的分泌；胰岛素和胰高血糖素是一对相拮抗的激素，两者共同作用，以维持机体血糖水平的稳定。

（2）胃肠激素　口服氨基酸比静脉注射氨基酸引起的胰高血糖素分泌效应更强，说明在食物消化吸收入血之前，胃肠激素就已开始刺激胰高血糖素的分泌了。现已知，促胃液素和胆囊收缩素可促进胰高血糖素的分泌，而促胰液素则相反。

3. 神经调节

交感神经兴奋可通过 β 受体促进胰高血糖素的分泌；而迷走神经则通过 M 受体抑制胰高血糖素的分泌。

（三）胰高血糖素的生理功能

胰高血糖素具有很强的促进分解代谢的作用，可促进肝糖原分解而升高血糖；同时通过糖异生方式促进非糖物质如生糖氨基酸、乳酸、丙酮酸及甘油等转化为葡萄糖，同时抑制蛋白质的合成；胰高血糖素还可以促进脂肪分解，因此被认为是促进分解代谢的激素。

胰高血糖素促进肝糖原分解的作用十分明显，1mol/L 胰高血糖素可引起 3×10^6 mol/L的葡萄糖释放，但其对肌糖原的分解作用不明显。

第五节　体内葡萄糖平衡的内分泌调节

血液中的葡萄糖，称为**血糖（blood sugar）**。体内血糖浓度是反映机体内糖代谢状况的一项重要指标。正常情况下,血糖浓度是相对恒定的。正常人空腹血浆葡萄糖浓度为 3.9～6.1 mmol/L(葡萄糖氧化酶法)。要维持血糖浓度的相对恒定,必须保持血糖的来源和去路的动态平衡。血糖的来源有:① 食物中的糖(是血糖的主要来源);② 肝糖原的分解(是空腹时血糖的直接来源);③ 非糖物质的转变(如甘油、乳酸和生糖氨基酸等通过糖异生生成葡萄糖,作为长期饥饿时的血糖来源)。血糖的去路有:① 在各组织中氧化分解提供能量,这是血糖的主要去路;② 在肝脏、肌肉组织进行糖原合成;③ 转变为其他糖及其衍生物,如核糖、氨基糖和糖醛酸等;④ 转变为非糖物质,如脂肪、非必需氨基酸等;⑤ 血糖浓度过高时,由尿液排出。正常人体内存在着多条调节血糖来源和去路动态平衡的机制,其中以内分泌激素对血糖浓度的调节最为重要。激素对血糖浓度的调节,主要是通过胰岛素、胰高血糖素、肾上腺素、糖皮质激素、生长激素和甲状腺激素之间的相互协同、相互拮抗以维持血糖浓度的恒定。

一、胰岛素及胰高血糖素

血糖浓度升高时,可迅速引起胰岛素的分泌。胰岛素可使全身各组织细胞加速摄取、储存和利用葡萄糖,特别是在肝脏、肌肉和脂肪组织,结果使血糖水平下降。在肝脏,胰岛素增强肝脏内葡萄糖激酶活性,促进葡萄糖进入肝细胞内后合成糖原,并促进葡萄糖转变为脂肪转运到脂肪组织储存,此外还抑制肝脏糖异生。在肌肉组织,胰岛素不但可以提高细胞膜对葡萄糖的通透性,使葡萄糖容易进入细胞,而且可加速葡萄糖的利用和肌糖原的合成。

胰高血糖素和胰岛素是一对相拮抗的激素,当血糖浓度降低时,胰高血糖素分泌增加,发挥其强烈的促进肝糖原分解和肝糖异生作用,使血糖浓度回升。

二、其他激素

1. 肾上腺素

通过作用于肝脏、肌肉和脂肪细胞膜上的 β 受体,使腺苷酸环化酶活性增高,cAMP 浓度升高,升高的 cAMP 促使糖原磷酸化酶活性增高,肝糖原分解为葡萄糖,肌糖原酵解为乳酸,部分乳酸由血液运输至肝脏合成糖原并可经糖原分解后,进入血液使血糖升高。此外,肝细胞中 cAMP 浓度升高还可促使磷酸烯醇式丙酮酸羧激酶活性介高,因而糖异生增加。总的结果是使血糖升高。

2. 糖皮质激素

外周组织包括骨骼肌等组织中蛋白质分解加强,使肝脏中以氨基酸作为原料的糖异生作用大大加强。脂肪组织中的脂肪动员加强,生成的大量游离脂肪酸进入肝脏后,酮体生成增加。脂肪酸和酮体作为供能物质补充葡萄糖供能不足的同时也起到了减少外周组织对葡萄糖的摄取和利用的作用,以节约葡萄糖。

3. 生长激素

在早期,生长激素有胰岛素样作用,但该作用维持时间很短。生长激素的主要作用还是抗胰岛素作用。主要表现为抑制肌肉和脂肪组织摄取血糖,抑制肌肉中的糖酵解;生长激素还有促进脂肪动员的作用,游离脂肪酸进入肝脏,一方面经氧化后提供能量,另一方面还可对葡萄糖氧化供能产生抑制作用,从而减少葡萄糖的消耗;在肝脏中,生长激素可促进由氨基酸转变为糖的异生作用,由此使血糖浓度升高。

4. 甲状腺激素

可促进小肠对单糖(葡萄糖、乳糖)的吸收并且促进肝糖原的分解。因此,甲状腺激素可促使血糖水平升高。

三、低血糖症(包括胰岛细胞瘤)

低血糖症(hypoglycemia) 是血糖浓度低于正常范围的一种临床症状,成年人血糖 <2.8 mmol/L时,可认为是血糖过低。低血糖症病因多样,机制复杂,归纳起来可有:① 糖类摄取严重不足或消化吸收不良;② 糖中间代谢酶的缺陷或获得性肝病使糖原储藏、分解或糖异生减少;③ 胰高血糖素、肾上腺素、糖皮质激素和生长激素等升高血糖的激素不足;④ 胰岛素等使血糖下降的激素过多;⑤ 供给葡萄糖异生的底物不足;⑥ 组织消耗能量过多;⑦ 迷走神经过度兴奋等。临床上常见的有胰岛 B 细胞瘤和特发性低血糖症。

胰岛 B 细胞瘤为器质性低血糖症中较常见的病因。正常情况下,胰岛 B 细胞分泌胰岛素受血糖浓度的调节。当血糖浓度下降时,胰岛 B 细胞分泌胰岛素减少甚至停止。胰岛 B 细胞瘤患者缺乏这种调节机制。虽然血糖明显降低仍继续分泌胰岛素,使血浆胰岛素浓度过高,进而抑制肝糖原分解和糖异生;促进肝脏、肌肉和脂肪组织利用葡萄糖,使血糖浓度进一步下降。

特发性低血糖症可能代表一组异质性疾病,其发病可能是由于神经体液对胰岛素分泌和(或)糖代谢调节欠稳定,或因迷走神经紧张性增高使胃排空加速及胰岛素分泌过多。

(张 萍)

第五章　弥散性神经内分泌系统

经典的内分泌系统的概念,是指由内分泌腺体组成的一个系统,其产物直接分泌入血液,故这些腺体有时称为无导管腺(ductless glands)。现代关于内分泌系统的概念认为它是一个很复杂的,由细胞、组织和器官构成的系统,它们分泌多种激素和胺类产物。内分泌系统可分为两大类:**弥散性神经内分泌系统(dispersed or diffuse neuroendocrine system,DNES)**和非弥散性神经内分泌系统。大多数的内分泌细胞、组织和器官属于 DNES;一些分泌类固醇激素和甲状腺激素的细胞如肾上腺皮质细胞和甲状腺滤泡上皮细胞属于非弥散性神经内分泌系统。

第一节　DNES 概念的提出

1966 年,Pearse 根据这些内分泌细胞都能合成和分泌胺,而且细胞是通过摄取胺前体(氨基酸)经脱羧后产生胺的特点,将它们统称为**胺前体[细胞]摄取和脱羧[作用](amine precursor uptake and decarboxylation)**,简称 APUD 细胞系统。APUD 细胞是来源于神经嵴的一系列内分泌细胞,弥散在许多器官及内分泌腺体内,能够从细胞外摄取胺的前体,并通过细胞内氨基脱羧酶的作用,使胺前体形成相应的胺(如多巴胺、5-羟色胺等)和多肽激素。

随着对 APUD 细胞研究的不断深入,后来发现许多 APUD 细胞不仅产生胺,而且还产生肽。有的细胞则只产生肽;并且发现神经系统内的许多神经元也合成和分泌与 APUD 细胞分泌物相同的胺和(或)肽类物质。因此,人们提出将这些具有内分泌功能的神经元(如下丘脑室旁核和视上核的神经内分泌细胞)和 APUD 细胞(如消化管、呼吸道的内分泌细胞)统称为弥散神经内分泌系统(DNES)。目前,DNES 已发现 50 余种之多:存在于中枢的下丘脑—垂体轴和松果体,周围的胃、肠、胰、呼吸系统、泌尿生殖系统、甲状腺、甲状旁腺及肾上腺髓质。如甲状腺有分泌降钙素的 C 细胞、胃有分泌促胃液素（胃泌素）的 G 细胞，胰岛有分泌胰岛素的 B 细胞及分泌胰高血糖素的 A 细胞，十二指肠有分泌肠促胰肽（secretin）的 S 细胞和分泌胃性抑制肽（gastric inhibitory peptide）的细胞等。DNES 把神经系统和内分泌系统两大调节系统统一起来构成一个整体，共同调节和控制机体的生理活动。

第二节　DNES 的组成和产物

弥散神经内分泌系统的细胞已达 50 多种，分为中枢和外周两部分。中枢部分包括下丘脑—垂体轴和松果体细胞。如松果体细胞、下丘脑大细胞、下丘脑小细胞、脑垂体远侧部细胞和脑垂体中间部细胞。周围部分包括胃肠道、胰岛、甲状腺、甲状旁腺、肾上腺髓质交感神经节、泌尿生殖道及心血管等处散在的内分泌细胞。多数位于胃肠道和胰岛内，细胞种类多，彼此之间相互影响，故有胃肠胰系统或胃肠胰轴的概念。近年发现心肌、血管和血细胞也有重要的内分泌功能，它们可产生几十种体液因子和生物活性物质，调节机体多种功能，故有人建议将其也列入 DNES。

DNES 细胞的产物包括两大类：一是肽类产物，二是单胺类产物。其中肽类产物种类较多，达 40 多种，目前已发现双重分布的肽类有：① 从脑和胃肠胰中均被分离出的有 P 物质、胆囊收缩素、神经降压素、胰液素、生长抑素；② 从脑内分离出，以放射免疫和免疫细胞化学证明存在于胃肠道的有脑啡肽、内啡肽、促甲状腺素释放激素；③ 从胃肠中分离出，用上述两种方法证明存在于脑内的有血管活性肠肽、胰高血糖素、蛙皮素、胰多肽、组异肽、胃肠动素和胰岛素；④ 从其他部位分离出，用上述两种方法证明存在于脑和胃肠道的有促肾上腺皮质激素、血管紧张素Ⅱ、生长激素。胃肠内分泌细胞和含肽神经元能各自制造其自身的肽类，神经细胞很少或几乎不摄取循环中的肽。DNES 细胞中的单胺类产物主要有 5－羟色胺（5－HT）、多巴胺、组胺、去甲肾上腺素、褪黑激素、原黑素、酪胺等。除了肽类和单胺类物质外，DNES 还含有糖蛋白、腺嘌呤核苷和钙离子、镁离子、ATP 等。DNES 细胞的种类还在继续扩大，新的肽类激素也在不断发现。

第三节　DNES 细胞的结构特点

一、DNES 细胞的一般形态结构

在消化管内，从胃贲门至直肠下段的黏膜上皮中，均有 DNES 细胞分布。但不同

段落的分泌细胞的种类与数量有明显差异。从形态上看,光镜下,消化管内的 DNES 细胞呈锥形、柱状或不规则形。圆形端略细的瓶状细胞位于基膜上。多数细胞胞体基底部膨大而顶部狭窄。若游离面有一丛微绒毛伸入腔内,这类细胞称为“开放型”(open type)细胞。绝大部分消化管内分泌细胞属此型。电镜下,开放型内分泌细胞游离面有微绒毛,并较毗邻细胞长而粗,这些微绒毛能感受胃肠腔中食物成分的化学性刺激,像味觉细胞一样具有化学感受器的功能,故有“消化道味觉细胞”之称,然而,其基底面并未见神经末梢与之形成突触。一般认为,这类细胞既可接受胃肠内容物的化学刺激,又可从基底面接受来自血液的体液刺激,引起激素释放活动的变化。细胞受到适宜刺激后,从基部释放分泌物。分布在胃底腺的内分泌细胞,其顶端不暴露于腔面,而被其他上皮细胞覆盖,这类细胞称为“封闭型”或“闭合型”(closed type)细胞,此型细胞能感受到局部环境变化而释放分泌物。如 A 细胞、D 细胞与 D_1 细胞,这些细胞均可发出沿基膜伸展的基底突起,偶见穿过基膜。这两种类型的细胞胞质一般呈嗜酸性且较清、亮,故又称为明细胞。这两种类型的细胞所含的分泌颗粒主要位于细胞基部,因而又称为基底颗粒细胞。其中的分泌颗粒内主要含有肽类和单胺类物质。此外,还含有糖蛋白、腺嘌呤核苷酸和钙离子等。各种 DNES 细胞分泌颗粒内所含的肽类和胺类两种物质常共存于同一细胞的分泌颗粒内。

二、DNES 细胞的超微结构特点

DNES 细胞超微结构的主要特点是胞质内含有大小不同的分泌颗粒,颗粒多位于细胞基部,直径 100 ~ 400 nm。颗粒外有界膜包裹,有些细胞的分泌颗粒有致密核芯,在核芯与界膜之间有一间隙。颗粒的形状有圆形、钝锥形、肾形、长条形、有或无凹陷等。颗粒的大小、数量、形状、电子密度、有无晕轮以及免疫组化染色特征等均是鉴别不同内分泌细胞的指征。DNES 细胞的胞质内细胞器如粗面内质网、高尔基复合体不发达,与周围的上皮细胞相比,内分泌细胞较清亮,溶酶体常与分泌颗粒混杂分布,线粒体小而弥散存在,核多为圆形,异染色质较多,因而核较空亮。开放型细胞的游离面有一丛微绒毛伸入腔内,人和其他哺乳类的微绒毛长约 1 μm。此型细胞顶部胞质内含有吞饮小泡。内分泌细胞与相邻细胞间有连接复合体,下方有略疏松的细胞间隙。闭合型内分泌细胞与相邻细胞间可见大量桥粒。

三、分泌颗粒的嗜银性

DNES 细胞的分泌颗粒内主要含有肽类和单胺类物质,分泌颗粒最大的特点是具有吸收银盐的特性,其中有的是亲银性,有的是嗜银性。凡亲银反应阳性的细胞也具有亲铬性,故亲银细胞亦即亲铬细胞。有的细胞用银盐液处理时需要加还原剂才能使银还原,称为嗜银细胞。

第四节　弥散性神经内分泌系统(DNES) 细胞分泌物发挥作用的方式

DNES 细胞分泌物可通过以下几种方式发挥作用:① 经血液循环发挥激素作用 (传统的内分泌方式);② 以旁分泌方式在局部起作用,分泌物释放后经细胞间隙弥 散至邻近的靶细胞,传递局部信息;③ 作为肽能神经递质或神经激素而起作用,肽 类物质通过突触而作用于靶细胞;④ DNES 细胞还可能有腔分泌,即向管腔内分泌, 如促胃液素;⑤ 自分泌的分泌方式,就是内分泌细胞分泌的激素再返回作用于细胞 本身。

第五节　弥散性神经内分泌系统(DNES) 细胞的鉴别方法

根据 DNES 细胞在超微结构上有显著的特征——分泌颗粒,且该分泌颗粒具有银 染性。DNES 细胞的鉴别可从以下几个方面进行。

一、银　染　法

根据 DNES 细胞的分泌颗粒有吸收银盐的特征,可采用银染色方法,如亲银反应 中有银浸染、六胺银亲银反应、六胺银反应及亲银反应。其中银染法作为染色反应范 围宽广的银染方法,广泛用于鉴定 APUD 细胞,在免疫组化方法问世以前,主要靠此 方法。

二、超薄切片观察法

在透射下,DNES 细胞的超微结构最突出的特点是胞质内含有成簇的大小不一的 分泌颗粒,这些神经分泌颗粒有一个位于中央或偏位的,具有不同电子密度和形态的 核心,核心周围有一界膜包绕,核心与界膜之间有不同宽度的空晕。分泌颗粒的形态 和大小变异很大,直径 50～500 nm,多数直径集中在 100～300 nm,功能相同的细胞其 分泌颗粒的形态和大小基本相同。分泌颗粒的大小形状、粒芯的电子密度、晕轮的染 色特点和宽度,既是电镜下鉴定 APUD 细胞的依据,也是区别 APUD 细胞类型的指征 之一。

三、组织化学方法

由于 DNES 细胞含有甘油磷酸脱氢酶、非特异性酯及胆碱酯酶活性,PAS 呈阳性反应,因而可采用组织化学方法,通过检测细胞内有无这几种酶来鉴定是否为 DNES 细胞。此外,DNES 细胞颗粒还可用铅苏木精染色,或用甲苯胺蓝染色显示某些细胞的异染性等。

四、免疫组织化学方法

目前,鉴别 DNES 细胞的首选方法是用特异的抗不同肽或胺类激素的抗体作免疫组化染色反应,可在同一器官或组织内鉴别出多种不同功能的 DNES 细胞。广谱或共同的 DNES 细胞标记物有:神经元特异性烯醇化酶(neuron specific enolase,NSE)、铬粒素(chromogranin),或称嗜铬粒蛋白、突触素(synaptophysin)、S‐100 蛋白(S‐100 protein)、serotonin 即 5‐羟色胺。其他神经内分泌细胞标记物还有 TBz 蛋白、PGp9.5 蛋白、蛙皮素(bombesim)、胃泌素释放肽(GRP)、Leu‐7 蛋白及 HISL‐90 等。

五、原位杂交技术

原位杂交对一些含量很少的蛋白激素的神经内分泌细胞很有用。这种细胞和组织利用原位杂交测出有关蛋白激素的 mRNA,有助于鉴别。原位杂交亦可用于获得关于细胞内激素合成的信息,以区别该细胞是合成还是摄取激素,细胞内如检测出 mRNA,则表明该细胞合成激素。原位杂交可与免疫组化结合起来以分析 mRNA 和蛋白被同一细胞同时表达。原位杂交还可与电镜结合起来以研究特殊的激素合成的超微结构部位。

第六节 弥散性神经内分泌系统(DNES)与
疾病及免疫的关系

一、DNES 与疾病的关系

弥散性神经内分泌系统的病理变化和临床应用的研究已广泛开展。研究发现有些疾病和肿瘤与这个系统的异常有重要关系,尤其是胃肠胰器官。在这方面研究最多的是 DNES 肿瘤。1969 年,Szijj 等首先提出 APUD 前身细胞的肿瘤,即 APUD 瘤的概念,现已被更名为 DNES 肿瘤。DNES 肿瘤可能产生正常 DNES 细胞所含有的 6 种胺和 35 种肽类激素中的任何一种或数种,也可产生它们各种各样的前身物质。这些肽类或胺类在体内的过多分泌可能引起各种症状。如发生在胃肠道的 DNES 肿瘤,常常会引起"胃肠黏膜溃疡及腹痛腹泻"等症状。如类癌(嗜铬细胞瘤)、促胃液素瘤、血管活性肠肽瘤等;又如抑胃多肽腹泻综合征是由具有抑制胃酸和胃蛋白酶分泌作用的抑胃多肽(GIP)分泌增多而引起的腹泻综合征。在部分十二指肠溃疡病患者的胃窦部,生长抑素的含量明显降低。生长抑素是一个很强的内源性抑制剂,所以,由于它的降低而导致的胃酸分泌过多及其他胃肠功能的亢进,可能在十二指肠溃疡的发病机制中起一定的作用。又如,在胰岛母细胞增生症新生儿顽固性高胰岛素性低血糖症的患者中,均发现生长抑素明显降低。这说明,由于生长抑素减少导致的胰岛素分泌过多,可能是这些疾病的发病机制之一。此外,还发现在克罗恩病(Crohn disease)的肠道病灶处,局部血管活性肠肽的含量明显升高。可见 DNES 与某些疾病的发生密切相关。

二、DNES 与免疫的关系

免疫系统和神经内分泌系统之间存在着复杂密切的关系。免疫系统通过免疫调质如白细胞介素(interleukin, IL)、干扰素(interferon, IFN)、肿瘤坏死因子(tumor necrosis factor, TNF)等作用于下丘脑—垂体前叶—肾上腺皮质轴而影响神经和内分泌系统的状态;神经系统可通过下丘脑—垂体前叶—肾上腺皮质—免疫器官这一多级路径调节内分泌和免疫系统的功能。而内分泌系统可通过激素控制神经和免疫系统的活动。在这 3 个系统之间不仅存在大的回路,而且彼此之间进行着直接的双向交流。

(柴蔚然)

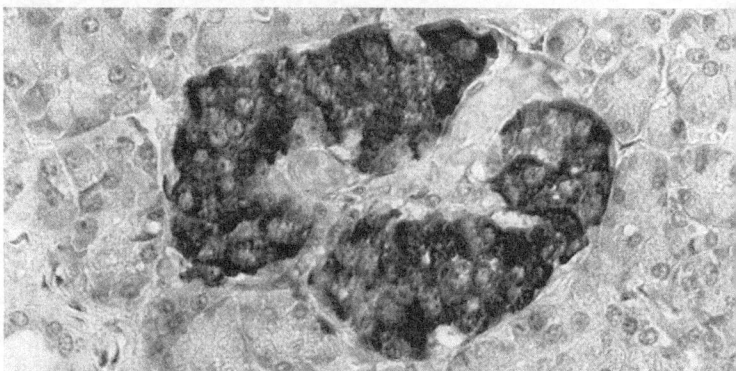

第二篇

临床医学导论

第六章　下丘脑性内分泌疾病

　　下丘脑是承接中枢神经系统和内分泌系统的枢纽。它接受中枢神经的调节，分泌促激素释放或抑制激素，调节内分泌系统其他激素分泌量，以适应神经系统感受到的身体内外的变化；内分泌系统同时也感受身体内外变化，分泌激素，又反馈给下丘脑和其他神经组织，调节神经系统的工作状态，使身体成为一个协调的机体。这个部位发生异常，使神经中枢和内分泌联系发生严重异常，由于涉及的部位和病因的不同，临床表现不同。在影响内分泌的同时，往往还伴有神经系统的临床表现。

第一节　病　　因

　　引起下丘脑病变的病因非常复杂，有很多引起临床异常的病因，可能因致病因素已经消失，如病毒感染后直接破坏、局部自身免疫反应等，限于目前检查手段，无法确认。能够明确病因的下丘脑疾病，主要有肿瘤、感染、医源性血管性病变、功能性、先天性、外伤后与一些极少见原因。

第二节　临　床　表　现

　　下丘脑的功能异常，在临床上可以引起一些典型的临床表现，如尿崩症、神经性厌食等，有很大一部分患者有不适主诉，缺乏特征性临床表现。

一、下丘脑内分泌功能异常

1. 下丘脑激素缺乏

下丘脑激素分泌缺乏可以是本身受到破坏,分泌不足,也可以是垂体柄损伤,释放/释放抑制激素和抗利尿激素等不能经垂体门静脉下丘脑垂体束到达垂体所致。已经证实的下丘脑激素不足的疾病有尿崩症、下丘脑促生长激素缺乏导致的垂体性侏儒。垂体柄损伤可引起尿崩症、肾上腺皮质功能低下、甲状腺功能低下、性腺功能低下和高泌乳素血症。上述这些内分泌异常,可导致相应的临床症状,这些症状可以是单独的,也可以是混杂在一起的;重症患者可能合并电解质和心血管异常,引起死亡,轻症患者可能仅有乏力、食欲改变或性发育问题。

2. 下丘脑激素分泌过多

这类情况较罕见。理论上,下丘脑激素分泌过多可导致一系列疾病,如促肾上腺皮质激素释放激素分泌过量导致库欣病(Cushing disease)。生长激素释放激素分泌过多,可导致巨人症和肢端肥大症;较早地分泌过多的促性腺激素释放激素,可引起垂体促性腺激素的早期过多分泌,导致真性青春期早熟,具体疾病如先天性囊性纤维性骨炎综合征(Albright syndrome)所合并的性早熟,促甲状腺激素释放激素分泌增多可致下丘脑性甲状腺功能亢进症。这些情况在临床上有时推测是下丘脑性疾病,实际很难证实,这是由于这些激素在局部循环中浓度较高,到体循环后被稀释和降解,测定值与实际分泌情况不相符。

3. 激素节律性分泌失常

ACTH 分泌的日节律可因某些下丘脑疾病和库欣综合征的影响而消失;其他有日节律分泌的激素 GH 和 PRL 和按月节律分泌的激素 LH 与 FSH 均可因下丘脑疾病失去分泌的固有节律。

二、下丘脑症状

1. 肥胖

由于腹正中核的饱食中枢失去功能,以致食欲增加而肥胖。

2. 厌食与消瘦

当腹外侧核摄食中枢受损后,可致厌食和消瘦,严重者呈恶液质,肌肉无力,毛发脱落。重症者还可伴发垂体前叶功能减退。

3. 睡眠异常

由于睡眠与脑干网状结构上行激活系统——下丘脑—桥脑尾侧网状核功能有关,下丘脑部位病变,可能会导致睡眠行为改变,特别是与饮食行为改变有关的,如发作性嗜睡贪食症,可持续睡眠数小时至数天,醒后贪食,多肥胖。

4. 体温调节障碍

下丘脑体温中枢异常,对疾病的反应也可出现异常:过度发热或不发热。

5. 水平衡的调节障碍

下丘脑视上核神经元受损,抗利尿激素合成分泌减少,或垂体柄受损,激素输送障碍,都可导致尿崩症。下丘脑还存在口渴中枢,如果累及受损,可在有尿崩症的同时缺乏渴感,最终因肾脏不能浓缩尿液,尿量减少不多,引起液体摄入减少、脱水、高血钠、高血氯的高渗性脱水,不及时适当补充水分,可能导致不可逆性昏迷。

6. 行为异常

下丘脑腹外侧核及视前区病变时可产生行为与精神异常,患者多有行为动作减少,甚至终日静坐不动,或情绪异常,常伴有定向力障碍,喜怒无常,幻觉,可有攻击行为。

7. 自主神经症状

自主神经症状较多,如多汗或少汗、手足发绀、瞳孔散大或缩小,或两侧大小不等,血压不稳等,但临床表现中,主要是神经性多食,肥胖;或神经性厌食,消瘦;精神性多饮,多尿;特发性水肿等。

8. 其他

主要是局部破坏,可在临床上出现头痛症状;下丘脑与视神经通路相邻,受损后常累及视神经,临床出现偏盲。

第三节 诊断和鉴别诊断

有特征性临床表现,如尿崩症,结合影像学检查,往往能够明确疾病的性质和病因。临床症状不典型时,由于针对下丘脑的激素和功能测定困难,临床诊断困难,需要详细询问病史和体格检查,密切随访。

1. 激素测定

下丘脑合成分泌激素目前几乎都能从血清中测定,包括 CRH、TRH、GHRH、LHRH、ADH 和催产素,除非这些激素水平特别升高,下丘脑激素测定的临床参考意义有限,多测定它们的靶激素和相应的促激素靶激素水平,反映上游激素分泌功能状态。

2. 影像学检查

MRI 检查对颅内软组织显示的信息优于 CT 扫描检查。

必要时可能还需要行脑脊液检查、脑电图等手段来协助诊断。

第四节 治 疗

一、病 因 治 疗

对肿瘤可采用外科手术切除或放射治疗。对感染应选用相应的抗生素或化学药物进行治疗。

二、特 殊 治 疗

尿崩症可采用抗尿崩症药物治疗(见后面尿崩症章节);内分泌功能不足的,需要相应的靶激素进行替代治疗;闭经可酌情选用溴隐亭或人工月经周期。

(汤正义)

第七章　垂体性内分泌疾病

垂体受到遗传或外界因素的影响,发生发育不良、炎症、肿瘤、坏死等病变,结果可能使自身分泌激素的量发生改变,局部也可能形成结构破坏。这些异常,在临床上,会相应地出现一些较特异性的疾病。

第一节　生长激素不足

垂体生长激素缺乏可以是单独性的,也可以伴随垂体其他激素缺乏,可以是先天性的,也可以是获得性的(如肿瘤、外伤、放射后等)。

一、病　因

大多数垂体性单独生长激素缺乏病因不明,称为特发性。约25%的患者是器质性的,除少数外,多是伴生长激素缺乏的垂体多激素缺乏病变。这些器质性病变病因,约一半是中枢神经系统肿瘤(包括颅咽管瘤、生殖细胞瘤),其他少见的有中枢神经系统发育不良、视交叉部位发育不良、白血病、中枢神经系统受放射后、中枢神经系统外伤、组织细胞增多病、中枢神经系统感染等。

二、临床表现

几乎所有的特发性生长激素缺乏性侏儒出生后即存在生长缺陷,但往往几年后才由于身材矮小就诊时被诊断。病儿诊断的年龄有两个年龄集中现象,一个是在5岁左右,原因可能与病儿就学时,身高较同龄儿童明显矮有关;另一个是女孩在10～13岁,男孩在12～16岁,可能与青春期延迟,同时生长速度明显慢于同龄儿童有关。

体格检查中,很重要的一点是准确测定身高和体重。准确的身高、体重随时间推移图表不仅可以了解患儿的生长速度,还可以与正常儿童的平均数据比较,判断生长速度和身高是否异常。

除测定身高外,还需要测定臂展、身体的下部量(从耻骨联合上缘到足底的长度)、上部量(身高减去下部量)和身体上下身比例。

做体格检查时,还需要注意青春发育的征象,有没有其他疾病的体征,如 Turner 综合征、Noonan 综合征与 Russell - Silver 综合征等。

三、诊断与鉴别诊断

临床上出现矮小患者,明确是否是生长激素缺乏,需要确定他们体内生长激素水平。单独生长激素测定不能作为确诊的指标,需要采用生长激素激发试验:具体有胰岛素低血糖试验、精氨酸试验、左旋多巴试验、可乐定试验和胰高血糖素试验。上述激发试验中,至少有 2 个试验中生长激素反应值不能大于 10 ng/ml,才认为患者体内生长激素水平低下。

除生长激素测定外,还应该测定甲状腺激素和促甲状腺激素,了解甲状腺功能,排除甲状腺功能低下引起的呆小病;全血细胞计数分析、红细胞沉降率(血沉)等测定,了解肠道炎症等疾患。

确定生长激素水平低下的同时,应该对头颅进行 MRI 扫描,以排除颅咽管瘤之类的颅内肿瘤。所有的生长激素缺乏性侏儒患者中,约 15% 的患者可见垂体有异常信号,如异常的高信号、空蝶鞍或小蝶鞍等。

骨龄的测定有时也有一定的参考意义。一般家族性矮小患者的骨龄与实际年龄相符,而生长延缓、营养不良、内分泌性疾病(甲状腺功能减退、皮质醇增多症、生长激素缺乏等)患者的骨龄低于实际年龄。骨龄的测定,还可以推测患者今后生长的潜能,为治疗提供参考。

四、治　　疗

确定生长激素缺乏性矮小患者,最有效的治疗方法是进行生长激素替代治疗。

(汤正义)

第二节　垂体前叶功能减退

垂体受到破坏,功能下降,临床上将产生一系列异常。

一、病　　因

垂体腺瘤造成的**垂体功能减退(hypopituitarism)**,往往是大的肿瘤,破坏了大部分正常的垂体组织。

鞍区肿瘤放射性治疗或其他原因的同位素照射,在治疗疾病的同时,也可能是导致或加重垂体前叶功能减退的原因。

席汉综合征是指由于产后大出血,垂体缺血导致垂体功能低下。

垂体卒中意味着垂体遭受到突然破坏,多由垂体血管栓塞或大出血所致。

车祸、跌倒或高处坠落物造成的脑外伤,可以直接损伤垂体或损伤垂体柄、下丘脑而引起垂体功能减退。

其他导致垂体功能减退的原因有:空蝶鞍综合征、浸润性疾病。由于蛛网膜通过不完整的蝶鞍隔膜疝入蝶鞍,并将垂体压扁在蝶骨上,形成空蝶鞍综合征。浸润性疾病,如:韦格纳肉芽肿病、郝—伯二氏病,可以破坏垂体前叶。

此外,生理或心理状态会扰乱调节激素的合成和分泌,从而影响下丘脑—垂体轴。

二、临 床 表 现

症状出现与否及严重程度取决于激素缺乏的程度和速度。患者可以平时没有任何症状至严重危及生命时,多数患者有很多主诉,多没有特征性改变。

1. 促肾上腺皮质激素不足

促肾上腺皮质激素不足的特征在于肾上腺雄激素和皮质醇的分泌下降。急性肾上腺功能缺失是一种内科急症。若未采取及时治疗,它会导致患者血压降低甚至死亡。

症状和原发性肾上腺功能不全几乎相似,但无色素沉着,这是主要的鉴别征象。

2. 促甲状腺激素缺乏

由 TSH 分泌减少所致的继发性促甲状腺激素缺乏(如:甲状腺功能减退症)表现为与原发性甲状腺功能减退相似的症状,病情多较原发性的轻微。

3. 促性腺激素缺乏症

低 FSH、LH 水平致骨密度降低,增加了罹患骨质疏松的风险,并导致男、女性的性腺功能减退。

儿童 FSH 和 LH 缺乏可以导致类无睾症及性发育停滞。FSH、LH 通过引起骨骺闭合,间接影响骨的生长。由于类无睾症延迟了骨骺闭合,导致长骨增长。

4. 生长激素缺乏

儿童生长激素缺乏表现为生长发育和性成熟迟缓。由于缺乏生长激素的糖异生作用,拮抗胰岛素的效应下降,患者可能会出现空腹低血糖。

成人生长激素缺乏表现为:虚弱、伤口不愈、运动耐力下降和不愿交际。

5. 催乳素缺乏

肿瘤生长致使催乳素合成下降,继而影响乳汁分泌。这些肿瘤仅在产后才表现得明显。催乳素缺乏非常罕见;任何影响下丘脑、垂体柄的病变都会减弱由下丘脑分泌的多巴胺对垂体的正常抑制作用,导致催乳素反跳性增高。

6. 血管升压素缺乏

血管升压素缺乏导致多尿、多饮(尿崩症)。

7. 催产素缺乏

催产素缺乏表现为哺乳期间乳汁分泌减少。

8. 体格检查

面对纷繁的主诉、电解质异常、头部外伤史、产后泌乳减少、月经不规律等情形,完整的体格检查是必需的。检查应包括:甲状腺触诊、生殖器视诊、视觉检查(尤其是视野检测)。在神经和眼的检查中,尤其应关注视敏度、眼球运动及双颞侧偏盲。

三、诊断与鉴别诊断

确诊垂体功能减退,实验室检查和放射性检查是必需的。几乎所有的实验室检查对患者都有一定的参考意义,但何种方式组合最理想仍存在争议。

如发现血清皮质醇水平降低,同时促肾上腺皮质激素缺乏可以明确垂体功能不足。

在评价 ACTH 缺乏程度中,对甲状腺功能的评估很重要。甲减状态下,皮质醇清除率下降,导致血清皮质醇升高。如开始甲状腺素替代治疗,皮质醇水平急剧下降,有可能导致肾上腺皮质危象。

LH、FSH 缺乏提示可能为继发性性腺功能减退。

催乳素缺乏也可以通过直接测定其血清水平来证实。相比其他大部分垂体激素,催乳素的分泌呈节段性,故为诊断必须多次采血测定。由于大部分患者无症状,故几乎不需要试验。

禁水试验有助于区分精神性烦渴和尿崩症。由于精神性烦渴患者通常会不择手段饮水(如喝便盆内的水),因此需要不断监督患者并计算水的摄入量。

影像学检查:病史和体格检查提示颅内损伤的患者,可采取头部放射线检查(如,MRI、CT 扫描)。MRI 和 CT 检查都应该加做静脉增强对比以增加检查的敏感性。MRI 检查在定位和显示颅内损伤时占优;而 CT 扫描更加便于采用。侧位颅骨片可以显示蝶鞍轮廓,但是在其他方面几乎不可能提供任何有价值的信息。

四、治　　疗

垂体前叶功能减退患者临床就诊可以分为两种情况:危重病情,了解病情后内分泌调整和随访。

1. 急症处理

垂体功能减退,垂体所分泌的激素缺乏,在外界应激因素如外伤、受冷等刺激作用下,相应激素不能分泌足够量,导致急症和随之发生的代谢紊乱及心血管事件,如低血糖、低血钠、心功能衰竭、循环衰竭等。干预措施对应包括:糖替代、钠替代、心动过缓治疗、类固醇激素注射和液体复苏。

初诊于急诊科时,大部分垂体功能减退患者尚未有明确的诊断。但在诊断确立之前,必须针对危及生命的病情给予合理的治疗。

1)低血压患者必须明确地静脉补液和使用升压药。对于那些提示肾上腺功能不全伴难治性低血压的患者,补充类固醇可能足以挽救生命。

2)针对难治性癫痫发作的患者,首要原因考虑低血糖和低血钠,相应地静脉补充果糖(左旋糖)或3%盐水。

3)有产后出血病史的女性伴低血压,除输液以外,可能需要输血。

2. 内分泌调整治疗

首次诊断垂体功能减退应该通过临床和实验室予以再次确认,对明确诊断垂体功能减退的患者,可以在及时随访的基础上进一步调整。

激素替代治疗是缓解症状最简便的方法。仔细地评估全部垂体激素,避免使激素治疗复杂化。甲状腺激素缺乏可通过每日服一次药物轻松解决。首次给予左甲状腺素初始量 25 μg,之后按需要递增到维持剂量。肾上腺功能不全的维持治疗为每天 10 ~ 20 mg 氢化可的松。通常,每天清晨服 10 mg,晚上服 5 mg。治疗绝经前妇女的 FSH、LH 不足,可采取含雌激素、孕激素的口服避孕药。药片可模拟激素周期性释放,并刺激正常子宫内膜的生长和脱落。男性患者可每 2 ~ 3 周口服睾酮的庚酸盐片剂 200 ~ 300 mg,或每 3 周肌内注射己酸羟孕酮 300 mg。

(汤正义)

第三节　垂　体　瘤

垂体瘤(pituitary adenomas)的临床表现分为两个部分:一个是垂体瘤分泌激素过多导致的异常,如闭经泌乳、肢端肥大、库欣综合征;另一个是肿瘤本身破坏导致的改变,如垂体功能减退、局部压迫导致视野缺损、脑脊液鼻漏等。关于促肾上腺皮质激素瘤引起的库欣综合征,另有文章论述;没有功能的垂体腺瘤将在神经外科论述,本文重点主要是由内分泌专业医师处理的垂体催乳素和生长激素瘤。

一、垂体催乳素瘤

垂体瘤中,25% ~ 30% 是**催乳素瘤(prolactinomas)**。大多数非催乳素的垂体瘤的患者在疾病过程中可能会出现高催乳素血症。

(一)病因

催乳素瘤真正的病因目前不明确,可能与基因异常改变有关,也可能与下丘脑调控异常有关,最终使垂体催乳素细胞发生不可逆性改变,出现肿瘤。

高催乳素血症除催乳素瘤可以引起外,最多见的还是一些其他因素导致的垂体功能性分泌催乳素过多。导致催乳素分泌增加的因素非常多(表7-1)。

表7-1 导致高催乳素血症的主要因素

生 理 因 素	妊娠、产后护理 睡眠、产后无护理 乳头刺激、性交 各种刺激、运动 新生儿、精氨酸 妇科检查 静脉穿刺
药 物 因 素	TRH、精神药、利培酮、酚噻嗪,丁酰苯,苯扎明 氟哌啶醇,甲氧氯普胺(胃复安) 匹莫其特 甲基多巴,利血平 阿片,啡肽,避孕药 雌激素,5-HT 多潘立酮
病 理 因 素	垂体瘤 下丘脑垂体其他病变 组织细胞增多症 肉瘤病,异位分泌 PRL 过多 胸部病变,甲减 PCOS,精神病 头外伤,月经紊乱

(二)临床表现

催乳素瘤临床确诊的人数,女性明显多于男性,女性表现为月经不正常,甚至闭经溢乳,男性早期没有临床表现,或不明显,催乳素瘤长时间分泌过多激素可引起阳痿,肿瘤向周围侵犯,导致头痛、偏盲就诊时,肿瘤的直径往往>1 cm。

主要的临床表现种类和发生概率见表7-2。

(三)诊断与鉴别诊断

没有其他用药等病史,同时有垂体瘤,如果催乳素的水平很高,往往>200 ng/ml时,结合临床表现,催乳素瘤的诊断就可以确定。血液中催乳素水平轻中度升高,尤其是<100 ng/ml 时,做出临床诊断需要进行功能试验,从垂体分泌催乳素的能力,判断垂体上的肿瘤是否是催乳素瘤。

表 7 - 2　催乳素瘤的临床表现

女　　性/%	男　　性/%
闭经 91	阳痿 82.5
泌乳 91	乳房发育 22.5
不孕 65	泌乳 15
性欲减退 65	不育 12.5
流产 27	毛发稀疏 10
体重增加 14	睾丸软小 10
水肿 10	

催乳素瘤的最后诊断,是经过病理和免疫组织化学染色确立的,这些肿瘤在患者体内,不一定分泌很多的催乳素。

(四) 治疗

大多数催乳素瘤对多巴胺受体激动剂反应良好,相应的多种长效制剂多年使用,在临床取得了良好的效果,现在对垂体催乳素瘤的治疗有了较多的选择,临床上用药物治疗、放射治疗还是手术治疗,也有相应的使用指征和反指征。

1. 药物治疗

溴隐停(bromocriptine)是长效的多巴胺类似物,能够有效地减少催乳素的合成和分泌,经过 20 ~ 30 年的临床应用,已经证明这一药物是治疗垂体催乳素瘤安全有效的首选药物。临床治疗观察还发现它能减小肿瘤体积,对培养的肿瘤细胞,能降低肿瘤细胞的分化速率,延缓肿瘤细胞的生长。

一般情况下,溴隐停给药从小剂量开始。治疗微腺瘤的剂量一般 <7.5 mg,而大腺瘤的治疗剂量可能 >10 mg。溴隐停给药后,能使 85% ~90% 的患者泌乳素恢复正常。

对垂体催乳素大腺瘤,溴隐停治疗能使 80% ~85% 患者的肿瘤缩小。

溴隐停治疗常见的不良反应包括恶心、鼻塞、嗜睡和直立性低血压。其他还可能出现末梢循环血管痉挛、加重或促发抑郁等心理问题。

临床上还是有一部分患者对溴隐停治疗的反应很差或不能耐受药物的不良反应,目前已经有一些其他药物可以选用,如卡麦角林(cabergoline)和喹高利特(quinagolide)。

2. 放射治疗

对垂体催乳素瘤,放射治疗作用有限,早期资料显示,放射治疗后仅 25% 的患者催乳素水平恢复正常,而垂体功能下降发生率随时间的延长,累积可达 12.5% ~ 80% ,这还不包括视神经和神经功能方面的损伤。由于药物治疗疗效显著,现在放射治疗很少用于垂体催乳素瘤的治疗,临床上仅用于经过药物和手术治疗后,肿瘤仍迅速生长的病例。

3. 外科手术治疗

经蝶骨的垂体腺瘤切除术是垂体催乳素微腺瘤和大多数大腺瘤的首选方法,开颅手术仅用于肿瘤在蝶鞍上有广泛侵犯的病例,后者由于肿瘤本身和手术并发症,有很高的后遗症和手术死亡率。

二、垂体生长激素瘤

垂体长期过多分泌生长激素,在患者成年前引起巨人症,成人后引起**肢端肥大症(acromegaly)**。

（一）病因

导致垂体生长激素细胞形成肿瘤的机制,如同其他大多数肿瘤一样,目前还不明确。从肿瘤组织细胞内研究,发现40%的生长激素瘤的 G 蛋白 α 亚单位基因有突变。

（二）临床表现

生长激素过多,导致患者出现比较明显的症状和(或)体征,一般需要多年的时间。往往患者主诉就诊的还是肿瘤本身引起的症状如头痛、视野缺损,多伴有皮肤比较明显的异常。肢端肥大症患者皮肤异常临床表现如下:① 手和足部类似海绵样肿胀;② 体毛增加;③ 多汗;④ 油性皮肤;⑤ 皮赘数量增加;⑥ 足跟下软组织垫增厚;⑦ 指(趾)甲变硬变厚;⑧ 面部特征较以往变丑;⑨ 可以观察到粗大的毛孔;⑩ 眼睑肿胀;⑪ 鼻子增大;⑫ 声音低沉有空谷回声;⑬ 皮肤色素加深(尤其在臀间的区域)。

体格检查:患者具有特殊的面容,称为肢端肥大症面容,典型情况下表现有头颅明显增大,头发粗黑,面容丑陋(眉弓前凸,鼻翼增厚肥大,嘴唇变厚,下颌骨前伸,形成反颌,耳朵肥大,牙列稀疏)。几乎所有的内脏都增大,由于患者身体轮廓也增大,这些增大的内脏体格检查时不一定能发现。肥大症皮肤和手足部比较特殊的临床表现如下:① 面部和四肢末端皮肤有揉面团样感觉,最早可能表现在足底和手掌部位;② 厚且硬的指(趾)甲;③ 前额与鼻唇褶沟回加深;④ 毛孔增大可见;⑤ 眼睑肿厚;⑥ 下唇肥大,鼻子增大呈三角架构;⑦ 牙间隙增宽,下颌前突;⑧ 回状头皮或称头皮松垂(头皮类似大脑沟回样改变);⑨ 皮肤表面小的有或无蒂纤维瘤,如皮赘;⑩ 半数以上患者毛发增多,与多毛症不同,肢端肥大症患者前额毛发不增加;⑪ 皮肤为油性,但痤疮少见;⑫ 40%的患者有皮肤色素沉着,一部分患者可有黑棘皮病样皮肤改变;⑬ 外分泌腺功能旺盛,多汗;⑭ 乳腺组织萎缩,少数患者可有溢乳;⑮ 高血压;⑯ 二尖瓣回流。

由于骨和软组织增生,生长激素本身对抗胰岛素等作用,生长激素瘤常导致下列并发症:① 10% ~20% 的患者患糖尿病;② 19% ~44% 患者有高三酰甘油血症;③ 患者肺活量男性增加 81% ,女性增加 56% ;小气道狭窄占 36% ,上呼吸道狭窄占 26% ;④ 急性呼吸困难和喘鸣;⑤ 阻塞性睡眠呼吸暂停综合征;⑥ 高血压;⑦ 心肌肥厚,左室体积增大,功能障碍;⑧ 高钙高磷血症;⑨ 尿路结石;⑩ 尽管肌肉容量增加,患者仍感觉虚弱无力;⑪ 神经根受压导致神经根病变;⑫ 椎管狭窄;⑬ 腕管综合征;⑭ 结肠息肉和恶变(即结肠癌)。

(三)诊断与鉴别诊断

生长激素在体内波动很大,往往需要口服100 g葡萄糖后1 h采血测定生长激素。如果口服葡萄糖后生长激素不<1 ng/ml,结合临床表现可以明确肢端肥大症的诊断。

人体内胰岛素样生长因子-1随着年龄的变化在血液中的浓度有所不同,因此需要各实验室有自己的各年龄段正常值进行判别。

1. 影像学检查

由于垂体无明显临床功能的肿瘤发生率较高,影像学检查结果只在临床有关生长激素过多分泌的证据充分的情况下有指导意义。如果MRI未发现明显的占位,建议CT检查胸部,观察是否有可能是支气管源性分泌生长激素或生长激素释放激素的类癌。

X线检查,肢端肥大症患者,有下列征象:① 下颌骨长度和厚度增加前突,导致反咬合;② 颅盖骨增厚,头颅畸形;③ 骨边缘和肌肉附着处增大;④ 鼻旁窦和乳突增大;⑤ 由于软骨结合部增生,肋骨延长生长,可形成宽大的桶状胸;⑥ 椎骨骨膜下骨形成,使椎骨的关节边缘骨刺形成;⑦ 喉软骨增生肥大;⑧ 长骨骨皮质增厚。

2. 生长激素瘤的肿瘤细胞的组织学改变

生长激素瘤的肿瘤细胞可以有多种组织学改变:① 分泌生长激素细胞内有致密分泌颗粒的腺瘤;② 分泌生长激素细胞内有稀疏分泌颗粒的腺瘤;③ 生长激素和催乳素混合细胞腺瘤;④ 嗜酸性干细胞腺瘤;⑤ 生长激素催乳素细胞的祖细胞腺瘤;⑥ 多激素分泌性垂体腺瘤;⑦ 生长激素细胞癌;⑧ 生长激素细胞增生;⑨ 形态学不能确定的变化。

3. 皮肤组织活检组织学改变

皮肤组织活检组织学改变如下:① 表皮轻度变薄;② 真皮层乳头层水肿或黏液性改变,可观察到致密的葡萄糖胺聚糖沉积;③ 胶原纤维分离;④ 纤维母细胞数量轻度增加。

4. 鉴别诊断

生长激素瘤临床诊断中,鉴别主要分两种情况:在青春发育期,主要与体质性生长过快鉴别,可以通过激素测定得到区分;成人的肢端肥大,主要与假性肢端肥大症和厚皮性骨膜病综合征相鉴别。

假性肢端肥大症的患者有一定的肢端肥大的临床表现,但体内生长激素和胰岛素样生长因子-1并不升高,这些患者往往有严重的胰岛素抵抗。

厚皮性骨膜病综合征可以表现杵状指、四肢末端增大、皮肤增生性改变和骨膜下骨形成导致相应的临床类似肢端肥大症的表现。此病病因尚不清楚,患者体内生长激素和胰岛素样生长因子-1水平不增加。

（四）治疗

到目前为止,生长激素瘤仍需要进行综合治疗,任何一种治疗方法都不能解决患者所有的问题。一般推荐先进行手术治疗,然后再针对残留的肿瘤进行内科药物治疗,放射治疗现在多只用于对所有治疗没有反应的患者。针对性治疗的药物包括生长抑素、生长激素受体抑制剂和长效多巴胺类似物如溴隐停等。

（汤正义）

第四节　中枢性尿崩症

尿崩症(diabetes insipidus, DI)是指精氨酸加压素(arginine vasopressin, AVP),又称抗利尿激素(antidiuretic hormone, ADH)严重缺乏或部分缺乏(中枢性尿崩症),或肾脏对 AVP 不敏感(肾性尿崩症),致肾小管重吸收水的功能障碍,从而引起多尿、烦渴、多饮与低相对密度(比重)尿和低渗尿为特征的一组综合征。本书着重介绍**中枢性尿崩症(central diabetes insipidus, CDI)**。

（一）病因与发病机制

中枢性尿崩症是由于多种原因影响了 AVP 的合成、转运、储存及释放所致,该症可发生于任何年龄,青少年多见。男女之比约为 2:1。分为继发性、特发性和遗传性尿崩症。

1. 继发性

约 50% 的中枢性尿崩症患者为下丘脑神经垂体部位的肿瘤,如颅咽管瘤、松果体瘤、第三脑室肿瘤、转移性肿瘤、白血病等所引起;约 10% 由头部创伤所致(严重脑外伤、垂体下丘脑部位的手术);脑部感染性疾病(脑膜炎、结核、梅毒)、郎格汉斯组织细胞增生症或其他肉芽肿病变、血管病变等影响下丘脑神经垂体也可导致尿崩症。

2. 特发性

约占中枢性尿崩症的 30%,临床找不到任何病因,部分患者尸检发现下丘脑视上核与室旁核神经细胞明显减少或几乎消失。有研究证实部分患者血中存在针对 AVP 合成细胞的自身抗体。

3. 遗传性

有家族史,呈常染色体显性遗传,系由于 AVP–神经垂体素运载蛋白 II 原前(prepro – AVP – NPII)基因编码区多种多样的基因突变所致,已报道的突变至少涉及 87 个家系 53 种以上。突变导致 AVP 前体在细胞内的转运和加工受阻,下丘脑合成 AVP 神经细胞的减少。

另一种常染色体隐性遗传的中枢性尿崩症,系由于 Prepro‐AVP‐NPII 基因外显子 1 的 C 301 T（pro 7 leu）突变导致 AVP 与肾脏受体结合率的明显降低。

此外,本症可以是 DIDMOAD（diabetes insipidus-diabetes mellitus-opticatrophy-deafness）综合征（Wolfram 综合征）的组成部分,该征为常染色体隐性遗传,系由位于染色体 4p 的 WFS1 基因突变所致,临床表现为尿崩症、糖尿病、视神经萎缩和耳聋。

（二）临床表现

1. 烦渴、多饮、低渗性多尿

尿崩症的主要临床表现为多尿、烦渴、多饮及夜尿增多,起病常较急,一般起病日期明确。24 h 尿量多数患者在 5～10 L 或更多。尿相对密度常在 1.005 以下,尿渗透压常为 50～200 mmol/L,尿色淡如清水。患者因烦渴而大量饮水,喜冷饮。部分性尿崩症患者症状较轻。

2. 高渗症和低渗症

患者并发渴感消失或减退（病变累及下丘脑渴感中枢）、意识不清（手术、麻醉、颅脑外伤等）、饮水缺乏,而又得不到及时的水分补充,患者会发生严重失水,出现高钠血症、高渗症群,表现为极度软弱、发热、精神症状、谵妄甚至死亡。

中枢性尿崩症患者应用抗利尿激素或其他抗利尿制剂过量时,往往会由于多饮习惯而导致低钠、低渗症群,表现为恶心、呕吐、腹部绞痛以及肌无力、肌痉挛等消化系统和肌肉症状,严重者出现头痛、烦躁、迷糊、精神异常等神经系统症状,甚至抽搐、昏迷、脑疝,危及生命。

3. 其他

当尿崩症合并腺垂体功能不全时,尿崩症症状会减轻,糖皮质激素替代治疗后症状再现或加重。长期低渗性多尿可导致膀胱容量增大、肾盂积水。继发性尿崩症除上述表现外,尚有原发病的症状与体征。

（三）实验室检查

1. 低渗尿

常规的实验室检查结果除尿渗透压和尿相对密度低外没有其他异常,血氯、钠、钾等电解质及尿素水平均在正常范围。

2. 溶质排泄正常

尿崩症患者常规的尿糖检查为阴性,溶质的排泄率在正常范围[＜15 mmol/（kg·24 h）]。

（四）诊断与鉴别诊断

1. 诊断要点

对任何一个持续多尿、烦渴、多饮、低相对密度尿者均应考虑尿崩症的可能性,诊断要点是:①　尿量多,一般 4～10 L/d;②　低渗尿,尿渗透压＜血浆渗透压,一般 ＜200 mmol/L,尿相对密度多＜1.006;③　禁水试验不能使尿渗透压和尿相对密度增加, 而注射水剂加压素后尿量明显减少、尿相对密度增加、尿渗透压较注射前增加 50% 以 上;④　ADH 或去氨加压素(DDAVP)治疗有明显效果。诊断困难者需行动态试验。

2. 动态试验

(1)　禁水—加压素试验　禁饮逐步达最大抗利尿状态,试验须在严密观察下进 行,试验期间体重下降3%～5% 或血压明显下降者,立即停止试验。

正常人体内释放大量 AVP,表现为禁饮后尿量逐渐减少,尿渗透压逐渐升高,可 达血浆渗透压的 2～4 倍,注射加压素后尿渗透压不再升高,升幅不到 10% 。

完全性中枢性尿崩症患者体内 AVP 缺乏,禁饮后尿渗透压始终低于血浆渗透压, 注射加压素后尿渗透压可进一步升高,达 50% 以上;完全性肾性尿崩症患者肾脏对 AVP 不敏感,禁饮和注射加压素后尿渗透压都低于血浆渗透压。一般而言,精神性烦 渴症者禁饮后及注射加压素后的尿渗透压变化与正常人相同或接近。

部分性中枢性尿崩症和部分性肾性尿崩症患者,禁饮后的尿渗透压均可轻度升 高;注射加压素后,尿渗透压可上升 10%～50% 。

(2)　禁饮试验—血浆精氨酸加压素测定　在禁饮试验开始前和禁饮结束后(注 射加压素前),采血样测血浆渗透压和血浆抗利尿激素浓度。

部分性中枢性尿崩症患者血浆 AVP 水平低于正常,完全性者血浆 AVP 水平往往测不 到;肾性尿崩症者的血浆 AVP 水平正常或高于正常;精神性烦渴症患者则在正常范围。

肾性尿崩症患者,血浆 AVP 水平相对于对应的尿液渗透压,表现为不适当的高水 平,对肾性尿崩症与精神性烦渴症的鉴别有重要价值。

禁饮后,上述血浆 AVP 水平的特征更为显著,有助于各类尿崩症的鉴别诊断。

(3)　高渗盐水输注试验　滴注3% 高渗盐水逐步升高血浆渗透压,随着血浆渗透压 的上升,血浆 AVP 水平逐步升高,分析两者的关系评估垂体后叶的功能。试验过程中严密监 测心率、血压,出现头痛、血压骤升等症状立即停止试验。高血压和心脏病患者禁作此试验。

肾性尿崩症和精神性烦渴患者的 AVP 分泌对血浆渗透压升高的反应正常;而中 枢性尿崩症患者表现为没有反应或反应低下。

3. 病因诊断

尿崩症诊断确定之后,必须尽可能明确病因。视野检查、CT 或 MRI 等检查用以 明确或除外有无垂体或附近的肿瘤。

4. 精神性烦渴

由于精神因素引起烦渴、多饮,抑制 AVP 分泌,导致多尿与低相对密度尿。临床 表现与尿崩症极相似,上述诊断性试验均在正常范围内。

肾性尿崩症。肾脏对 AVP 的抗利尿作用反应降低或缺乏,导致低渗性多尿。

遗传性者约90% 的患者为 AVP 肾脏受体基因(AVPR2)突变所致,属家族性 X 连锁遗传性疾病;另有大约不到10%左右的患者是由于水通道蛋白2(AQP2)基因突变引起的常染色体隐性遗传肾性尿崩症。

继发性肾性尿崩症多发生于各种肾脏疾病、低钾血症和高钙血症,有相应原发疾病的临床特征。

(五)治疗

1. 激素替代疗法

(1)去氨加压素　去氨加压素(1-脱氨-8-右旋精氨酸加压素,DDAVP,即desmopressin,弥凝)为人工合成的加压素类似物。抗利尿作用强,而无加压作用,不良反应少。口服醋酸去氨加压素片剂,每次0.1~0.2 mg,每日2~3次。用药必须个体化,防止水中毒。

(2)鞣酸加压素注射液　该制剂5 U/ml,从小剂量开始,首次0.1 ml肌内注射,以后观察逐日尿量,以了解药物奏效程度及作用持续时间,从而调整剂量及间隔时间。一般注射0.2~0.5 ml,效果可维持3~4 d,具体剂量因人而异,用时应摇匀。慎防用量过大引起水中毒。长期应用2年左右因产生抗体而减效。

(3)垂体后叶素水剂　作用仅能维持3~6 h,每日须多次注射,长期应用不便。主要用于脑损伤或手术时出现的尿崩症,每次5~10 U,皮下注射。

2. 其他抗利尿药物

(1)氢氯噻嗪　每次25 mg,每日2~3次,可使尿量减少一半。其作用机制可能是由于尿中排钠增加,肾近曲小管重吸收增加,到达远曲小管原尿减少,对肾性尿崩症也有效。长期服用氢氯噻嗪可能引起低钾、高尿酸血症等,应适当补充钾盐。

(2)卡马西平　刺激AVP分泌,使尿量减少,每次0.1 g,每日2~3次。需注意肝损害、白细胞计数降低、乏力、眩晕等药物不良反应。

(3)氯磺丙脲　刺激AVP释放并增强AVP对肾小管的作用,对伴有渴感功能降低者有改善渴感作用。每日剂量不超过0.2 g,早晨一次口服。本药可引起严重低血糖,也可引起水中毒,应加以注意。

3. 病因治疗

继发性尿崩症者,需积极治疗其原发病。

(李　果)

第五节　抗利尿激素不适当分泌综合征

抗利尿激素不适当分泌综合征(syndrome of inappropriate antidiuretic hormone secretion，SIADH）又称不适当抗利尿综合征（syndrome of inappropriate antidiuresis，SIAD），是一种以低渗性低钠血症和尿液稀释功能障碍为特征性表现的水钠平衡异常，临床上既没有肾脏疾病的表现又无确定的兴奋抗利尿激素分泌的非渗透性刺激。低钠血症通常是指血钠浓度 < 135 mmol/l。

（一）病因与发病机制

1. 病因

SIADH 发生的基本原因是水分摄入过多和肾脏排水的障碍，但其根本的病因尚未完全阐明。已知多种原因与 SIADH 的发病有关，主要病因可归纳为五大类：肿瘤、药物、神经疾患、肺部疾病及其他各种原因等（表 7 – 3）。

表 7 – 3　SIADH 的主要病因

肿　瘤	药　　物	神经疾病	胸肺疾病	其　他
肺癌	抗利尿激素	脑膜炎	肺炎	急性精神症
胰腺癌	缩宫素（催产素）	脑炎	肺结核	手术后
膀胱癌	长春花生物碱	脑部肿瘤	气胸	艾滋病
白血病	顺铂	蛛网膜下隙出血	正压换气	特发性
胸腺瘤	氯磺丙脲	大脑和小脑萎缩		
淋巴瘤	卡吗西平	颅脑损伤		
肉瘤	酚噻嗪	急性间歇性卟啉症		
间皮瘤	摇头丸	急性感染性多神经炎		
	氯贝丁酯（安妥明）			

2. 发病机制

根据高渗盐水输注试验研究的结果，精氨酸加压素（AVP）分泌的渗透压调节异常有 4 种类型（图 7 – 1）。

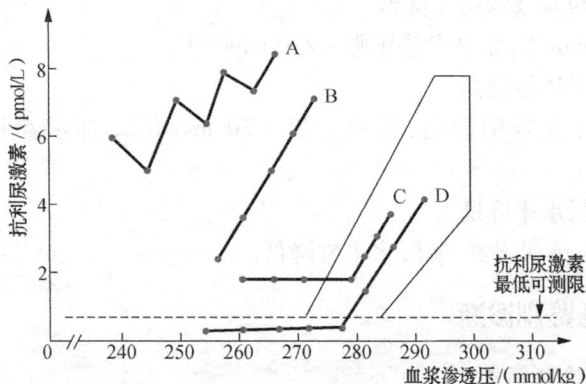

图 7 – 1　不同类型的 SIADH 抗利尿激素分泌的渗透压调节示意图

A 型(不规则 AVP 分泌型)占 40% 左右,大量的抗利尿激素分泌完全不受渗透压调节,见于肺癌、中枢神经系统疾病及精神病患者,可能与异位分泌和非渗透性的兴奋有关。

B 型(AVP 释放阈值降低型)约占 30%,AVP 分泌仍受渗透压调节,但阈值降低,见于胸肺疾患和肿瘤患者,可能与 AVP 分泌容量、压力调节传入通路障碍有关。

C 型("加压素漏出"型)约占 1/5 左右,加压素分泌的渗透压调节完全正常,但当渗透压低于阈值时,加压素仍持续分泌,偶见于恶性肿瘤患者。可能是抑制性渗透压感受器受损或存在持续性、非渗透性的兴奋 AVP 分泌的刺激。

D 型("低加压素抗利尿"型)约占不到 10%,渗透压调节加压素分泌完全正常,但当血浆渗透压低于 AVP 分泌阈值、加压素分泌抑制时,尿液仍不能最大程度稀释。可能的原因是:肾脏对加压素的敏感性增高,或内源性抑制物质缺乏,或有另一种抗利尿物质存在。

(二) 临床表现

1. 低钠血症

低钠血症症状的严重性与血钠降低的速度及血钠的水平有关,血钠水平降低越快、血钠的浓度越低,症状就越严重。

低钠血症临床症状无特异性,主要表现为消化系统和神经病学方面的症状。当血钠水平 > 120 mmol/L 时,多数患者可无临床症状;当血钠水平 < 120 mmol/L 时,可出现疲倦、厌食、恶心、呕吐、神经过敏、头痛、肌肉无力和痉挛等;血钠浓度 < 110 mmol/L 时,患者可出现倦睡、迷糊、反射抑制、抽搐,甚至昏迷、危及生命。

2. 容量正常

SIADH 呈现为正常容量性低钠血症的临床表现,患者血钠降低,无容量降低的临床表现;尽管体液总量可稍有增加,但患者无水肿。

(三) 实验室检查

1. 低钠血症和血浆渗透压降低

血钠 < 135 mmol/L,血浆渗透压常 < 270 mmol/L。

2. 尿钠和尿渗透压偏高

SIADH 患者存在排钠倾向,尿钠一般 > 20 mmol/L,尿液渗透压常高于血浆渗透压。

3. 血清尿素氮水平降低

SIADH 患者血清尿素氮、肌酐水平常降低。

(四) 诊断与鉴别诊断

1. SIADH 的诊断标准

SIADH 是一种正常容量性低钠血症,诊断标准包括以下 5 个方面:① 低钠血症

（<135 mmol/L）、低血浆渗透压；② 尿渗透压超过血浆渗透压；③ 肾脏排钠增加（>20 mmol/d）；④ 无水肿、腹水，无细胞外液容量减少；⑤ 肾功能、肾上腺功能和甲状腺功能均正常。

2. 高容性低钠血症

高容性低钠血症有细胞外液容量增加的病史和体征，如顽固性心力衰竭、晚期肝硬化伴腹水或肾病综合征等，常伴明显水肿、腹水，患者血压无明显降低，尿量减少，一般<800 ml/d，尿钠通常<10～20 mmol/L。

3. 低容性低钠血症

低容性低钠血症患者的细胞外液容量降低，有出血、失钠、胃肠消化液丧失等原发疾病史，在无肾脏失钠的情况下，尿钠通常<10 mmol/L；临床上有明显的低血容量表现，低渗表现可不十分严重，由于肾小球滤过率降低，血浆肌酐和尿素氮水平升高，尤以尿素氮为明显。

4. 脑性盐耗综合征

脑性盐耗综合征（cerebral salt wasting syndrome，CSWS），本症是在颅内疾病的过程中肾不能保存钠而导致进行性尿钠自尿中大量流失，并带走过多的水分，从而导致低钠血症和细胞外液容量的下降。CSWS 的主要临床表现为低钠血症、尿钠增高和低血容量；对钠和血容量的补充有效，而限水治疗无效，反而使病情恶化。

（五）治疗

1. 限制水的摄入量

对于慢性 SIADH 患者，首要的措施是限制水的摄入，控制在 500～1 000 ml/24 h。

2. 降低 AVP 肾脏作用药物

对不能耐受限水的慢性患者，可采用降低 AVP 肾脏作用的药物地美环素［去甲金霉素（demeclocycline）］600～1 200 mg/d，用药 3 周达最大治疗效果，不良反应包括氮质血症、光过敏、恶心和呕吐等。

3. 高渗盐水输注

仅对伴有明显神经系统症状的严重低钠血症可用 3% 高渗盐水输注治疗，纠正低钠血症速度宜慢，血钠升高的速率不超过 0.5 mmol/h 或 10 mmol/24 h，血钠水平达到 120～125 mmol/L 时，停止高渗盐水输注。纠正低钠血症过快可导致严重的、持久的中枢性桥脑脱髓鞘症（渗透性脱髓鞘综合征）。

4. 积极诊治原发病

DIADH 主要病因可归纳为五大类，这些原发病也即基础病对于本章的治疗非常重要，因此应积极诊治原发病。

（李　果）

第八章 甲状腺和甲状旁腺的内分泌疾病

第一节 甲状腺功能亢进

甲状腺功能亢进症(hyperthyroidism)简称甲亢,也称甲状腺毒症(thyrotoxicosis),是指甲状腺病态地合成与分泌过量甲状腺激素,或甲状腺外的原因导致血循环中甲状腺激素浓度过高,作用于全身组织引起的高代谢症群。主要临床表现为多食、消瘦、畏热、多汗、心悸、激动、易怒、眼球突出、甲状腺肿大等。甲状腺功能亢进症和甲状腺毒症两词虽经常互用,但严格地说甲状腺功能亢进症是指甲状腺本身合成并释放甲状腺激素过多所致的甲亢,而甲状腺毒症是指包括甲状腺本身以及甲状腺以外的病变所致的以甲状腺激素过多为特征的任何状态。

一、病因与发病机制

甲亢的病因见表8-1。

表8-1 甲状腺功能亢进症的分类

甲状腺功能亢进症类型	发病机制
甲亢伴弥漫性甲状腺肿(Graves 病)	TSH 受体抗体(自身免疫性疾病)
甲亢伴多结节性甲状腺肿(毒性多结节性甲状腺肿)	自主性分泌过多甲状腺激素
甲亢伴单一性甲状腺结节(毒性甲状腺腺瘤)	腺瘤自主性地分泌过多甲状腺激素
甲状腺癌引起甲亢	癌肿组织自主性分泌过多甲状腺激素
垂体促甲状腺激素(TSH)肿瘤引起甲亢	垂体肿瘤分泌过多的 TSH 兴奋甲状腺组织
异位 TSH 分泌症群	甲状腺以外的肿瘤(多为恶性)产生异位 TSH

（续表）

甲状腺功能亢进症类型	发 病 机 制
胎盘 TSH 所致甲亢	滋养层细胞产生 TSH 样物质刺激甲状腺组织
葡萄胎 TSH 所致甲亢	葡萄胎产生类似 TSH 的具兴奋甲状腺作用的物质
卵巢甲状腺肿所致甲亢	卵巢的异位甲状腺组织自主性分泌过多甲状腺激素
碘致甲亢	碘诱发甲状腺分泌过多甲状腺激素
亚急性非化脓性甲状腺炎伴甲亢	因甲状腺受损甲状腺激素暂时性过多释放入血
慢性淋巴性甲状腺炎伴甲亢	甲状腺受损甲状腺激素暂时性过多释放入血
外源性甲状腺素所致甲亢	服用过多的甲状腺激素

本文主要介绍 Graves 病。

Graves 病（Graves disease，GD） 又称弥漫性毒性甲状腺肿（diffuse toxic goiter），是一种器官特异性自身免疫性疾病。GD 是引起甲亢最主要的病因，占甲亢的 70% ~ 85%，好发于 30 ~ 60 岁女性，也可发生于儿童及各年龄的成年男女。除甲亢及弥漫性甲状腺肿大外，还伴有浸润性眼病（突眼）、胫前黏液性水肿和指端粗厚等甲状腺外的临床表现。

GD 的病因与发病机制

1. 促甲状腺激素受体兴奋性抗体（thyrotropin receptor antibodies，TRAb）

GD 患者血清中存在多种自身抗体，如甲状腺球蛋白抗体（TGAb）、甲状腺过氧化物酶抗体（TPOAb）和促甲状腺素受体抗体（TRAb），其中引起 GD 的抗体是 TRAb，TRAb 与 TSH 受体结合后，即可模拟 TSH 的作用，刺激甲状腺合成和释放甲状腺素，初发 GD 患者 TRAb 的检出率可达 80% ~ 100%。

2. 免疫调控异常

正常情况下，T 抑制细胞（Ts，主要是 CD8$^+$细胞）和 T 辅助细胞（Th，主要是CD^{4+}细胞）的数量和功能处于相对平衡状态，维持机体免疫功能正常。而 GD 患者外周血和甲状腺内的 Ts 细胞数量减少和功能低下，不能抑制 Th 辅助 B 淋巴细胞产生抗甲状腺的自身抗体，致使产生大量 TRAb 而致病。

3. GD 的主要危险因素

（1）性别　成年女性的发病率是男性的 3 ~ 5 倍。

（2）遗传　有遗传易感性。GD 患者子女的甲状腺异常发生率较非 GD 患者子女高 1 倍。患者的家族成员比其他人更容易产生抗甲状腺抗体，及慢性自身免疫性甲状腺炎。GD 的遗传模式是多基因的，与特定的 HLA -亚型有关。

（3）吸烟、应激事件、摄碘　吸烟增加 GD 发病风险 1.5 ~ 2 倍。应激事件，如离异、失恋、失业等可诱发 GD。GD 的发病与碘摄入有关,在高碘地区及低碘地区,甲亢均较常见。

二、病理生理和临床表现

典型病例在数周或数月内逐渐出现甲亢的临床表现;有时起病急,患者在剧烈精神创伤后数天内即出现严重临床症状;部分起病缓慢,患者不能说出确切起病的时期。

1. 高代谢症群

由于 T_3、T_4 分泌过多和交感神经兴奋性增高,促进物质代谢,加速氧化,使产热、散热明显增多,患者常有疲乏无力,畏热,多汗,皮肤湿热柔软、潮红,低热,体重锐减等。

2. 眼征

甲亢患者眼部异常分两种类型:非浸润性及浸润性。任何病因的甲亢患者都可有眼睑退缩、眼裂增宽的非浸润性眼征。浸润性突眼患者常有明显的自觉症状,如畏光、流泪、视力减退、复视、眼部肿痛、异物感等。眼球明显突出者突眼度≥18 mm 以上,两侧可不对称;眼球活动减少甚至固定或斜视;严重眼球突出者可致眼睛不能闭合,结膜、角膜外露而引起充血、水肿和角膜溃疡;严重球后水肿可压迫视神经,甚至失明。

3. 甲状腺

GD 甲状腺两叶呈弥漫性肿大,多是正常甲状腺的 2～4 倍(平均 30～60 ml),约30% 的患者无甲状腺肿大。肿大甲状腺质地软而韧,表面光滑。甲状腺部位常可听到血管杂音。

4. 心血管系统

心动过速、心悸,心率通常在 100～120 次/min,严重者可达 120～140 次/min,静息时心率也快;心收缩力及输出量增加,触诊时心脏搏动增强,听诊时心音亢进;外周血管阻力降低,脉压增宽;心律失常较为常见,多为室上性,以心房颤动(阵发性或持久性)最多见,也可发生房性期前收缩(早搏),阵发性室上性心动过速。

5. 呼吸系统

甲亢患者常诉气急,劳累后加剧,呼吸功能呈潮气量下降,肺顺应性下降及每分通气量增加;肺泡及动脉氧、二氧化碳分压与气道阻力通常正常。

6. 神经及肌肉系统

甲亢患者常表现为神经过敏,情绪不稳定,焦虑、焦躁及易怒,注意力不集中,记忆力下降,失眠等。

神经肌肉症状主要有震颤和肌无力。当双手平伸时手指震颤尤为明显,舌、眼睑(微闭时)常有轻微震颤,握筷或写字时可因震颤而有困难,腱反射亢进。慢性甲亢肌病,主要累及上下肢近端肌肉,以肩部,骨盆带肌无力最为显著,手部大、小鱼际肌萎缩。急性肌病罕见,口咽肌受累可致吞咽困难,呼吸肌受累致呼吸困难可威胁生命。

甲亢伴发周期性瘫痪以下肢瘫痪多见,瘫痪发作时血钾降低,补钾后瘫痪缓解。严重者四肢瘫痪及呼吸肌麻痹,可危及生命。

7. 消化系统

甲亢因代谢亢进,营养物质消耗,患者多易饥多食,但体重降低。少数病情较重的老年人,食欲反减退。患者肠蠕动过快,大便次数增加,常含不消化食物。病情较重者可引起肝功能损害,血清氨基转移酶及胆红素升高,甲亢控制后多可恢复。但严重甲亢,如伴感染、心衰、甲亢危象或原有肝脏疾病者,可出现黄疸、肝肿大、预后差。

8. 钙磷代谢和骨骼

甲亢时因全身分解代谢亢进,钙大量丢失致骨骼脱钙;尿及粪的钙、磷排量增多,但血钙、磷多在正常范围。甲亢长期未控制者,骨骼脱钙可致病理性骨折。

9. 造血系统

甲亢可有轻度淋巴细胞增多及粒细胞减少,嗜酸性粒细胞及单核细胞可增加。少数患者脾或淋巴结增大。甲亢可合并免疫性血小板减少性紫癜或溶血性贫血。部分因叶酸和维生素 B_{12} 缺乏引起大红细胞性贫血者。胃壁细胞抗体阳性者可有恶性贫血。

10. 能量和营养代谢

甲亢时营养消耗增加,伴产热增加。临床表现为怕热,食欲增加,脂肪及肌肉消耗,体重减轻。基础代谢率升高,基础体温可升高;糖的吸收和糖异生增加,可有餐后高血糖;脂肪分解增加,致血脂降低;负氮平衡致轻度低蛋白血症。少数患者肾脏增加潴钠潴水以代偿有效血容量不足,致容量和静脉压增高引起眼眶周围、手、足、踝部凹陷性水肿。

11. 内分泌系统

甲亢时皮质醇降解及清除加速,ACTH 分泌增加致皮质醇分泌速率增高,但血皮质醇正常。长期甲亢未控制者,肾上腺皮质储备功能下降,如遇大的应激,可致皮质功能不足而诱发甲亢危象。甲亢妇女可有月经周期紊乱、经量减少或闭经。不孕及流产率均增加。甲亢时雄激素向雌激素转化率增加男性可出现乳房发育及勃起功能障碍。

三、实验室检查和其他检查

1. 甲状腺功能检查

(1) 血清甲状腺激素测定　T_3、T_4、游离 T_3(FT_3)和游离 T_4(FT_4)均升高,因 FT_3、FT_4 不受血中 TBG 变化的影响,其敏感性和特异性高于 T_3、T_4。T_3 浓度的变化常与 T_4 的改变平行,但在甲亢初期与复发早期,T_3 上升更快,约 4 倍于正常;T_4 上升较缓,为正常的 2.5 倍。

(2) 血清超敏促甲状腺激素(sTSH)测定　血清 sTSH 降低。甲亢时血清 sTSH 变

化较 T_3、T_4 的变化更迅速,这是诊断 GD 及亚临床型甲亢的敏感指标。

（3）TSH 受体抗体（TRAb）测定　方法较多,易出现假阴性和假阳性结果。未经治疗的 GD 患者,血 TRAb 阳性检出率可达 80% ~ 100%,有早期诊断意义,对判断病情活动、是否复发亦有价值;还可作为治疗后停药的重要指标。

2. TRH 兴奋试验

甲亢时血 T_3、T_4 增高,反馈抑制 TSH,故 TSH 不受 TRH 兴奋。如静脉注射 TRH 200 μg 后 TSH 有升高反应可排除 GD;如 TSH 不增高（无反应）则支持甲亢的诊断。

3. 甲状腺摄^{131}I 率

甲亢患者甲状腺摄^{131}I 率增高,诊断符合率达 90%。缺碘性甲状腺肿患者甲状腺摄^{131}I 率也可升高,但无高峰前移,T_3 抑制试验可以鉴别。甲状腺摄^{131}I 率可用于鉴别不同病因的甲亢,如摄^{131}I 率降低可能为甲状腺炎伴甲状腺毒症、碘甲亢或外源甲状腺素引起的甲亢。应注意^{131}I 摄取率受含碘食物及药物（包括中药）的影响。孕妇和哺乳期禁用此项检查。

4. T_3 抑制试验

主要用于鉴别甲状腺肿伴摄^{131}I 率增高的原因。

5. 影像学检查

（1）超声检查　GD 时,甲状腺呈弥漫性、对称性、均匀性增大（可增大 2 ~ 3 倍）,边缘多规则,内部回声密集、增强光点,分布不均匀,部分有低回声小结节状改变。多普勒彩色血流显像示甲状腺腺体内血流呈弥漫性分布,血流量大,速度增快（超过 70 cm/s）。

（2）核素检查　甲亢时,可见颈动、静脉提前显像（正常 8 ~ 12 s 颈动脉显像,12 ~ 14 s 颈静脉显像）,甲状腺于 8 s 时显像,其放射性逐渐增加,明显高于颈动、静脉显像。

四、诊断和鉴别诊断

1. GD 诊断根据

（1）病史　临床有怕热、多汗、心悸、心动过速、体重减轻、肌无力、易怒、失眠、震颤、月经紊乱、大便次数增加、食欲改变等症状。可能伴有畏光、流泪、复视或视力改变。需询问碘暴露史及有否甲状腺疾病家族史。

（2）体征　可有甲状腺肿大及血管杂音;收缩压增高、脉压增宽;窦性心动过速,或期前收缩（早搏）,房颤;双手平举震颤;胫前黏液水肿等。GD 眼病可有眼睑退缩或肿胀、眼裂增宽、眼球突出、结膜水肿、眼球活动障碍、视力减退等眼征。

老年患者常缺乏典型临床表现,无甲状腺肿大,可以食欲减退、消瘦、房颤或充血性心衰为主要表现。

（3）实验室检查　确诊甲亢主要根据血清 FT_3、FT_4 水平升高,及血清 sTSH 抑制性降低。血清 TRAb 水平增高可确诊为 GD。

2. 鉴别诊断

（1）与其他甲亢的鉴别　GD 必须排除其他原因所致的甲亢才能诊断。在临床上主要应与结节性甲状腺肿伴甲亢、毒性甲状腺腺瘤、碘甲亢、甲状腺癌伴甲亢及 TH 不敏感综合征等鉴别,亦应注意与亚急性甲状腺炎、慢性甲状腺炎、一过性甲亢等疾病相鉴别。

（2）与非甲亢疾病的鉴别　① 单纯性甲状腺肿:甲状腺肿大,无甲亢症状与体征。甲状腺摄^{131}I 率可增高,但高峰不前移,T_3 抑制试验可被抑制。T_4 正常或偏低,TSH 正常或偏高。② 神经官能症:有心悸、出汗、失眠等类似甲亢的表现,但无食欲亢进;静息状态下心率不增快,可有手颤,甲状腺功能检查均正常。③ 更年期综合征:更年期妇女情绪不稳定、烦躁失眠、阵发潮热、出汗,发作过后可有怕冷。甲状腺不大,甲状腺功能化验基本正常。④ 糖尿病:糖尿病的"三多一少"症状与甲亢的多食、易饥,消瘦等相似,少数甲亢患者糖耐量减低、尿糖或餐后血糖轻度增高。糖尿病患者甲状腺不肿大,甲状腺功能测定正常有助于鉴别。⑤ 心血管系统疾病:甲亢对心血管系统的影响较大,可以心脏症状为主,如房颤、心脏扩大或心衰,易被误诊为心脏病,甲状腺功能检查可资鉴别。⑥ 消化系统疾病:甲亢可致肠蠕动加快,消化吸收不良,大便次数增多,常被误诊为慢性结肠炎。有些患者可有恶心、呕吐、肝功能受损。在排除消化道器质性病变的同时应进行甲状腺功能检测。⑦ 其他:以消瘦、低热为主要表现者,应注意与结核、癌症相鉴别。

五、治　疗

1. 一般治疗

甲亢确诊后,应嘱咐患者忌碘饮食,多食高热量、高蛋白、富含维生素的食品等。精神放松,注意休息,避免过强体力活动。必要时应用小剂量镇静剂、交感神经阻滞剂帮助患者改善焦虑等症状。

2. 甲亢的治疗

甲亢治疗的目的是降低血清甲状腺素水平,恢复机体正常代谢。目前主要有抗甲状腺药物(ATD)、放射性碘(^{131}I)以及甲状腺手术 3 种治疗方法。应根据甲亢的类型、患者的年龄、甲状腺大小以及出现的并发症决定治疗方式。

（1）抗甲状腺药物(ATD)　我国目前采用的 ATD 有两种:甲巯咪唑和丙基硫氧嘧啶(PTU)。药物浓聚在甲状腺组织,通过抑制甲状腺内碘的氧化、酪氨酸碘化及碘化酪氨酸偶联从而抑制甲状腺素的合成。较大剂量的 PTU 还可抑制周围组织 T_4 转化为 T_3。长期 ATD 治疗可使 GD 得到缓解。

1）适应证:① ATD 作为基本治疗用于 GD 病情轻,病程短,甲状腺较小,儿童、老年、妊娠妇女,严重突眼的患者。② 用于放射性碘或手术治疗之前(或之后),以降低甲状腺激素水平。

2)剂量和方法:ATD 作为基本治疗时,推荐的治疗时间为 18 个月至 2 年,缓解率为 37% ~70%。治疗分为控制病情、药物递减和维持治疗 3 个阶段。初始用量甲巯咪唑 20~30 mg/d、丙硫氧嘧啶(PTU)200~300 mg/d,分 2~3 次口服;待血清 FT_3、FT_4接近正常后逐渐减量,直至最小维持甲状腺功能正常的剂量并持续至 18 个月以上。

ATD 的不良反应包括皮疹、瘙痒、关节痛;较少见的有肝功能异常,但 PTU 导致的肝坏死和甲巯咪唑导致的胆汁淤积性黄疸不常见;最严重的不良反应是粒细胞缺乏,见于 0.3% ~0.7% 的患者。药物的不良反应多在治疗的最初 2~3 个月内出现,临床医师在开始 ATD 治疗前应检测基线肝功能及血常规以在治疗后作为对照。

(2)放射性碘(^{131}I)治疗 ^{131}I 治疗甲亢是一种方便而安全的治疗方法。甲状腺在摄取 ^{131}I 后,主要受到其衰变过程中 β 射线的集中照射,使功能亢进的甲状腺组织受到破坏,从而使甲状腺功能恢复正常。

1)适应证:① 慢性长期抗甲状腺药物治疗后复发的 GD 患者;② GD 手术治疗后复发的患者;③ 伴有严重心脏疾病的患者;④ 毒性多结节或单结节甲状腺肿的患者;⑤ 抗甲状腺药物出现严重不良反应的患者。

2)绝对及相对禁忌证:妊娠或哺乳患者是 ^{131}I 治疗的绝对禁忌证。儿童及 20 岁以下的青少年不首选 ^{131}I 治疗。活动性 GD 眼病应避免使用 ^{131}I 治疗,若必须 ^{131}I 治疗,应与泼尼松(强的松)联合应用。

3)不良反应及注意事项:① ^{131}I 治疗主要不良反应是甲减,需要终身甲状腺素替代治疗。② 妊娠期间禁忌 ^{131}I 治疗,育龄期女性在 ^{131}I 治疗前应先排除妊娠,并告知必须在治疗 6 个月后再妊娠。哺乳妇女禁忌用 ^{131}I 治疗。③ 重症甲亢、老年及心脏病患者,在 ^{131}I 治疗前应先用 ATD 控制甲亢,减少甲状腺内激素的储存,以防 ^{131}I 致滤泡破坏后大量甲状腺素释放引起甲亢症状加重的风险。

4)治疗:① 服用 ^{131}I 之前进行 ^{131}I 摄取率测定及甲状腺体积测定,以确定合适的剂量。② ^{131}I 治疗前需停甲巯咪唑 5~7 d,停丙基硫氧嘧啶 2 周。③ ^{131}I 治疗后,甲功恢复正常需要数月时间,在此过渡时期,严重甲亢患者仍需要 ATD 或 β 肾上腺素能受体拮抗剂治疗。④ ^{131}I 治疗后,最初应每月监测血清 FT_4 和 sTSH,甲功正常后可延长随访周期。当甲减出现在 6 个月以后或持续时间超过 6 个月,则可能为永久性甲减。

(3)手术治疗

1)适应证:① 严重甲状腺肿大可能对 ^{131}I 相对不敏感;② 甲亢合并甲状腺结节或甲状腺癌;③ 妊娠的甲亢患者对 ATD 过敏;④ 对 ATD 过敏和(或)不愿用 ^{131}I 治疗者;⑤ 严重甲状腺肿大进入胸骨后导致压迫症状者。

2)并发症:可能有甲状旁腺功能低下、喉返神经损伤;术后持续甲亢或复发,及出现甲减。

3）手术时机和术前准备：① 手术前必须控制甲亢，使甲状腺功能恢复正常，以预防甲亢危象。② GD 患者用 ATD 控制甲亢后，于术前 7~10 d 加用无机碘，以减少甲状腺的血流。毒性结节性甲状腺肿的患者不应给予无机碘，因可导致甲亢恶化。如果患者不能使用 ATD，手术前 7~10 d 应同时给予 β 肾上腺素能受体拮抗剂和无机碘治疗。③ 术后一个月应对患者进行随访，并检测血清 FT_4 和 TSH。

3. GD 甲亢特殊情况的治疗

（1）甲亢危象　确诊甲亢危象前期或甲亢危象后，无须等待化验结果，应尽早治疗。治疗的目的是去除诱因，纠正严重的甲状腺毒血症，保护重要脏器功能。

1）去除诱因，查找诱因，尤其是要积极防治感染。

2）降低循环中甲状腺激素水平：① 抑制甲状腺素合成：口服或经胃管鼻饲 PTU 600 mg，继而 PTU 200 mg，每 4~6 小时 1 次，症状减轻后改用一般治疗剂量。若无 PTU 可用等效剂量的甲巯咪唑。② 抑制甲状腺素释放：在用 PTU 后 1 h 开始无机碘治疗以减少甲状腺素释放。复方碘溶液，首剂 30~60 滴，以后每 6~8 h 5~10 滴。或碘化钠 0.5~1.0 g 加入 5% 葡萄糖盐水中静滴 12~24 h，以后视病情逐渐减量，一般 3~7 d 停药。③ 降低周围组织对甲状腺素的反应：普萘洛尔可抑制甲状腺素对交感神经的作用，并抑制 T_4 转变为 T_3。普萘洛尔每 6 小时口服 30~60 mg，或 2 mg 缓慢静脉注入，根据病情可重复使用。慎用或禁用于心功能不全、传导阻滞、支气管哮喘者。④ 迅速降低循环甲状腺素水平：血液透析、腹膜透析或血浆置换可迅速降低血 TH 浓度。

3）保护重要脏器防止功能衰竭：① 热高者，积极物理降温。② 给氧。③ 纠正水、电解质紊乱。补充葡萄糖提供热量和糖原并补充大量维生素。④ 积极处理心力衰竭或肺水肿。

4）糖皮质激素的应用：可抑制 T_4 向 T_3 转变，降低周围组织对甲状腺素的反应，并增强机体的应激能力。一般氢化可的松 100 mg 加入 5%~10% 葡萄糖盐水中静滴，每 6~8 h 一次。

待危象控制后，应根据具体病情，选择适当的甲亢治疗方案，并防止危象再次发生。

（2）甲亢合并妊娠的治疗　妊娠可能加重甲亢，应在甲亢治愈后再妊娠。如甲亢妊娠患者欲维持妊娠，应及早治疗。妊娠期甲亢治疗目标：使母亲达到轻微甲亢或甲状腺功能正常上限，预防胎儿甲亢或甲减。

治疗措施：

1）PTU 通过胎盘少故为首选，用最小有效剂量（每日 100~300 mg，分 2~3 次口服）控制甲亢症状后，尽快减至维持量，维持甲功在正常水平上限或稍高于正常水平，避免治疗过度致使母体和胎儿甲减或甲状腺肿。

2）产后如需继续服药，一般不宜哺乳。必须哺乳者应选用 PTU，用量不过大。

3）普萘洛尔使子宫持续收缩而引起胎儿发育不良及新生儿呼吸抑制，故应慎用或禁用。

4）妊娠期如需甲状腺次全切除,宜妊娠中期(第4～6个月)实施手术。

5）^{131}I不能用于妊娠期甲亢治疗,若误用了^{131}I,应劝告其终止妊娠。

（3）Graves眼病(GO)的治疗　GO大多有自限性,一般在3～6个月中能自发缓解,仅5%左右发展为严重眼病。轻型眼病仅需对症治疗,严重病例需综合治疗。GO的治疗包括局部抗炎、糖皮质激素、免疫抑制、眼眶放疗、减压手术、血浆置换等。

1）对症治疗:局部对症治疗,可改善眼部症状。包括:① 佩戴墨镜;② 睡觉时应取仰卧位,头高脚低;③ 戴遮护镜或眼罩(角膜炎或角膜溃疡);④ 遮盖复视眼;⑤ 人工泪液、抗生素眼液或眼膏;⑥ 脱水和利尿剂。

2）糖皮质激素:是最经典的治疗TAO的方法。糖皮质激素具有抗炎和免疫抑制作用,还可抑制眼眶成纤维合成和分泌细胞糖胺聚糖,减轻眶内水肿。糖皮质激素用药途径:口服、静脉、局部注射(球后、结膜下)。

3）免疫抑制剂:单独使用免疫抑制剂治疗GO的疗效不理想,多与糖皮质激素联合应用。常用的有环孢霉素、氨甲蝶呤、环磷酰胺。

4）放疗治疗:GO放疗是利用其非特异性抗炎作用,抑制眼眶内淋巴细胞浸润和成纤维细胞增殖,从而减轻眼眶的炎症反应、水肿及纤维化。目前常用直线加速器,照射总量为20 Gy,在2周时间内分10等分的剂量照射。放疗后1～8周起效,3～6个月达到最大效应。

（4）血浆置换　GO患者在其他治疗无效时,可以尝试血浆置换治疗。

（5）手术治疗　严重眼球突出和晚期眼外肌纤维化所致的严重视神经病变、角膜暴露、斜视和眼睑退缩等药物治疗几乎无效,常需手术治疗,主要有:① 眼眶减压术包括骨性减压术和脂肪取出术。② 整复手术包括纠正斜视的眼肌手术和眼睑手术。

（赵咏桔）

第二节　甲状腺功能减退症

甲状腺功能减退症(hypothyroidism) 是由多种原因引起的甲状腺素(TH)合成、分泌或生物效应不足所致的临床综合病症,包括代谢及各系统功能低下。甲减是较常见的内分泌疾病,从新生儿至老年均可发病,以老年多见。新生儿甲减患病率1/3 000～1/7 000,60岁以上可达2%,女性发生率高于男性,女:男为4:1～5:1。

甲减按发病部位可分为原发性甲减(甲状腺疾病)、继发性甲减[垂体和(或)下丘脑疾病]和周围性甲减(甲状腺受体或受体后疾病)。按起病年龄分型:胎儿或新生儿起病称为**呆小病(克汀病,cretinism)**;儿童期起病称为幼年型甲减;成年起病称为成年型甲减。根据病情还可分为亚临床甲减(仅 TSH 升高,T_4、T_3 正常)、临床型甲减及严重的黏液性水肿昏迷(myxedema coma)。

一、病因和发病机制

甲减病因见表 8-2,原发性甲减中以自身免疫性甲状腺炎所致甲减及医源性甲减最多见,其次为继发于垂体疾病性甲减,其他原因均属少见。

表 8-2 甲状腺功能减退症的病因

原发性甲减(primary hypothyrodism)
1. 先天性甲状腺发育不全(甲状腺缺如或异位甲状腺)
2. 酶合成障碍性甲减(NIS、TPO、Tg、碘化酶、脱碘酶等基因突变)
3. TSH 受体基因突变(TSH 不敏感综合征)
4. 自身免疫性甲减(包括慢性淋巴细胞性甲状腺炎及特发性甲减)
5. 医源性甲减(药物、放射性碘、手术)
6. 甲状腺破坏:见于甲状腺结核、淀粉样变、甲状腺淋巴瘤等
7. 地方性碘缺乏或碘过多致甲减
8. 暂时性甲减(亚急性甲状腺炎、产后甲状腺炎)
继发性甲减(secondary hypothyrodism)
1. 垂体性甲减(垂体瘤肿瘤、缺血或浸润性病变、手术、放疗)
2. 先天性 TSH 分泌异常
3. 下丘脑性甲减(肿瘤、炎症、肉芽肿或其他病变;放疗)
周 围 性 甲 减
甲状腺激素抵抗综合征(全身型及选择性外周甲状腺激素抵抗型)

1. 甲状腺病变

原发性甲减:又称"特发性"甲减,与自身免疫性甲状腺损害有关,是成人甲减最主要的原因。患者体内存在高滴度的甲状腺球蛋白抗体(TgAb)、过氧化物酶抗体(TPOAb)及 TSH 阻断型抗体,主要是慢性淋巴细胞性甲状腺所致,有**甲状腺肿性桥本甲状腺炎(Hashimotothyroiditis,HT)和甲状腺萎缩性甲状腺炎(atrophic thyroiditis,AT)**两种类型。本病由遗传因素与环境因素共同作用而发病,有家族簇集倾向。患者可伴有其他自身免疫疾病。

2. 垂体—下丘脑疾病

垂体肿瘤、手术、放疗和产后垂体坏死可致垂体前叶广泛破坏,表现为多种垂体激素分泌缺乏。TSH-β基因突变表现单一TSH分泌不足。下丘脑肿瘤、肉芽肿、放射或TRH受体基因突变致TRH分泌不足致甲减。

3. TH 抵抗综合征

由于TH受体基因突变、TH受体减少或受体后缺陷所致。由于缺陷的性质、累及的组织和代偿的程度不同,临床表现变异颇大,患者的甲状腺功能可正常,亦可表现为程度不等的甲减或甲亢。

二、临 床 表 现

甲减的临床表现取决于起病年龄和病情的严重程度。成年型甲减主要影响代谢及器官功能,新生儿和幼年型甲减常导致身材矮小和智力低下。手术、放疗等原因所致的甲减一般无甲状腺肿大,而其他原因所致者常伴甲状腺肿大。

1. 成年型甲减

(1) 典型患者常感乏力、怕冷、气短 患者表情淡漠、颜面及眼睑虚肿,面色苍白,唇厚舌大。皮肤粗厚、干燥、发凉、多鳞屑和角化;指甲生长缓慢、厚而脆,表面常有裂纹;头发干燥、稀疏、少光泽;腋毛、阴毛和眉毛(外1/3)脱落。

(2) 精神神经系统 记忆力减退,注意力不集中,理解力和计算力减退;精神委靡、抑郁、少言寡语、反应迟钝、嗜睡及呼吸睡眠暂停综合征。严重者可有精神失常,妄想、幻觉、违拗、木僵或惊厥。中耳积水可致听力下降、耳聋、耳鸣。

(3) 心血管系统 心动过缓、心肌收缩力下降、心脏搏出量减少;外周阻力增加,水钠潴留,舒张压增高,脉压差减小。心脏扩大,可伴有心包积液;高脂血症,久病者易发生动脉粥样硬化及冠心病。

(4) 消化系统 胃肠蠕动缓慢,排空时间延长,胃酸分泌减少;食欲减退、厌食、恶心、腹胀、便秘;重症患者可表现胃扩张,胃潴留,麻痹性肠梗阻或黏液水肿性巨结肠。由于吸收不良,可有叶酸和维生素 B_{12} 缺乏。

(5) 呼吸系统 肺功能多正常,少数通气功能障碍。呼吸中枢对缺氧和高碳酸血症的反应减弱,呼吸浅而弱,可有憋气、呼吸困难等症状及胸腔积液和喉水肿。

(6) 肌肉与关节 易疲劳,肌肉软弱无力,收缩后松弛慢,易肌痉挛。关节僵硬、肿胀,偶有关节腔积液。深腱反射收缩期正常,但弛缓期延长,其中跟腱反射半弛缓时间延长更明显。肌肉病变可致血清 CPK、LDH 和 AST 增高。

(7) 内分泌系统 性欲减退,男性阳痿,女性常月经过多(甚至子宫功能性出血),经期延长及不育症。可伴有溢乳,甲减纠正后停止。

(8) 血液系统 贫血,多为轻度正色素性或低色素性贫血,少数为大细胞性贫血。凝血因子异常,可有皮下瘀斑、齿龈及鼻出血等。

(9) 黏液性水肿昏迷 多见于长期未获治疗的老年患者,大多在冬季寒冷时发病。诱发因素为甲状腺素替代中断、寒冷、感染、手术、使用麻醉剂或镇静药物等。临床表现为嗜睡、低温（<35℃）、呼吸徐缓、心动过缓、血压下降、四肢肌肉松弛、反射减弱或消失，甚至昏迷而危及生命。

上述临床表现为典型甲减的表现，轻型患者仅有个别症状和体征，而亚临床甲减仅有实验室检查异常。

2. 呆小病

婴儿表情呆滞，异常安静，不活泼，嗜睡；吮吸和进食困难，厌食、便秘；皮肤干燥、粗糙，胎毛持续存在；新生儿黄疸延长，眼睑水肿，唇厚，舌粗大，哭泣音粗；心动过缓，体温低，生长延迟，身材矮小，囟门关闭延迟，眼距宽，塌鼻，常有疝气。地方性呆小症甲状腺可肿大。

3. 幼年型甲减

发育迟缓，有不同程度的侏儒，骨龄落后于实际年龄；智力低下，但 2 岁后起病，多不引起永久性神经系统损害。少年期与成年型相似，但可因 TSH 分泌增多伴垂体增大，并可伴有性早熟和乳溢症。

三、实验室及辅助检查

1. 激素测定

血 T_3、T_4、FT_4、FT_3 均降低，但轻度甲减者 T_3、FT_3 可正常。原发性甲减血清 TSH 和超敏 TSH（sTSH）升高。亚临床甲减，血 T_3、T_4、FT_4、FT_3 均正常，仅 TSH（或 sTSH）升高。自身免疫性甲状腺疾病者血清 TPOAb 和 TgAb 可增高。原发性甲减血 PRL 可升高，纠正甲减后需复查。继发性甲减血清 TSH 可正常或降低。

2. 一般检查

（1）血红蛋白及红细胞　可有轻、中度正细胞正色素性贫血；月经过多可致小细胞低色素性贫血；维生素 B_{12} 或叶酸缺乏可致大细胞性贫血。

（2）血脂　血胆固醇常升高，三酰甘油、LDL‑C 和 Apo‑B 增高，HDL‑C 降低。

（3）其他生化指标　血 AST、LDH 和 CPK 可增高。

3. 动态试验

TRH 兴奋试验：原发性甲减时血清 T_4 降低，TSH 基础值升高，对 TRH 的刺激反应增强。继发性甲减者的反应不一致，如病变在垂体，多无反应；如病变在下丘脑，多呈延迟反应。

过氯酸钾排泌碘试验：阳性见于 PTO 基因突变或 Pendred 综合征等。

4. 辅助检查

（1）心电图及心超检查　心电图可有低电压、窦性心动过缓、T 波低平或倒置、PR 间期延长、房室分离、QT 间期延长等异常。心超可有心脏扩大、心包积液、心肌收缩力和射血分数下降及左室收缩时间延长。

（2）脑电图检查　脑电图 α 波频率减慢，波幅降低，慢波增加，可混有较多 θ 波。

呆小病者可出现持续性慢波。

（3）X 线检查　呆小病者骨龄延迟，骨化中心呈不均匀斑点状（多发性骨化灶）；心影常呈弥漫性双侧增大，可伴心包或胸腔积液；蝶鞍增大（经治疗后可缩小）或畸形（如呈半圆形，后床突变尖，鞍结节扁平）。

（4）放射性核素显像检查　甲状腺核素扫描可发现异位甲状腺（舌骨后、胸骨后、纵隔内甲状腺、卵巢甲状腺等）及先天性甲状腺缺如。放射性核素扫描对甲状腺和甲状腺结节的功能评价亦有一定意义。

（5）分子生物学检查　先天性甲减、家族性甲减及 TH 抵抗综合征的病因诊断有赖于分子生物学检查。可根据临床需要选择 $TSH-\beta$、TSH 受体、T_3 受体、TPO、甲状腺球蛋白（Tg）、NIS 等的基因突变分析。

（6）病理检查　甲状腺活检或针吸穿刺取甲状腺组织或细胞作病理检查协助病因诊断。

四、诊断与鉴别诊断

1. 诊断

（1）原发性甲减　有甲减的临床表现或体征，血清 TSH 升高，T_3、FT_3、T_4 和 FT_4 降低。

（2）原发性亚临床甲减　临床无甲减表现，血清 TSH 升高，T_3、FT_3、T_4 和 FT_4 正常。

（3）垂体性甲减　血清 TSH、T_3、FT_3、T_4 和 FT_4 均下降。

（4）丘脑性甲减　血清 TSH、T_3、FT_3、T_4 和 FT_4 均下降，但诊断有赖于 TRH 兴奋试验。

2. 鉴别诊断

（1）贫血　甲减伴贫血易误诊为恶性贫血、缺铁性贫血或再生障碍性贫血。但血清 T_3、T_4 降低和 TSH 升高可资鉴别。

（2）慢性肾炎、肾病综合征　因 TBG 自尿中丢失，致血 TT_3、TT_4 降低，尿蛋白可阳性，血胆固醇也可增高，易误诊为甲减。可测定 FT_3、FT_4、TSH 加以鉴别。

（3）肥胖症　有不同程度的水肿，代谢率偏低，可误诊为甲减，但 T_3、T_4、TSH 均正常。

（4）低 T_3 综合征　称正常甲状腺性病态综合征（euthyroid sick syndrome，ESS）。危重症疾病时，内环脱碘酶被激活，T_4 向无活性的 rT_3 转化加速，血清 rT_3 增高，T_3 下降，FT_4 正常（可稍下降或稍升高），TSH 正常。ESS 是危重疾病时机体的一种保护机制，减少活性 T_3 的生产以减少代谢，降低消耗。

低 T_4 综合征多见于重症肝硬化、血液透析和体外循环手术患者，血浆甲状腺素结合球蛋白（TBG）可丢失 40% 以上，伴 FT_4 下降。

（5）垂体瘤 原发性甲减（尤其是伴溢乳症）者可有垂体增大,血泌乳素升高,经甲状腺素治疗后血泌乳素可正常,垂体缩小,可与泌乳素瘤鉴别。

五、治 疗

1. 对症治疗

有贫血者可补充铁剂、维生素 B_{12}、叶酸等,胃酸不足者应补充稀盐酸,但必须与甲状腺素(TH)合用才能取得疗效。

2. 替代治疗

临床型甲减必须用 TH 替代治疗,使血清 TH 水平维持在正常范围内,以保证机体代谢的需要;亚临床型甲减是否需要治疗,需根据具体情况决定。

（1）药物 ① 干甲状腺片:含 T_3 和 T_4,但比例不恒定。② 左旋甲状腺素钠($L-T_4$):LT_4 可在体内转变为 T_3,作用稳定而持久,半衰期 7 d。③ 左旋三碘甲腺原氨酸($L-T_3$) 作用快,持续时间短,适用于黏液性水肿昏迷的抢救。

（2）治疗方法

1）呆小症:呆小症或幼年黏液性水肿一经诊断应及早治疗,以免损害智力发育。

2）幼年型甲减:治疗同呆小症,但需要剂量更大可达 4 $\mu g/(kg \cdot d)$。

3）成人甲减:成年甲减完全替代约需要左甲状腺素 $1.6 \sim 1.7$ $\mu g/(kg \cdot d)$。年轻及以往无心脏病者,$L-T_4$ 起始剂量 $25 \sim 50$ $\mu g/d$;年龄 >60 岁或有心脏病史者,$L-T_4$ 初始剂量 $12.5 \sim 25$ $\mu g/d$ 起,每 $6 \sim 8$ 周在临床和生化评价后增加用量,直至血清 TSH 水平恢复正常及甲减的临床症状得到改善。甲减需终身服药,一般 $L-T_4$ 维持量为 $100 \sim 150$ $\mu g/d$。干甲状腺替代治疗与 $L-T_4$ 相同,亦应先从小剂量开始,起始剂量为 $10 \sim 20$ mg/d,每隔 2 周增加 $10 \sim 20$ mg/d,至适当维持量。

4）黏液性水肿昏迷必须立即抢救:① 甲状腺素制剂:第 1 天用 T_4 200 $\mu g/d$,加 T_3 50 $\mu g/d$,分 2 次静脉注射;第 2 天剂量减半,亦可鼻饲相当剂量的干甲状腺片、T_3、T_4 粉剂。T_3 吸收率 >90%,作用快,为首选。T_4 和干甲状腺片口服吸收不完全,口服量应稍大于静脉量,直至病情好转后改为维持剂量。② 肾上腺皮质激素:氢化可的松 $100 \sim 200$ mg,立即静脉滴注。③ 补液及电解质:补液量不超过 1 000 ml/d,注意电解质平衡,低钠和低血糖应及时纠正。④ 抗生素应用:无论临床有无感染征象,均应予以抗生素,因患者对感染的反应较差。⑤ 其他:体温过低需保温,室温不宜升高过快,升高 0.5℃/h 为宜。吸氧,保持呼吸道通畅。

（3）注意事项 TH 替代治疗常为终身性,治疗中必须注意如下几点:① 有心力衰竭的患者,需用洋地黄等药物,并减少 TH 替代治疗的剂量。② 有心律失常或心绞痛者应减少 TH 的剂量,同时使用 β 受体阻断剂,不要求将甲状腺功能提高到正常水平。③ 一般维持 FT_4 在正常中位数,TSH 恢复正常。老年人维持量可适当减少,妊娠时应适当增加。④ 应空腹服用 TH 制剂,因可与食物中的蛋白质结合而影响吸收。⑤ 某些药物,例如硫酸亚铁、硫糖铝、氢氧化铝抑酸剂,可影响左甲状腺素从肠道的吸收,服用左甲状腺素应该与这些药物至少间隔4 h。其他药物,特别是抗惊厥药苯妥英钠和卡马西平,以及抗结核药利福平会加快左甲状腺素的代谢,需要增加左甲状腺素的剂量。

(赵咏桔)

第三节　甲状腺结节与甲状腺癌

甲状腺结节(thyroid nodules)是指甲状腺内可以触及的孤立病灶,或者在超声检查下发现的与周边甲状腺不同的组织。多种甲状腺疾病可表现为甲状腺结节,如自身免疫性甲状腺炎、囊肿、肿瘤、退行性变等。普通人群中触诊发现的甲状腺结节的患病率为4%～8%。超声检查,甲状腺结节的患病率可达18%～67%。甲状腺结节中甲状腺癌占5%～10%,占全身恶性肿瘤的1%。**甲状腺癌**(thyroid cancer)的发病率可因年龄、性别、放射接触史、家族史和其他因素而有所差异。

一、分　类

(一)甲状腺结节的分类

1. 结节性甲状腺肿

是多种原因导致的甲状腺滤泡上皮细胞增生,如碘过高或过低,食用致甲状腺肿的食物或药物,甲状腺素合成酶缺陷等。该病发病率高,占普通人群的5%左右,中年女性多见。病程一般较长,临床表现为不同程度的甲状腺肿大,伴有大小不等的结节,结节内可有出血和囊性变。甲状腺功能检查大多正常。

2. 毒性结节性甲状腺肿

毒性结节可单发,亦可多发。常见于已有甲状腺肿大者,多年后出现甲亢症状,但甲亢的程度轻,症状不典型。血清甲状腺素水平增高,TSH降低。甲状腺扫描显示"热结节",结节周围甲状腺组织的摄碘功能可被抑制。

3. 炎性结节

分感染性和非感染性两类。急性化脓性结节临床极为少见,多由于咽部和颈部感染播散所致。临床表现甲状腺局部红肿热痛,伴有发热等全身症状,需抗感染治疗。结核性感染更为罕见。病毒感染后引起的亚急性甲状腺炎属肉芽肿性炎症,甲状腺结节伴疼痛和压痛,质地硬;有发热及甲状腺毒症;红细胞沉降率(血沉)增快,甲状腺摄碘率低。非感染性炎症结节主要为慢性淋巴细胞性甲状腺性炎所致。临床多无症状,或有甲减症状,结节可单发或多发,质地韧。

4. 甲状腺囊肿

多为结节性甲状腺肿和腺瘤退行性变或陈旧性出血。可分为真性囊肿和假性囊肿。真性囊肿临床少见占5%(甲状舌管囊肿),囊液清。假性囊肿占95%,囊液呈棕色,内含有血液或巨噬细胞。囊肿与周围边界清楚,核素扫描示"冷结节",B超检查可帮助诊断。

5. 甲状腺腺瘤

甲状腺良性肿瘤中以滤泡性腺瘤最多,多为单发,生长缓慢。一般呈圆形,直径在1~3 cm,实性,有完整包膜,质地较周围甲状腺组织硬,甲状腺功能检查一般正常。高功能腺瘤(毒性腺瘤)临床少见,肿瘤自主分泌甲状腺激素,不受TSH调节。临床和生化检查符合甲亢的诊断。核素扫描为"热结节",肿瘤周围组织的摄碘功能被明显抑制。高功能腺瘤极少恶变。

(二)恶性肿瘤的病因和分类

1. 病因

甲状腺恶性肿瘤的病因复杂:① 放射线暴露:曾接受头颈部、上纵隔放射治疗或暴露于核泄漏射线的人群甲状腺癌的发病率明显增加。② 遗传与基因突变:滤泡上皮源甲状腺癌仅5%有家族史,甲状腺髓样癌(C细胞癌)20%~25%有家族史(常染色体显性遗传)。③ 碘:缺碘地区甲状腺滤泡细胞良性肿瘤及甲状腺癌发病率高于非缺碘地区;补碘后甲状腺乳头状癌比例增加。高碘地区甲状腺乳头状癌发病率增高。④ 内分泌激素:TSH长期分泌过多,雌激素增加。⑤ 体重、饮食、吸烟等与甲状腺癌的发生也有关。

2. 甲状腺恶性肿瘤的分类

甲状腺癌根据病理分以下类型:① 乳头状癌:属分化性甲状腺癌,占甲状腺癌的60%~80%,发生于所有年龄,女性多见。肿瘤质地较硬,边界不规则,易颈淋巴结转移,晚期可有肺部转移。② 滤泡细胞癌:恶性程度高于乳头状癌,占甲状腺癌的10%~15%,多见于中、老年人。肿瘤质实而硬韧,边界不清;很少从淋巴转移,一般通过血行远处转移。③ 未分化癌:恶性程度极高,临床少见,见于年龄>60岁老年人。表现为颈前区肿块,质硬固定,边界不清;极易侵犯气管、喉返神经、食管、颈动脉鞘,引起声嘶、呼吸及吞咽困难等症状。④ 髓样癌:髓样癌属中度恶性的肿瘤,占甲状腺癌的5%。70%为散发性,30%为遗传性,与多发性内分泌腺瘤病有关。肿瘤质地硬,多有钙化,易出现淋巴转移、肝脏和骨转移。肿瘤分泌降钙素,血清降钙素升高可协助诊断。⑤ 甲状腺淋巴瘤:罕见,占甲状腺癌1%,男女发病比例为1:3。临床表现为甲状腺肿块迅速增大,常有发热等全身症状。⑥ 转移性甲状腺癌:极为罕见,见于肾癌、乳腺癌、子宫癌和肺癌转移至甲状腺。临床表现为甲状腺质硬、固定、生长迅速的肿块,并可出现周围浸润及颈部淋巴结转移。

二、评　估

甲状腺结节和肿瘤的检出并不难,重要的是鉴别结节的良恶性质。有以下检查方法:

1. 临床评估

通过仔细的病史询问和体检。需关注患者的年龄、性别;仔细询问结节生长速度,有无伴发症状;包括声音嘶哑、吞咽困难、呼吸困难等局部压迫症状;颈部淋巴结肿大、咳嗽、咯血、病理性骨折等淋巴结和远处转移的症状。体检包括甲状腺触诊及颈部淋巴结检查,注意甲状腺有无肿大,结节的数目、大小、质地、边界、压痛、活动度。

2. 实验室检查评估

(1) 甲状腺功能测定　包括血清 T_3、T_4、FT_3、FT_4、sTSH,明确患者有无甲状腺功能亢进或减退,协助明确甲状腺肿瘤性质。恶性肿瘤甲状腺功能大多正常。如有甲亢,需排除毒性腺瘤或毒性甲状腺肿,亚甲炎等。若有甲减要考虑桥本甲状腺炎。

(2) 甲状腺抗体测定　测定血清 TGAb、MCAb、TRAb、TPOAb 等抗体,有助于桥本甲状腺炎的诊断,部分桥本甲状腺炎合并存在乳头状癌或淋巴瘤。

(3) 甲状腺球蛋白(Tg)测定　基础 Tg 水平对鉴别甲状腺结节的良恶性质意义不大,但可用于甲状腺癌术后是否复发或转移的监测。

(4) 降钙素(CT)测定　血清 CT 是甲状腺髓样癌的肿瘤标志。

3. 辅助检查评估

(1) 超声检查　了解甲状腺大小和血流情况,判断甲状腺结节的大小、位置、性状、回声、质地、是否有钙化及了解结节的血流情况等,并可作为结节穿刺活检的引导。超声检查显示结节为单个结节、实性低回声、回声异质性、边缘不规整、质地偏硬、伴有微钙化、腺体外浸润、内部高血流,淋巴结肿大等征象时应警惕恶性可能。

(2) 核素扫描　采用^{131}I 或^{99m}Tc 作为示踪剂对甲状腺进行扫描,可显示甲状腺肿块的位置及功能状态。可发现异位甲状腺肿块,并可确定"热结节、温结节、凉结节、冷结节"。

(3) CT 和 MRI 检查　可显示甲状腺肿瘤的大小、形态及与气管、食管、血管甚至神经的位置关系,明确甲状腺癌侵犯范围。甲状腺良性肿瘤常为甲状腺实质的孤立结节,边缘光滑锐利,其内密度均匀。甲状腺癌常为不规则或分叶状软组织密度不均匀肿块,与周围组织分界不清,增强扫描呈不规则强化。

(4) 细针(或粗针)抽吸(FNA)　FNA 是手术前唯一能确定结节病理性质的方法,目前国外许多医疗中心将 FNA 作为甲状腺结节鉴别诊断流程的第一项。超声引导下 FNA,可提高甲状腺癌的诊断率。

三、治　　疗

（一）良性结节的治疗

1. 随访

鉴于良性甲状腺结节生长速度缓慢,定期随访是有效的观察方式。临床对甲状腺功能正常,体积较小,无临床症状,超声检查提示良性特征或细针抽吸活组织检查(FNAB)呈良性细胞学表现的甲状腺结节,均可定期随访而不予任何干预治疗。随访目的在于发现良性结节的恶变迹象,尽早诊断甲状腺癌,以早期手术治疗。

2. 补碘治疗

补碘可降低碘缺乏地区人群中甲状腺结节的发生率,个体化补碘可预防或缩小甲状腺结节。由于补碘会诱发易感个体发生甲亢并可能增加乳头状癌和淋巴细胞性甲状腺炎的发生,临床极少采用补碘治疗。

3. 左旋甲状腺素($L-T4$)抑制治疗

$L-T_4$ 可反馈抑制垂体 TSH 的分泌,减少 TSH 对甲状腺细胞生长的刺激。因此,$L-T_4$ 可用于甲状腺结节的治疗。但 $L-T_4$ 的疗效有限,有心脏和骨代谢的不良反应,建议用于直径 <1.5 cm 的较小结节、近期诊断的单个结节,或 B 超检查显示充满胶质的结节,治疗前血清 TSH 处于正常高限者。对年龄≥60 岁的男性、绝经期后的女性,及有心血管疾病者避免采用 $L-T_4$ 治疗。

4. 其他治疗

放射性碘治疗、经皮乙醇注射疗法、雷射光凝疗法等非手术治疗均可用于良性结节性甲状腺疾病的治疗。

5. 手术治疗

手术治疗用于良性单个或多结节性甲状腺肿伴气管、食管及周围组织受压、胸骨后甲状腺肿及有美容需求的患者。良性结节如有可疑变化,重新评估为恶性者则需手术治疗。

（二）甲状腺恶性肿瘤的治疗

1. 手术治疗

确诊或高度怀疑甲状腺癌的患者,均需尽早手术治疗。

所有甲状腺癌患者,术后必须 LT_4 抑制治疗。根据有否局部浸润及淋巴结转移将血 TSH 水平在 0.1 mU/L 以下或维持在 0.1~0.5 mU/L 范围内,建议每 3~6 个月复查血清 TSH 和甲状腺球蛋白(TG),定期行甲状腺 B 超检查,每年摄胸部 X 线片,亦可全身 ^{131}I 扫描,以发现复发及转移病灶。接受 $L-T_4$ 抑制治疗者,若血清 TG 值逐渐升高提示肿瘤复发或转移。

2. 放射性^{131}I 治疗

^{131}I 扫描能显示手术后的残余癌组织或远处转移灶。如果发现残留的甲状腺癌组织或转移灶,通常采用^{131}I(1 850～2 220 MBq)消融治疗。^{131}I 对乳头状癌及滤泡细胞癌较有效,对未分化癌、髓质癌及淋巴瘤疗效差。

3. 体外放射治疗

未分化癌或甲状腺癌骨转移,无摄碘功能的甲状腺癌,髓样癌术后降钙素仍高的复发癌、残余癌可用体外放射治疗。

4. 化疗

对甲状腺癌治疗效果有限,晚期甲状腺癌或未分化癌可试用环磷酰胺、多柔比星(阿霉素)等治疗。甲状腺淋巴瘤可根据淋巴瘤类型选用相应的化疗方案。近年试用单克隆抗体靶向治疗(targeted therapy of monoclonal antibodies),可能是治疗甲状腺癌(髓样癌)的一种新途径。生长抑素类似物和干扰素有一定疗效。

(赵咏桔)

第四节 原发性甲状旁腺功能亢进症

原发性甲状旁腺功能亢进症(primary hyperparathyroidism)(简称原发性甲旁亢)是由甲状旁腺的原发病变导致 PTH 过度分泌而引起高钙血症的一种疾病,它和肿瘤性高钙血症一起共同构成了造成高钙血症的两大病因,占 90%。原发性甲旁亢是一种相对常见,多为无症状性的内分泌病,人群中的患病率为 100～500/10 万,年发病率约为 25～50/10 万。

一、病因与发病机制

原发性甲旁亢主要由单个良性甲状旁腺瘤引起,占 80% 以上,另有 15%～20% 的病例为增生所致,甲状旁腺癌不到 1%,由甲状旁腺多发性腺瘤、囊肿及 PTH 异位分泌引起的更为罕见。

甲状旁腺腺瘤由主细胞构成,被腺体的正常组织包裹,除病变的腺体外,其余 3 个甲状旁腺腺体正常。甲状旁腺增生一般累及 4 个腺体,由主细胞增生所致,无包膜。甲状旁腺癌有核分裂、血管侵入等,并可能有远处转移。

甲状旁腺腺瘤可能由细胞突变引起,某些原癌基因和抑癌基因的改变与此有关。

二、临　床　表　现

（一）经典原发性甲旁亢

原发性甲旁亢最经典的骨改变是纤维囊性骨炎，主要由 PTH 过度分泌、破骨细胞活性增强、骨质吸收、结缔组织增生所致。患者可有骨痛、局部压痛和双肩弯曲、身高缩短、驼背等骨骼畸形以及病理性骨折等。双能 X 线骨吸收仪检查显示皮质骨骨密度下降，松质骨骨量正常。反映骨形成和骨吸收的生化指标，如骨特异性碱性磷酸酶（AKP）、骨钙素和脱氧吡啶啉等一般均升高。

严重原发性甲旁亢的肾脏表现包括反复尿结石、肾实质钙盐沉着、高钙尿症及不同程度的肾功能损伤，症状有反复腰痛、多饮和多尿等。

患者可有胃肠道症状，如恶心、呕吐、便秘或腹痛、消化性溃疡、急慢性胰腺炎等；神经精神症状有乏力、倦怠、健忘、注意力不集中、忧郁、精神病等；神经肌肉症状有对称性近端肌无力、步态异常、肌萎缩、反射亢进等。但这些表现都很少见，而且与高钙血症或 PTH 的关系也不明确。虽然甲旁亢患者中高血压发病率较高，但手术切除甲状旁腺后并不能纠正高血压。

（二）现代原发性甲旁亢

在过去的 40~50 年中，原发性甲旁亢的临床表现发生了极大的变化。如在 20 世纪 30~60 年代，尿结石和骨病的发病率占 57% 和 23%，到 80~90 年代则为 19.5% 和 2%。相反，无症状性患者的比例由 0.6% 增加到 80%。随着全套生化指标自动检测系统的建立，人们已越来越认识到，无症状性高钙血症是原发性甲旁亢最常见的临床形式。患者血钙一般不超过正常上限（0.25 mol/L）1 mg/dl，没有特别的主诉，也没有各个靶器官受损的表现，体格检查更往往是一无所获。

三、实　验　室　检　查

实验室检查是主要的诊断手段。血钙和 PTH 升高是两大特征性改变。肿瘤性高钙血症患者的血 PTH 降低，PTH 相关肽（PTH-rP）升高。

患者血磷处于正常低限或很低，约 1/3 患者的尿钙增加，若伴有骨病，反映骨形成和骨吸收的指标升高。

四、诊断和鉴别诊断

凡有骨骼病变、肾结石、消化系统和高血钙的临床表现，单独存在或两三个征象复合共存时，血钙和碱性磷酸酶增高、血磷降低、尿钙排泄量增多都支持甲旁亢诊断。测定 PTH 浓度可直接了解甲状旁腺功能。

甲状旁腺病变的定位诊断对于患者的手术治疗非常重要。方法包括 B 超、CT、MRI 检查、数字减影血管造影和核素扫描等检查。

主要与引起高钙血症的其他疾病相鉴别。如多发性骨髓瘤、肿瘤性高钙、结节病、维生素 A 或维生素 D 过量等。

五、治　　疗

原发性甲旁亢的处理原则也发生了很大的变化。对 50 岁以上的轻度原发性甲旁亢患者宜随访或采取一定内科治疗,而手术则适用于年纪轻,有典型严重甲旁亢症状的患者。

（一）手术治疗

原发性甲旁亢患者是否手术取决于病情、医师和患者的态度。1990 年,美国国立卫生研究院(NIH)组织的一次专家讨论会推荐制定了一个原发性甲旁亢的手术适应证,可供参考。

(1) 明显的原发性甲旁亢临床表现　① 肾结石或肾钙盐沉着;② 无其他原因引起的肾功能减退;③ 放射影像学显示有明显甲旁亢性骨病;④ 典型甲旁亢性神经肌肉病变;⑤ 高钙血症引起的症状;⑥ 曾发生过急性高钙血症危象。

(2) 血钙 >3 mmol/L(12 mg/dl)。

(3) 尿钙 >10 mmol/d(400 mg/d)。

(4) 骨密度低于同性别、年龄的正常人 2 个标准差(SD)。

(5) 年龄 <50 岁以下。

(6) 有不能进行内科治疗的因素　① 患者要求手术;② 不能坚持随访;③ 有影响或造成本病发展的其他疾病;④ 对从未进行过甲状旁腺手术的患者进行术前 B 超、CT、MRI 定位无太大意义。对以前手术探查失败的患者进行定位诊断将有助于提高手术成功率。B 超检查可发现位于颈部的甲状旁腺,CT 和 MRI 检查可检测到位于纵隔的肿瘤。^{99m}Tc sestamibi 扫描的敏感性高达 90% 。sestamibi 能被甲状腺和甲状旁腺摄取,但能在甲状旁腺中持久存在;⑤ 甲状旁腺切除术是治疗原发性甲旁亢的一个安全、有效的方法。

（二）内科治疗

不符合手术治疗指征的无症状性原发性甲旁亢患者可以进行保守处理。患者应每年测 2 次血钙、1 次尿钙和肌酐,每 1～3 年测 1 次骨密度。一些研究发现在随访的 6 年中,患者的各项生化指标,如血 Ca、P、PTH、25 - OH - D_3、1,25(OH)$_2D_3$、尿 Ca 等不变,骨生化指标及腰椎、股骨颈、桡骨各处骨密度不变。这再次表明手术指征的无症状性甲旁亢患者的病情呈良性性质。

有症状但又不能手术的患者也可内科治疗。应鼓励饮水,不用利尿剂,尤其是噻嗪类,要多活动,避免长期卧床。饮食中钙的摄入量一般不应超过 800 mg/d,高钙饮食会加重高钙血症,但钙摄入不足可能又会进一步刺激 PTH 分泌。

对于高钙危象患者应充分补液,在此基础上加用呋塞咪(速尿)。同时可选用抑制骨吸收的药物降钙素和(或)双膦酸盐,如鲑鱼或鳗鱼降钙素、帕米膦酸钠。糖皮质激素对某些病例也有一定效果。

(刘建民)

第五节　低钙血症

在正常血白蛋白浓度下,总血清钙浓度 < 2mmol/L 称为**低钙血症**(**hypocalcemia**)。因总血清钙包括离子钙和蛋白结合钙,一般血白蛋白每下降 10 g/L,总血清钙浓度降低 0.2 mmol/L。

一、病因与发病机制

PTH、$1,25(OH)_2D_3$ 和降钙素具有维持正常血钙的功能。低钙血症依据血钙下降的速度可分为急性低钙血症和慢性低钙血症。急性低钙血症最常见的原因如横纹肌溶解、细胞内磷侵入细胞外液。慢性低钙血症可因 PTH 分泌障碍,PTH 抵抗,维生素 D 缺乏或作用抵抗等所致(表 8 - 3)。

表 8 - 3　低钙血症的病因分类

甲状旁腺功能减退　外科手术,特发性,新生儿,家族性	
金属沉积(铁、铜、铝)　照射后,浸润性	
功能性(低镁血症时)　PTH 作用抵抗,假性甲旁减,肾功能不全	
抑制骨吸收的药物治疗　普卡霉素(光辉霉素),降钙素,二膦酸盐	
$1,25(OH)_2D_3$ 生成障碍　维生素 D 缺乏	
遗传性维生素 D 依赖性佝偻病 I 型(肾 25 - OH -维生素 D 1α 羟化酶缺陷)　$1,25(OH)_2D_3$ 作用抵抗	
遗传性维生素 D 依赖性佝偻病 II 型(维生素 D 受体缺陷)	
急性钙的结合或沉积　急性高磷血症	
挤压损伤导致肌坏死　快速肿瘤分解,肠内磷酸过量	
口服(含磷酸的抑酸剂)　含磷酸的灌肠,急性胰腺炎	
含枸橼酸盐血的输注　骨矿化加速,骨饥饿综合征,成骨性骨转移	
维生素 D 缺乏的维生素 D 治疗	

二、临床表现

低钙血症症状和体征是由血清钙的水平、发病年龄、发病缓急、血清磷的水平及并发的酸碱平衡紊乱程度等所决定的。主要的临床表现是由神经肌肉的兴奋性增加（手足搐搦、感觉异常、癫痫发作和器质性脑综合征）和钙在软组织的沉积（白内障、基底节钙化）所致。

（一）神经肌肉系统表现

临床上，严重低钙血症的标志是搐搦。搐搦是自发性强直性肌肉收缩的一种状态。明显的搐搦常以手指及口周麻木为先兆，但搐搦的最经典肌肉组成是手足痉挛。手足搐搦是低钙血症的典型表现之一。通常首先是拇指内收，接着是掌指关节的屈曲，指间关节的伸展和腕关节的屈曲，形成"助产式"手。这些非随意肌的收缩是伴有疼痛的。搐搦还可发生在其他肌群，包括威胁生命的喉肌痉挛。在肌电图上，搐搦表现为典型的反复性的运动神经元放电。搐搦也可发生在低镁血症和代谢性碱中毒，如通气过度所致的呼吸性碱中毒。

轻度的神经肌肉兴奋产生的隐匿性搐搦，可由面神经叩击征（Chvostek 征）和束臂征试验（Trousseau 征）引出。面神经叩击征通过轻叩耳前 2～3 cm 处，即颧弓下的面神经分支处引出，阳性反应从口角抽搐到半侧面肌痉挛。该试验的特异性低，大约有25% 的正常人面神经叩击征弱阳性，小儿更为多见。束臂征通过血压计气囊在收缩压上 10 mmHg 处加压在上臂，持续 2～3 min 引出，阳性反应为引发腕部痉挛（助产士手）。束臂征比面神经叩击征特异性高，但仍有 1%～4% 的正常人束臂征阳性。

低钙血症易导致癫痫局灶性或全身发作。其他对中枢神经系统的影响包括视乳头水肿、意识障碍、疲倦和器质性脑综合征等。大约20% 慢性低血钙儿童发展为智力迟钝。长期甲旁减或假性甲旁减的患者基底节常发生钙化，通常是无症状的，但也可导致一系列的运动失调。

（二）低钙血症的其他表现

1. 对心脏的影响

心室复极化延迟，Q-T 间期延长。兴奋收缩偶联可能受损，尤其是在有潜在心脏疾病的患者，有时可见顽固性的充血性心衰。

2. 对眼部的影响

白内障在慢性低钙血症患者中常见，其严重程度和低钙血症的持续时间和血钙水平相关。

3. 对皮肤的影响

皮肤干燥剥脱，指甲脆而易碎。一种被称为疱疹样脓疱病或脓疱性银屑病的皮炎为低钙血症所特有。

4. 对牙齿的影响

可引起牙釉质发育不全和恒牙不出。

5. 对血液系统的影响

低钙血症是维生素 B_{12} 与内因子结合欠佳，可发生大细胞性贫血。

三、实验室检查

诊断低钙血症时的总钙浓度必须是经血清白蛋白校正后的校正钙浓度，必要时可测定游离钙浓度。

校正钙浓度（mg/dl）= 总钙（mg/dl）− 0.8 ×［4.0 − 血清白蛋白浓度（g/dl）］。

（1.0 mg/dl = 0.25 mmol/L，白蛋白 1 g/dl = 10 g/L）

四、诊断和鉴别诊断

根据病史、体格检查及相应的实验室检查常可明确低钙血症的病因。如大部分低钙、高磷肾功能正常的患者常为原发性或继发性甲状旁腺功能减退；靠近颈部手术史应怀疑甲状旁腺受损；镁含量、营养状态、大量输血、化疗、急性胰腺炎、胃肠道病变、用药史、是否伴维生素 D 缺乏、是否合并其他内分泌异常等均有助于诊断。骨骼摄片可以了解骨病的性质及程度，同时还可确定有无因转移性肿瘤所引起。

Ⅰ型假性甲状旁腺功能减退症血 PTH 高于正常而有低钙血症。常常同时存在骨骼异常，如身材矮小和第 4 及第 5 掌骨短小。肾脏对 PTH 缺乏正常反应。注射外源性甲状旁腺激素，不能提高血浆或肾源性 cAMP。Ⅱ型假性甲状旁腺功能减退症，外源性甲状旁腺激素能提高肾源性 cAMP，但不能使尿磷排出增加或提高血浆钙浓度。在确诊Ⅱ型假性甲状旁腺功能减退症前，必须排除维生素 D 缺乏。

低钙血症也可由甲状旁腺功能减退、甲状腺术后、库欣综合征等引起。本症可引起腹痛，是由于神经肌肉的应激性增高，胃肠道平滑肌的高度痉挛所致。临床上出现不同程度的无固定部位的痉挛性腹痛，常以感染、情绪紧张为诱因，女性经期前后更易诱发。其发作时 Chvostek 征和 Trousseau 征阳性，血清钙常 <1.5 mmol/L，注射钙剂后腹痛可缓解。

五、治　　疗

（一）急性低钙血症

发生手足抽搐、喉痉挛、癫痫发作的患者需要静脉补钙，常用制剂有氯化钙（5%，每 10 ml 含元素钙 90 mg）葡萄糖酸钙（10%，每 10 ml 含元素钙 90 mg）。若抽搐严重难以缓解，可持续静脉滴注补钙，但速度不宜超过 4 mg 元素钙/（kg·h）。24 h 可静脉输入元素钙 400～1 000 mg，直至口服治疗起效。治疗同时需注意患者有无喘鸣及保持气道通畅，并定期严密监测血清钙水平。静脉补钙对静脉有刺激。使用洋地黄的患者由于钙的输入易使发生中毒,故补充钙时需谨慎。

(二) 慢性低钙血症

在慢性低钙血症所致疾病中,要根本解决低钙血症需治疗原发病。治疗目标是使患者无症状,血钙水平维持在 2.1 ~ 2.3 mmol/L(8.5 ~ 9.2 mg/dl)。更低的血钙水平使患者不仅会产生低血钙的症状,长期还易导致白内障。但当血钙浓度在正常上限时,可有明显的高尿钙,这是由于 PTH 降低尿钙的作用丧失所致。这易导致肾结石、肾钙质沉着和慢性肾功能不全。

治疗上以钙和维生素 D 及衍生物为主。静脉使用钙剂已在急性低钙血叙述。口服剂量为每天 1 ~ 1.5 g 元素钙,分为 3 ~ 4 次,口服效果较好。维生素 D 及其衍生物的疗效受很多因素的影响。维生素 D_2 或 D_3 首先在肝脏转化为 25 -(OH)D_3,然后在肾脏经 1α -羟化酶的作用再转变为 1α, 25 -(OH)D_3。因此,如患者有肝肾疾患,维生素 D 的作用减弱。如患者 PTH 完全缺乏,由于 1α -羟化酶作用有赖于 PTH,维生素 D_2 或 D_3 将无法最终转化成 1α, 25 -(OH)D_3。各种维生素 D 衍生物对钙磷代谢的效果强弱,取决于肠的吸收功能、肾的排泄功能和骨的再吸收功能的总和,且每个患者的生理功能各不相同。因此,维生素 D 的治疗剂量须在治疗中逐渐调整以达到最终的治疗目的。

在治疗低钙血症的同时其他影响钙代谢的药物需慎用。例如,噻嗪类利尿剂有降低尿钙的作用,通过减少尿钙排出会导致严重的高钙血症。在用大剂量维生素 D 维持治疗的患者,可导致严重的高钙血症。短效制剂比长效制剂产生高钙血症的倾向小,但需更频繁的监测血钙水平,且治疗费用要昂贵很多。

(孙立昊)

第九章 肾上腺内分泌疾病

第一节 肾上腺皮质内分泌疾病

一、库欣综合征

库欣综合征（Cushing syndrome） 又称皮质醇增多症，是一组因下丘脑—垂体—肾上腺（HPA）轴调控失常，肾上腺皮质分泌过多糖皮质激素而导致临床综合征，临床上表现为向心性肥胖、满月脸、多血质外貌、紫纹、高血压、继发性糖尿病和骨质疏松等症状。库欣综合征可在任何年龄发病，但多发于 20～45 岁，成人多于儿童，女性多于男性，男女比例约为 1:3～1:8。

（一）分类与病因

库欣综合征按其病因可分为促肾上腺皮质激素（ACTH）依赖性和非依赖性两大类（见表 9-1）。临床上以垂体 ACTH 瘤致库欣综合征最常见。

表 9-1　库欣综合征的分类

ACTH 依赖性库欣综合征	ACTH 非依赖性库欣综合征
库欣病（垂体依赖性）	肾上腺皮质腺瘤或肾上腺皮质癌
异位 ACTH 综合征	肾上腺皮质结节样增生
异位 ACTH 释放激素（CRH）综合征	原发性色素性结节性肾上腺病或增生不良症（PPNAD）
	大结节性肾上腺皮质增生（AIMAH）
	胃抑肽（GIP）依赖性库欣综合征
	其他特殊类型库欣综合征

1. ACTH 依赖性库欣综合征

指下丘脑—垂体或垂体以外的某些肿瘤组织分泌过量 ACTH 和(或)促肾上腺皮质激素释放激素(CRH)引起双侧肾上腺皮质增生并分泌过量的皮质醇。包括垂体性库欣综合征即库欣病(Cushing disease)、异位 ACTH 综合征和非常少见的异位 CRH 综合征。

库欣病是由垂体分泌过量 ACTH 引起,约占库欣综合征的 65% ~75% 。良性肿瘤占绝大多数,恶性非常少见。按肿瘤体积可分为微腺瘤(microadenoma)和巨腺瘤(macroadenoma)。

异位 ACTH 综合征是指垂体以外的肿瘤组织分泌过量的有生物活性的 ACTH 或 ACTH 类似物,刺激肾上腺皮质增生,使之分泌过量皮质醇所引起的一系列症状。最常见原因为肺癌,尤其是小细胞肺癌。

异位 CRH 综合征是由于肿瘤异位分泌 CRH 刺激垂体 ACTH 细胞增生,ACTH 分泌增加。

2. ACTH 非依赖性 Cushing 综合征

指肾上腺皮质肿瘤或增生导致自主分泌过量皮质醇,包括肾上腺皮质腺瘤、腺癌、原发性色素沉着结节性肾上腺皮质病(PPNAD)、促肾上腺皮质激素非依赖性大结节样肾上腺增生(AIMAH)等。

肾上腺皮质腺瘤或腺癌多为单侧,占库欣综合征的 17% ~ 19 % 。肾上腺皮质腺瘤或癌自主分泌过量的皮质醇引起血皮质醇升高,使下丘脑 CRH 和垂体 ACTH 细胞处于抑制状态,血中 ACTH 水平通常较正常减低,腺瘤以外同侧肾上腺及对侧肾上腺皮质萎缩。

(二)临床表现

库欣综合征主要是由于长期皮质醇分泌过多引起的蛋白质、脂肪、糖、电解质代谢的严重紊乱的一组临床综合征。

1. 脂代谢紊乱

多数患者为轻到中度肥胖,初发可表现为均匀肥胖,但随病程进展,多呈向心性分布。典型的向心性肥胖是指头面部、颈后部、锁骨上窝及腹部脂肪沉积增多,但四肢(包括臀部)正常或消瘦,呈现特征性的满月脸、鲤鱼嘴、水牛背、锁骨上窝脂肪垫和悬垂腹,而四肢相对瘦小。

2. 蛋白质代谢障碍

皮质醇促进蛋白质分解加速,合成减少,机体长期处于负氮平衡状态。表现为面部红润、皮肤菲薄,皮下毛细血管清晰可见,呈多血质面容。皮肤弹力纤维断裂,形成宽大、棱形的紫色裂纹。紫纹多见于腹部、大腿内外侧、臀部等处,与皮肤张力增加、蛋白过度分解有关。典型的紫纹对库欣综合征的诊断有一定的价值。

3. 糖代谢异常

糖尿病的发病率较正常人群高,多为隐性糖尿病。高皮质醇血症使糖异生作用增强,并可对抗胰岛素降血糖的作用,引起糖耐量异常,胰岛素相对不足。部分患者可出现多饮、多尿、多食。

4. 高血压

糖皮质激素有储钠排钾作用,使机体总钠量明显增加,血容量扩张,通过激活肾素—血管紧张素系统,增强心血管系统对血管活性物质包括儿茶酚胺、血管加压素和血管紧张素Ⅱ的正性肌力和加压反应,抑制血管舒张系统,使得血压上升并有轻度水肿。约80%库欣综合征患者有高血压症状。高血压通常为持续性,收缩压和舒张压均有中度升高。

5. 其他

库欣综合征患者性腺功能均明显减退。在女性可引起痤疮、多毛、月经稀少、不规则甚至闭经、不育;男性可有阳痿、性欲减退、睾丸缩小变软等。

四肢肌肉可有萎缩。晚期多见骨质疏松,患者可有明显的骨痛,X线平片可见脊椎压缩性骨折,多发性肋骨骨折等。

皮质醇刺激骨髓造血,红细胞计数和血红蛋白含量升高,加之患者皮肤菲薄,故呈多血质外貌。糖皮质激素可破坏淋巴细胞和嗜酸粒细胞,并使中性粒细胞释放增多,故血液中性粒细胞增多而淋巴细胞和嗜酸性粒细胞减少。

异位 ACTH 综合征或肾上腺癌由于皮质醇分泌显著增多,同时盐皮质激素分泌增加,可有严重低血钾、碱中毒、尿钙增多等。

患者可有神经精神障碍、皮肤色素沉着、感染易感性增加等。

(三) 实验室检查

1. 定性诊断

尿游离皮质醇(UFC)　诊断皮质醇增多症最直接和可靠的指标是测定 24 h 尿皮质醇,90% 以上的库欣综合征患者 UFC 明显高于正常。

(1) *血皮质醇昼夜节律变化*　血浆皮质醇测定是评价肾上腺皮质功能的常用指标。正常人血浆皮质醇具有明显的昼夜周期波动,血浆皮质醇早晨升高,午夜降至最低。库欣综合征患者血浆皮质醇含量可无昼夜变化或虽有变化其基础水平较高。皮质醇增多症患者的午夜血皮质醇均 > (50 nmol/L)(1.8 μg/dl)。

(2) *唾液皮质醇*　唾液皮质醇不受血中皮质类固醇结合球蛋白影响的特点,能反映血中具有生物活性的游离皮质醇水平。唾液皮质醇采样简便易行,作为无创性检查可在肥胖儿童中进行库欣综合征的筛选。

(3) *血浆促肾上腺皮质激素(ACTH)测定*　正常情况下,垂体 ACTH 呈昼夜节律变化和脉冲式分泌,一般午夜最低,晨 6:00 最高,可相差 1 倍。血 ACTH 水平对库欣综合征的病因诊断有重要价值。分泌 ACTH 的垂体巨腺瘤和产生 ACTH 的非内分泌肿瘤,ACTH 水平有时可 > 110 pmol/L(500 pg/ml),大多数患者 > 44 pmol/L(200 pg/ml)。在微腺瘤,ACTH 为 6.6 ~ 33 pmol/L(30 ~ 150 pg/ml)。而在非 ACTH 依赖性库欣综合征中,ACTH 常偏低或无法检测出。

此外,库欣综合征的血红蛋白、血细胞比容和红细胞计数可偏高;使中性粒细胞增加而淋巴细胞偏低,大约 35% 的患者淋巴细胞在正常偏低,同时嗜酸性粒细胞亦低。明显的低血钾性碱中毒,常见于异位 ACTH 综合征和肾上腺腺癌和肾上腺皮质大结节增生患者。

小剂量地塞米松抑制试验 当 24 h 尿皮质醇含量升高,应作小剂量地塞米松抑制试验。如可抑制,则为假性皮质醇增多症;不能被抑制则为库欣综合征。方法为每 8 h 口服地塞米松 0.75 mg,共 2 d,可使尿 17 -羟、游离皮质醇或血浆皮质醇明显下降 137 pmol/L(< 5 ng/dl)。简化方法为 23:00 ~ 24:00 一次口服地塞米松 1 mg,次晨 8:00 ~ 9:00 测定血皮质醇水平。午夜 1 mg 地塞米松抑制试验因其操作简便及低成本对门诊患者进行筛查有一定优势。经典的两天法也可作为一线筛查试验。

大剂量地塞米松抑制试验 服用地塞米松每次 2 mg,每日 4 次,连续 2 d,测定服药后血皮质醇及 24 h 尿皮质醇。如皮质醇能被抑制 50 % 以上,则可诊为垂体性库欣病,而肾上腺肿瘤、皮质癌或异位 ACTH 综合征则多不能达到满意的抑制。

2. 定位诊断

肾上腺 B 超可发现肾上腺增生或肿瘤。常应用 CT 或 MRI 做定位诊断,肾上腺部位的病变 CT 检查较为敏感,而垂体部位的病变则以 MRI 检查为佳。使用 MRI 动态增强扫描技术,垂体微腺瘤检出率最高。

岩下静脉窦插管测定中心及外周血 ACTH 浓度对库欣综合征病因鉴别及肿瘤定位有重要意义。当临床和实验室检查高度提示功能性垂体腺瘤时,或是激素测定难以鉴别垂体性库欣和异位性 ACTH 综合征时,可选择静脉导管插管于双侧岩下窦取样检查测定 ACTH,并与外周血中的 ACTH 浓度比较,帮助外科医师手术定位。双侧岩下静脉窦插管及取样是一种创伤性的检测方法,其准确性与操作者的经验技术有关。

(四) 诊断与鉴别诊断

1. 诊断

库欣综合征的诊断原则包括功能诊断即确定是否为皮质醇增多症、依赖于皮质醇的过度分泌及不被地塞米松试验所抑制;病因诊断即明确是 ACTH 依赖性还是非 ACTH 依赖性库欣综合征;定位诊断即明确病变部位是在垂体、垂体以外其他肿瘤,还是肾上腺本身。

2. 鉴别诊断

(1) 单纯性肥胖 可有类似库欣综合征的表现,如高血压、糖耐量异常、月经稀少或闭经、痤疮、多毛、腹部出现条纹等。24 h 尿皮质醇排泄可增加,但午夜血浆和唾液皮质醇不升高,血浆皮质醇昼夜节律正常,小剂量地塞米松抑制试验可被抑制。

(2) 多囊卵巢综合征 典型表现有闭经、多毛、肥胖,还可以表现为月经不规则,糖耐量异常,雄激素增多表现如痤疮、多毛等,库欣综合征也可有这些表现。多囊卵巢综合征患者可有 24 h 尿皮质醇的升高,但血浆皮质醇昼夜节律多保持正常,小剂量地塞米松抑制试验可被抑制。

(3) 2 型糖尿病 常有高血压、肥胖、糖耐量异常,但没有典型的库欣综合征的表现,血浆皮质醇昼夜节律正常。

(五)治疗

皮质醇增多症的合理治疗取决于其病因,ACTH 依赖的皮质醇增多症首选经蝶垂体瘤摘除术,不能手术或手术失败者可行垂体放疗、双侧肾上腺切除术或药物治疗。原发性肾上腺增生、腺瘤或癌肿则首选肾上腺病变切除,无法切除者予以药物治疗。然而由于定位诊断困难、手术难度以及复发的危险,对库欣综合征的治疗存在很大的局限性。

(王卫庆)

二、原发性醛固酮增多症

原发性醛固酮增多症(原醛)(primary alaosteronism)是由于肾上腺皮质分泌过多的醛固酮导致的一种综合征,临床表现为高血压、低血钾,体内醛固酮分泌过多而肾素活性明显低下。统计资料显示原醛占到高血压患者中的 0.5% ~ 16% ,平均 10% 左右,是继发性高血压最常见的病因。高血压的患患者数是一个庞大数字,因此,原醛也就不再是一种少见病。

(一)病因与相应的分类

根据分泌醛固酮的病因或病理改变,将原醛分为以下几种类型:

1) 肾上腺产醛固酮腺瘤。

2) 肾上腺皮质球状带增生,根据肾上腺皮质增生的特点,又分为:① 特发性增生,② 单侧结节性增生。

3) 家族性原发性醛固酮增多症,包括Ⅰ型,即糖皮质激素可抑制性和Ⅱ型,后者目前基因尚不十分明确。

4) 肾上腺产醛固酮腺癌。

5) 异位分泌醛固酮的肿瘤。

（二）临床表现

原醛的主要临床表现是高血压和低血钾。就诊的原因大多数为低血钾导致下肢甚至四肢软瘫，患者不能行走、活动甚至呼吸困难；在大的医疗中心，一部分患者的诊断是在难治性高血压患者中筛查确诊的。

由于高血压和低血钾伴碱中毒，患者可以有如下症状：① 头痛，② 肌肉无力和抽搐，③ 乏力，④ 暂时性麻痹，⑤ 容易发生肢体麻木，⑥ 针刺等刺痛感，⑦ 口渴，⑧ 多尿，特别是夜尿增多。

另外，在低血钾时，患者的生理反射可以不正常，病程较长，还可以出现心力衰竭和脑出血性脑卒中（中风）及相应的症状体征。

（三）实验室检查

1. 常规实验室检查

最突出的实验室检查是低血钾。这种低血钾是由于体内醛固酮过多，促进肾小管重吸收钠和排钾、排氢离子。因此，在低血钾的同时，伴有尿液内钾排出增多。

2. 血气分析

显示为代谢性碱中毒 pH 偏碱性或正常高限，高碳酸氢根浓度，剩余碱增加。

3. 激素测定

体内醛固酮分泌过多，血浆中醛固酮的浓度升高，24 h 尿中醛固酮或代谢产物排出量增加。在病程的不同阶段，患者的血浆中醛固酮浓度可以完全正常，而最高时，可以超过 2 770 pmol/L（1 000 pg/ml）。

（四）诊断与鉴别诊断

影响醛固酮分泌因素较多，在正常人体内波动较大，即使是低血钾，也可以因钾的排泄、饮食中钾离子和盐分的摄入量发生改变。临床上高血压、低血钾或难治性高血压患者，又多经过多种干预。因此，哪些患者需要进一步确定检查，事先就需要进行一系列的筛查试验。

1. 原醛症的筛查实验检查

（1）血钾　虽然原醛患者血钾水平可以正常，一般情况下，低血钾是诊断原醛的线索。约20%的原发性高血压患者由于各种原因可以出现低血钾。因此，这个指标对诊断原醛症没有特异性。

（2）血浆醛固酮浓度　原醛症患者醛固酮的浓度升高，同时受血钾、24 h 尿钠量和药物等影响。

（3）血浆肾素活性水平　原醛症患者肾素水平低，且不能激发；同样受 24 h 尿钠量和药物等影响。

（4）测定血浆醛固酮/血浆肾素活性比值　是筛查原醛症的简便、经济且迅速的方法。若该比值［血浆醛固酮的单位为ng/dl，血浆肾素活性单位为 ng（ml·h）］＞30，提示醛固酮过多分泌为肾上腺自主性。

（5）服卡托普利后的醛固酮/肾素比值　可以增加诊断原醛的准确性。若比值＞35，则该试验方法的敏感性和特异性分别达到 100% 和 67% ～91%。

2. 原醛症的确诊实验

（1）高盐饮食试验　确保患者每天摄入超过 200 mol 钠的饮食，在 3 天高盐饮食后第 4 天留尿测定 24 h 醛固酮排出量。高盐饮食不能将尿醛固酮排出量抑制到 ＜11 μg/24 h，可确诊为原发性醛固酮增多症。

（2）氟氢可的松抑制实验　患者饮食要求同高盐饮食试验，在此基础上，再每 6 h 口服氟氢可的松 0.1 mg 或每 12 h 口服 0.2 mg，也是同时连续 3 d，第 4 天测定血浆醛固酮浓度。若直立体位 2 h 血浆醛固酮水平未被抑制到 139 pmol（5 ng/100 ml）以下，就可以确诊为原发性醛固酮增多症，同时测定的直立位血浆肾素水平应该被抑制 28 pmol（1 ng）/（ml·h）以下，如超过此数字，不能诊断原醛。

（3）盐抑制试验　在临床试验前，先测量直立位血内醛固酮、肾素和血钾水平，之后静脉滴注 0.9% 氯化钠溶液 500 ml/h，4 h 后测量卧位醛固酮水平。试验结束后采血的醛固酮水平，如果不能抑制到 166 pmol（6 ng）/100 ml 以下，证实原醛症的诊断成立。

氟氢可的松和盐抑制试验，禁用于患重度高血压或充血性心力衰竭的患者。

3. 原发性醛固酮增多症的分型诊断方法

原醛的病因较多，确诊患者是原醛后，还需要进行分型诊断，以决定下一步的治疗方案。在众多原醛类型中，最常见的是肾上腺产醛固酮腺瘤与双侧肾上腺增生的特发性醛固酮增多症，通过临床表现和实验室、影像学检查，大部分原醛的病因都能被诊断出来。

（1）直立位的血浆醛固酮浓度变化　相对较长时间休息、平卧位，醛固酮腺瘤的患者在站立 2 h 后，血浆醛固酮水平没有升高或下降，而双侧肾上腺增生性原醛的患者在站立 2 h 后，血浆醛固酮水平明显升高。

（2）CT 扫描和磁共振成像　影像学检查，可以较明确的区分直径较大的腺瘤和双侧弥漫性增生。CT 扫描方法便捷、迅速，和磁共振成像检查结果的敏感性基本一致。

（3）18 - 羟基皮质醇和尿 18 - 氧合皮质醇测定　血和 24 h 尿定量测定的这些代谢产物升高的程度对区分病因诊断有着高度敏感性和特异性。

（4）双侧肾上腺静脉插管取样　通过肾上腺静脉采血测定血浆醛固酮浓度，双侧间相互比较，是目前较可靠的区分肾上腺产醛固酮腺瘤或双侧增生性病变，还有助于在外科手术前明确醛固酮腺瘤在肾上腺的哪一侧。

在明确原醛病因诊断中,还有一类在临床能够确诊的类型,即糖皮质激素可抑制性醛固酮增多症。根据这种类型的病因特点,可以在原醛患者,特别是有家族史、年轻的患者中明确诊断。

每6 h 口服地塞米松 0.5 mg,连续 2~4 h,醛固酮水平可被抑制到 <111 pmol/L(4 ng/dl);注射促肾上腺皮质激素后,醛固酮水平则大幅升高,如果服地塞米松后的醛固酮浓度 <111 pmol/L(4 ng/dl),则可确诊糖皮质激素可抑制性醛固酮增多症;也可以通过基因筛查发现与明确诊断。

4. 原发性醛固酮增多症的鉴别诊断

临床上还有一些疾病表现为高血压、低血钾,在确诊和治疗原醛前需要进行鉴别诊断。

(1) 分泌肾素的肿瘤 多为肾小球旁细胞肿瘤,其他尚有一些神经节细胞瘤(Wilms 瘤)或卵巢肿瘤中可能含分泌肾素的细胞。这种肿瘤极少见,由于它分泌肾素,导致血管紧张素 II 升高,后者又促进醛固酮分泌增多,临床表现类似原醛中的醛固酮瘤表现。

(2) 肾动脉狭窄 狭窄的肾动脉可以导致肾素分泌过多,产生继发性醛固酮增多。

(3) 原发性低肾素性高血压 这是与特发性醛固酮增多症(特醛)极易误诊的病种。由于药物或饮食等原因导致出现低血钾,同时可以出现与特醛一致的生化、激素表现。

(4) 先天性类固醇激素合成酶缺陷导致肾上腺皮质增生 导致体内盐皮质激素活性增高的先天性肾上腺皮质增生性的疾病有 17 -羟化酶基因缺陷、11β -羟化酶基因缺陷和11β -羟类固醇脱氢酶基因缺陷。

(5) Liddle 综合征 又称假性醛固酮增多症,患者体内肾素低,醛固酮也低,它是由于肾小管上皮细胞膜上钠通道蛋白(一种肾单位控制钠重吸收的限速因子)发生异常,多为蛋白的 β、γ 亚基基因突变,这些突变使钠通道常处激活状态,临床表现中除醛固酮低外,其他与原醛几乎一致。

(五) 治疗

由于原醛的病因不同,治疗方法就有所不同。

对肾上腺产醛固酮腺瘤,确定腺瘤部位后,手术治疗前,应该有充分的治疗前准备,纠正高血压、低血钾,降低手术和麻醉的风险。考虑手术前准备时间,产醛固酮腺瘤病情的严重性,手术前准备多应用较大剂量的螺内酯(安体舒通),一般手术前准备需要 1~2 周的时间。在此期间,注意监控患者血压和血钾的变化。

肾上腺皮质产醛固酮腺瘤的手术,基本都采用侧位经后腹膜腹腔镜腺瘤摘除术。

单侧肾上腺增生性原醛的患者,多主张手术,经后腹膜腹腔镜肾上腺全切术,手术后疗效多较理想。

糖皮质激素可抑制性醛固酮增多症的治疗多选用地塞米松,用最小剂量维持。

临床上原醛还有一大类病因,就是特发性醛固酮增多症,目前这一疾病的病因尚未明确,治疗仍存在许多问题。由于是双侧肾上腺增生,手术单侧,甚至双侧切除并不能最终解决高血压和低血钾的问题。诊断方法的进步使得越来越多的特醛患者被筛查出来,这更促使有效且安全的药物治疗成为必需。现有的药物中,螺内酯疗效确切但不良反应太大,新药依普利酮可能是临床治疗的新希望,但还有待临床验证,同时它们都有拮抗盐皮质激素受体,导致体内高醛固酮血症,是否引发新的问题也有待进一步研究。钙离子通道阻断剂、血管紧张素转换酶抑制剂和血管紧张素受体阻断剂对特醛症有一定的疗效,多个药物联合使用,可能会增加疗效,减少螺内酯用量,减轻不良反应,这在明确新药的疗效和安全性之前,应该是一个较好的治疗方法,并值得进一步研究。此外,对于醛固酮腺瘤患者,不能耐受手术或不愿手术者,也需要采用药物治疗。

目前治疗原醛症的主要药物,是在醛固酮受体水平进行拮抗,阻断其信号传导路径;经验性地使用钙离子通道阻断剂和血管紧张素转换酶抑制剂等药物,在临床也取得了一定疗效。

(汤正义)

三、肾上腺皮质功能减退

(一)概述

原发性慢性肾上腺皮质功能减退症(primary chronic adrenocortical hypofunction),又称阿迪森(Addison)病,由于双侧肾上腺的绝大部分被毁所致。继发性者由下丘脑—垂体病变引起。

(二)病因与发病机制

1. 感染

肾上腺结核为常见病因,常先有或同时有其他部位结核病灶如肺、肾、肠等。肾上腺被上皮样肉芽肿及干酪样坏死病变所替代,继而出现纤维化病变,肾上腺钙化常见。肾上腺真菌感染的病理过程与结核性者相近。艾滋病后期可伴有肾上腺皮质功能减退,多为隐匿性,一部分可有明显临床表现。坏死性肾上腺炎常由巨细胞病毒感染引起。严重脑膜炎球菌感染可引起急性肾上腺皮质功能减退症。严重败血症,尤其是对儿童可引起肾上腺内出血伴功能减退。

2. 自身免疫性肾上腺炎

两侧肾上腺皮质被毁,呈纤维化,伴淋巴细胞、浆细胞、单核细胞浸润,髓质一般不受毁坏。大多数患者血中可检出抗肾上腺的自身抗体。近半数患者伴其他器官特异性自身免疫病,称为**自身免疫性多内分泌腺体综合征(autoimmune polyendocrine syndrome,APS)**,多见于女性;而不伴其他内分泌腺病变的单一性自身免疫性肾上腺炎多见于男性。APS Ⅰ型见于儿童,主要表现为肾上腺功能减退,甲状旁腺功能减退及黏膜皮肤白念珠菌病,性腺(主要是卵巢)功能低下,偶见慢性活动性肝炎、恶性贫血。此综合征呈常染色体隐性遗传。APS Ⅱ型见于成人,主要表现为肾上腺功能减退、自身免疫性甲状腺病(慢性淋巴细胞性甲状腺炎、甲状腺功能减退症、Graves 病)、1 型糖尿病,呈显性遗传。

3. 其他较少见病因

恶性肿瘤转移、淋巴瘤、白血病浸润、淀粉样变性、双侧肾上腺切除、放射治疗破坏、肾上腺酶系抑制药如美替拉酮、氨鲁米特、酮康唑或细胞毒药物如米托坦的长期应用、血管栓塞等。

肾上腺脑白质营养不良症(adrenoleunodystrophy)为先天性长链脂肪酸代谢异常疾病,脂肪酸 β 氧化受阻,累及神经组织与分泌类固醇激素的细胞,致肾上腺皮质及性腺功能低下,同时出现神经损害。

(三)临床表现

最具特征性者为全身皮肤色素加深,暴露处、摩擦处乳晕、瘢痕等处尤为明显,黏膜色素沉着见于齿龈、舌部、颊黏膜等处,系垂体 ACTH、黑细胞刺激素(MSH)分泌增多所致。

其他症状包括:① 神经、精神系统:乏力,淡漠,疲劳,重者嗜睡、意识模糊,可出现精神失常。② 胃肠道:食欲减退,嗜咸食,胃酸过少,消化不良;有恶心,呕吐,腹泻者,提示病情加重。③ 心血管系统:血压降低,心脏缩小,心音低钝;可有头昏、眼花、直立性昏厥。④ 代谢障碍:糖异生作用减弱,肝糖原耗损,可发生低血糖症状。⑤ 肾:排泄水负荷的能力减弱,在大量饮水后可出现稀释性低钠血症;糖皮质激素缺乏及血容量不足时,抗利尿激素的释放增多,也是造成低血钠的原因。⑥ 生殖系统:女性阴毛、腋毛减少或脱落、稀疏,月经失调或闭经,但病情轻者仍可生育;男性常有性功能减退。⑦ 对感染、外伤等各种应激的抵抗力减弱,在发生这些情况时,可出现肾上腺危象。⑧ 如病因为结核且病灶活跃或伴有其他脏器活动性结核者,常有低热、盗汗等症状,体质虚弱,消瘦更严重。本病与其他自身免疫病并存时,则伴有相应疾病的临床表现。

肾上腺危象:危象为本病急骤加重的表现。常发生于感染、创伤、手术、分娩、过劳、大量出汗、呕吐、腹泻、失水或突然中断肾上腺皮质激素治疗等应激情况下。表现为恶心、呕吐、腹痛或腹泻、严重脱水、血压降低、心率快、脉细弱、精神失常、常有高热、低血糖症、低钠血症,血钾可低可高。如不及时抢救,可发展至休克、昏迷、死亡。

（四）实验室检查

1. 血液生化检查

可有低血钠、高血钾。脱水严重者低血钠可不明显，高血钾一般不重，如甚明显需考虑肾功能不全或其他原因。少数患者可有轻度或中度高血钙（糖皮质激素有促进肾、肠排钙作用），如有低血钙和高血磷则提示同时合并有甲状旁腺功能减退症。脱水明显者有氮质血症，可有空腹低血糖，糖耐量试验示低平曲线。

2. 血常规检查

常有正细胞正色素性贫血，少数患者合并有恶性贫血。白细胞分类示中性粒细胞减少，淋巴细胞相对增多，嗜酸性粒细胞明显增多。

3. 激素检查

（1）基础血、尿皮质醇、尿 17 - 羟皮质类固醇测定常降低，血浆皮质醇基础值≤82.77 nmol/L（3 μg/dl）可确诊本症，但也可接近正常。

（2）ACTH 兴奋试验　静脉滴注 ACTH 25 U，维持 8 h，观察尿 17 -羟皮质类固醇和（或）皮质醇变化，正常人在兴奋第 1 天较对照日增加 1～2 倍，第 2 天增加 1.5～2.5 倍。快速法适用于病情较危急，需立即确诊，补充糖皮质激素的患者。在静注人工合成 ACTH（1-24）0.25 mg 前及后 30 min 测血浆皮质醇，正常人血浆皮质醇增加 276～552 nmol/L（10～20 μg/dl）。对于病情较严重，疑有肾上腺皮质功能不全者，同时用静注（或静滴）地塞米松及 ACTH，在注入 ACTH 前、后测血浆皮质醇，如此既可进行诊断检查，又可同时开始治疗。

（3）血浆基础 ACTH 测定　明显增高，>55 pmol/L，常介于 88～440 pmol/L 之间（正常人 <18 pmol/L），而继发性肾上腺皮质功能减退者，ACTH 浓度降低。

4. 影像学检查

X 线摄片、CT 或 MRI 检查于结核病患者可示肾上腺增大及钙化阴影。其他感染、出血、转移性病变在 CT 扫描时也示肾上腺增大，而自身免疫性疾病所致者肾上腺不增大。

（五）诊断和鉴别诊断

本病需与一些慢性消耗性疾病相鉴别。最具诊断价值者为 ACTH 兴奋试验，本病患者示储备功能低下，而非本病患者，经 ACTH 兴奋后，血、尿皮质类固醇明显上升（有时可连续兴奋 2～3 d）。

对于急症患者有下列情况应考虑肾上腺危象：所患疾病不太严重而出现严重循环虚脱、脱水、休克、衰竭，不明原因的低血糖，难以解释的呕吐，体检时发现色素沉着、白斑病、体毛稀少、生殖器发育差。

（六）治疗

1. 基础治疗

使患者明了疾病的性质,应终身使用肾上腺皮质激素。

（1）糖皮质激素替代治疗　根据身高、体重、性别、年龄、体力劳动强度等,确定一个合适的基础量。宜模仿激素分泌昼夜节律在清晨睡醒时服全日量的2/3,下午4:00前服余下1/3。于一般成人,每日剂量开始时约氢化可的松20～30 mg或可的松25～37.5 mg,以后逐渐减量,约氢化可的松15～20 mg或相应量可的松。在有发热等并发症时适当加量。

（2）食盐及盐皮质激素　摄入量应充分,每日至少8～10 g,如有大量出汗、腹泻时应酌情加食盐摄入量,大部分患者在服用氢化可的松和充分摄盐下即可获得满意效果。有的患者仍感头晕、乏力、血压偏低,则需加用盐皮质激素,可每日口服9α-氟氢可的松,上午8:00一次口服0.05～0.1 mg。如有水肿、高血压、低血钾则须减量。

2. 病因治疗

如有活动性结核者,应积极给予抗结核治疗。补充替代剂量的肾上腺皮质激素并不影响对结核病的控制。如病因为自身免疫性疾病者,则应检查是否有其他腺体功能减退,如存在,则需作相应治疗。

3. 肾上腺危象治疗

为内科急症,应积极抢救。① 补充液体:典型的危象患者液体损失量约达细胞外液的1/5,故于初治的第1、2天内应迅速补充生理盐水每日2 000～3 000 ml。对于以糖皮质激素缺乏为主、脱水不甚严重者补盐水量适当减少。补充葡萄糖液以避免低血糖。② 糖皮质激素:立即静注氢化可的松或琥珀酸氢化可的松100 mg,使血皮质醇浓度达到正常人在发生严重应激时的水平。以后每6 h加入补液中静滴100 mg,第2、3天可减至每日300 mg,分次静滴。如病情好转,继续减至每日200 mg,继而100 mg。呕吐停止,可进食者,可改为口服。③ 积极治疗感染及其他诱因。

4. 外科手术或其他应激时治疗

在发生严重应激时,应每天给予氢化可的松总量约300 mg。大多数外科手术应激为时短暂,故可在数日内逐步减量,直到维持量。较轻的短暂应激,每日给予氢化可的松100 mg即可,以后按情况递减。

（洪　洁）

四、先天性肾上腺增生症

先天性肾上腺增生症(congenital adrenal hyperplasia, CAH)是一组由基因突变导致肾上腺皮质激素生物合成过程中必需酶或蛋白缺陷从而使肾上腺皮质类固醇激素合成障碍引起的疾病,由常染色体隐性遗传。在皮质激素合成过程中,由于不同的酶或蛋白缺陷而致皮质醇合成不足,ACTH 代偿性分泌增加,肾上腺皮质增生以弥补皮质激素合成的不足。

根据所累及的酶或蛋白不同,先天性肾上腺增生症发生率依次分为类固醇急性调节蛋白(steroid acute regulatory protein, StAR)缺陷所致的胆固醇转变为孕烯醇酮障碍引起的类脂性肾上腺增生症、17α 羟化酶/17,20 碳链裂解酶缺陷症(17OHD)、3β 类固醇脱氢酶缺陷症、21 羟化酶缺陷症(21OHD)和 11β 羟化酶缺陷症(11OHD)等。除 StAR 及 3β 类固醇脱氢酶(3βHSD)外,余均属于细胞色素氧化酶 P450(cytochrome P450, CYP)。由于酶在皮质激素合成过程中所处位置不同,临床表现也各不相同。而酶活性缺陷的程度与临床表型也有密切的关联。

在先天性肾上腺皮质增生症中,21 羟化酶缺陷症是最常见的类型。约占 90% 以上。而其余几种类型,由于其常染色体隐性遗传的特性,有其地区和种族的差异性。在东亚和韩国,以 StAR 缺陷引起的类脂性肾上腺增生较常见,而巴西,由于"祖先效应"的存在,17α 羟化酶/17,20 碳链裂解酶缺陷症反而成为第二位病因。本章仅就 21 羟化酶缺陷症及 17α 羟化酶/17,20 碳链裂解酶缺陷症做一详细介绍,其他类型特点见表 9 - 2。

(一) 21 羟化酶缺陷症

先天性肾上腺增生症(CAH)是引起假两性畸形的最常见病因,而 90% ~ 95% 的 CAH 是由 21 羟化酶缺陷所引起。

1. 发病机制

21OHD 为常染色体隐性遗传疾病,又有其独特的遗传学特点。White 和 Higashi 于 1986 年几乎同时报道人类存在两个高度同源的 CYP21 基因:编码基因(CYP21A2)和无功能基因(CYP21P)。21OHD 具有独特的遗传特性:即 90% 以上的基因突变为 CYP21A2 与 CYP21P 基因重组所致。因此,该疾患的基因突变有其常见类型和分布的广泛性。研究表明,21 -羟化酶缺陷症的基因突变类型和临床表型呈高度吻合(90%),不同的基因型分别与不同的表型相对应。

2. 病理生理

在肾上腺皮质激素的合成过程中,21 羟化酶分别将孕酮转化为 11 去氧皮质酮进一步合成醛固酮,将 17 羟孕酮转化为 11 去氧皮质醇进一步合成皮质醇。该酶活性下降时,使肾上腺盐皮质激素和糖皮质激素合成均受损,使电解质紊乱,不能维持机体正常的体液和血压,出现失盐表现甚至肾上腺皮质功能危象;而皮质醇减少,反馈抑制减弱,CRH 及 ACTH 代偿性升高,双侧肾上腺增生,使皮质醇及醛固酮合成尽可能达到正常水平。而在应激状态下可显现潜在的皮质功能低下。

过量堆积的酶底物如孕酮及 17 羟孕酮可导致肾上腺源性雄激素如脱氢表雄酮(DHEAS)合成过多,在外周进一步代谢合成睾酮,患者出现女性假两性畸形或男性性早熟。在胚胎期,由于雄激素的前体物质堆积(包括 DHEAS、雄烯二酮等),超出了胎盘芳香化酶的转化能力,使胎儿循环睾酮水平显著增加。男性可出现阴茎异常增大。在女性,如这种情况在妊娠 12 周以前出现,则可致阴唇融合、阴蒂肥大,严重者阴唇完全融合,泌尿和生殖道同一开口;在 12 周以后出现则仅表现为阴蒂肥大。

3. 临床表现

根据疾病的严重程度不同,可表现为失盐型(salt wasting form)、单纯男性化型(simple virilizing form)和非经典型(non-classical form)3 种类型。前两种类型又合称为经典型。这些类型之间并没有明显的分界点,在临床上表现为连续的疾病谱。

(1)失盐型 约占 21OHD 患者经典型总数的 2/3 以上。出生时即可表现明显的雄激素分泌过多的体征,如女性患儿的外生殖器畸形,包括阴蒂肥大,甚至形成小阴茎,阴唇呈膜状或全层融合;男性患儿外生殖器较正常新生儿为大。还可表现肾上腺皮质功能减退的征象,如出生时即有皮肤色素沉着、淡漠、拒食、体重下降等;一般在出生后 2 周内即出现呕吐、腹泻、脱水、血压下降,严重者可有低血糖和低血容量休克等危象发生。如不及时诊治,进一步循环衰竭,可致患儿迅速死亡。

由于肾上腺皮质激素尤其是醛固酮合成减少,潴钠能力减弱,可出现严重的低血钠、高血钾以及代谢性酸中毒;随着年龄增长,失盐症状可随之好转,可能与主动摄盐及肾脏保钠能力增强有关。在较大儿童中,失盐危象也可由各种应激状况诱发,如感染、外伤或手术和情感刺激等。

(2)单纯男性化型 患者存在明显雄激素过多表现,但无失盐表现。出生时患儿外生殖器的畸形并不比失盐型更严重。随着年龄的增长,女性患者外生殖器男性化程度进一步加重,而男性患者则可出现假性性早熟,表现为阴毛早现,阴茎增大同成人,可勃起,通常睾丸体积不能同比例增大,可能与雄激素反馈抑制促性腺激素水平有关。如有睾丸体积增大,应警惕睾丸的肾上腺残余组织增生或残余瘤,通常可伴有精子生成减少或睾丸间质(Leydig)细胞功能衰竭。

由于雄激素持续分泌过多,患者常有幼年或儿童期的快速生长史。表现为该时期的生长速度加快,明显高于同龄儿童,肌肉发达,奔跑速度及力气强于同龄人。随着骨骼的快速成熟,骨龄超前和骨骺闭合,生长速度减慢,其最终身高明显低于正常。

由于高雄激素血症和促激素水平的受抑,女性患者通常无月经初潮,偶可出现月经稀发或紊乱,乳腺发育不良甚至不发育,子宫卵巢呈幼稚型或多囊卵巢表现;并可出现其他男性化表现如嗓音变粗、喉结显现、多毛、痤疮等。

(3)非经典型 通常其肾上腺皮质的代偿性增生足以使醛固酮和皮质醇合成可以满足正常生理需要,其肾上腺源性雄激素的产生呈轻度或中等程度的升高。因此,临床表现极为多样性。女性患者可仅有多毛、痤疮、月经紊乱或生育能力下降等。常被误诊为多囊卵巢综合征。而男性患者轻中度雄激素过多更加不易察觉,详细询问病史,可发现青春期征象稍提前,生育能力可能下降等。

4. 实验室检查

激素水平的评价在21OHD诊断中非常重要。血尿皮质醇以及24 h尿皮质醇常呈不同程度的降低,ACTH水平在经典型患者显著升高,在非经典型患者则不明显。血尿醛固酮水平在失盐型因合成酶缺陷常低于正常,而在单纯男性化型由于肾素—血管紧张素—醛固酮系统的激活可高于正常。肾上腺源性雄激素如脱氢表雄酮(DHEA),以及其他雄激素如雄烯二酮、睾酮均显著高于正常,甚至可超过成年男性。女性雌激素水平降低。垂体分泌的促性腺激素如FSH、LH受抑可正常或低于正常。

除此之外,21OHD的诊断很大程度上依赖于17羟孕酮(17OHP)的水平。作为21羟化酶的主要底物,17OHP可明显升高。经典型21OHD的17OHP水平可 >50 μg/L,对于非典型的21OHD,临床症状不典型且17OHP可正常,快速ACTH兴奋试验成为公认标准诊断实验。给予ACTH 250 μg静脉推注,分别于用药前和用药后60 min取血测17OHP水平,如超过15 μg/L,结合临床特点即可诊断21OHD。

肾上腺的影像学检查是必需的。典型患者可见双侧肾上腺均质增生。结节样增生可见于单侧或双侧。未能及时治疗患者增生严重甚至失去肾上腺原有轮廓。失盐型患者还应进行常规血尿电解质的测定,动脉血气分析判断有无酸碱代谢紊乱。男性患者的睾丸B超检查及女性患者的子宫和双附件超声也是必需的。对于严重的两性畸形,还需进行染色体核型的鉴定。

5. 诊断与鉴别诊断

如新生儿出现失盐表现,且女性患儿外生殖器畸形,或男性患儿过于粗大;或者幼年期有快速生长,并有女性男性化或男性性早熟;或者成年女性的高雄激素血症表现,均要考虑到21OHD的可能。完善各项检查进一步明确诊断。激素水平的测定及快速ACTH兴奋实验对诊断非常重要。基因诊断可进一步确认。

21OHD需与CAH的其他类型尤其是雄激素合成增加的11β羟化酶缺陷症进行鉴别。

在男性患者,需与真性性早熟及睾丸肿瘤鉴别。长期高水平的肾上腺源性雄激素也可使21OHD患者下丘脑—垂体—性腺轴发育成熟,开始治疗后,睾酮水平的突然下降常可使之转变成为真性性早熟。而睾丸肿瘤所致雄激素增多,应与睾丸的肾上腺残余组织增生鉴别。详细的病史和体格检查可进行鉴别。

女性患者应与引起雄激素分泌增加的其他病因,如卵巢肿瘤、库欣综合征、多囊卵巢综合征等相鉴别。地塞米松抑制实验以及快速ACTH兴奋实验是很好的鉴别手段。

6. 治疗

(1)皮质激素替代 对21羟化酶缺陷症患者给予肾上腺皮质激素替代治疗始于20世纪50年代。超生理剂量的皮质激素替代,可补充皮质醇合成的不足,纠正水和电解质失衡,还可以阻断CRH和ACTH的代偿性升高,使过量的雄激素合成下降。治疗的原则除纠正病理生理的紊乱外,重要的是维持合适的剂量,以避免过量的雄激素或替代的皮质激素对患者生长发育的影响,保证其正常的最终身高。

(2)性分化异常治疗　对于21OHD患者,主要是女性患者的外生殖器畸形的校正。对于明显的阴蒂增大和阴唇融合,应尽早进行外生殖器的矫形手术,并在成年开始规律性生活后行阴道成形术。而女性患者的第二性征发育及其他症状,通常在合适的激素替代后可以得到改善:有规律的月经来潮,乳腺发育,多毛痤疮等皮肤症状改善。

(3)心理治疗　大多数女性患者会从出生时即当做女性抚养,但雄性化的外观给她们带来很多社会和心理压力;对于极少数社会和心理性别为男性的女性患者,更需要性别选择的谨慎。男性患者的心理影响较小。研究表明,即使没有严重的生殖器畸形,过多的雄激素水平对中枢神经系统发育及日常行为也有影响。因此,进行系统和全面的心理校正和治疗是非常必需的。

(4)产前诊断与治疗　绒毛膜活检和羊膜囊穿刺技术使21OHD的产前诊断成为可能。对于曾有患儿生产史或可能的妊娠妇女,应进行产前诊断。目前,产前诊断有两种方式:激素测定和基因诊断。对于单纯男性化和非经典型,后者可能更准确。

(二) 17α 羟化酶/17,20 碳链裂解酶缺陷症

17α 羟化酶/17,20 碳链裂解酶缺陷症(17OHD)是先天性肾上腺增生的少见类型,目前仅报道约200例左右。1966年,Biglieri报道首例17OHD:35岁女性,临床以高血压、低血钾,性幼稚、原发性闭经为主要表现。随着分子生物学的进展,Chung等于1987年从人肾上腺和睾丸组织克隆了p450c17基因,并发现该基因所编码的蛋白存在两种酶活性:17α羟化酶和17,20碳链裂解酶活性。随后的一系列研究将该基因逐步定位于10q24.3。近年来,人们不仅可以将突变基因进行体外表达进一步明确该突变位点对于基因功能的影响,而且利用互联网资源及生物信息技术评价基因突变所致的氨基酸改变对于三维结构的影响,以至于对蛋白功能的影响,更加有助于对病理生理机制的探讨和临床表型的理解。

1. 病理生理与临床表现

p450c17 兼具羟化酶和裂解酶两种活性。前者的作用是将孕烯醇酮/孕酮转化成为皮质醇的前体物质17羟孕烯醇酮/17羟孕酮,后者则是将17和20位碳链裂解产生雌激素和肾上腺雄激素的前体物质。当CYP17A1基因突变导致17α羟化酶/17,20碳链裂解酶功能缺陷时,肾上腺网状带、束状带及球状带类固醇激素的合成均可被影响。对于束状带糖皮质激素合成的影响是:皮质醇合成显著减少,促皮质激素(ACTH)反应性分泌增加,双侧肾上腺增生。而由于该酶功能受累,使得酶的底物及其前体物质积聚,盐皮质激素产生通路中去氧皮质酮(DOC)大量增加,该物质强大的理糖作用和理盐作用,前者可代偿皮质醇的不足,患者极少出现肾上腺皮质功能危象的表现,但可有消瘦和色素沉着。DOC对盐代谢的影响则表现为水钠潴留、血容量增加出现高血压、低血钾和代谢性碱中毒等表现;而肾素活性显著受抑,醛固酮合成下

降。雌激素和睾酮等性腺类固醇激素产生障碍,青春期形成高促性腺激素性腺功能低下,导致女性(染色体46XX)第二性征不发育,表现为性幼稚、原发性闭经。而在男性,由于胚胎期的睾丸组织,仍可正常分泌抗苗勒管激素(AMH),使副中肾管退化,无子宫输卵管出现,内生殖器为男性;而睾酮合成不足,使外生殖器分化呈女性化,表现为阴道盲端,呈假两性畸形。

2. 治疗

17羟化酶/17,20裂解酶缺陷症的治疗原则同其他先天性肾上腺增生的患者类似,即纠正类固醇激素合成紊乱,包括补充分泌不足的激素,抑制过多分泌的激素。患者酶活性缺陷不同,个体差异性较大,因此药物选择应综合考虑患者本身特点,阶段治疗目的和药物不良反应。

其他先天性肾上腺增生症比较少见,其临床特点见表9-2。

表9-2 先天性肾上腺增生症的分型及临床特点

疾病名称	21OHD	17OHD	11OHD	3βHSD	类脂性增生
致病基因	CYP21A2	CYP17A1	CYP11B1	HSD3B2	StAR
临 床 表 现					
失盐表现	可有	无	无	可有	有
高血压	无	有	有	无	有
低血钾	无	有	有	无	有
男性性早熟	有	无	有	有	无
女性男性化	有	无	有	有	无
男性假两性	无	有	无	有	有
女性性幼稚	无	有	无	无	有
受 累 激 素					
皮质醇	↓/→	↓	↓/→	↓/→	↓
醛固酮	↓(仅见于失盐型,余可→/↑)	↓	↓/→	↓/→	↓
ACTH	↑	↑	↑	↑	↑
肾素活性	↑	↑	↑	↑	↑
雄激素	↑	↓	↑	男性↓/女性↑	↓
促性腺激素	↓	↓	↓	↓	↓
17羟孕酮	↑	↓	↑	↓	↓
孕酮	↑	↑	↑	↓	↓
骨龄	提前	滞后	提前	男性滞后/女性提前	滞后

(李小英 杨 军)

第二节　肾上腺髓质的内分泌疾病

嗜铬细胞瘤(pheochromocy toma)是肾上腺髓质以及其他任何肾上腺素能系统的嗜铬组织产生过多儿茶酚胺的肿瘤。临床上引起高血压,若不及时诊断,贻误治疗,可造成严重的心、脑、肾血管损害,最终多可致死。嗜铬细胞瘤可发生于任何年龄,但最多见于 40～50 岁。

(一) 分类与病因

嗜铬细胞瘤是起源于肾上腺素能系统的嗜铬细胞的肿瘤。85%～90% 来源于肾上腺髓质,绝大多数为单个腺瘤。10%～15% 的肿瘤来源于肾上腺外交感神经系统的嗜铬细胞,可见于胸腔、颈、椎体旁、颅底、主动脉旁体(Zuckerkandl 器)、膀胱、脑等部位。起源于交感神经节或肾上腺外的嗜铬细胞瘤又称副神经节瘤(paraganglioma),其与肾上腺髓质源性嗜铬细胞瘤具有同样的功能特征,然更具有恶变倾向(38%)及多发性倾向。恶性嗜铬细胞瘤约占 10%,是指在正常无嗜铬组织的部位出现嗜铬组织。根据是否具有家族史,可分为遗传性和散发性嗜铬细胞瘤。嗜铬细胞瘤可为 II 型多发性内分泌腺瘤病(又称 Sipple 综合征)、视网膜和中枢神经血管母细胞瘤病(VHL)或神经纤维瘤 1 型(NF1)的组成部分之一。

(二) 临床表现

嗜铬细胞瘤由于持续及(或)脉冲式释放大量儿茶酚胺,作用在不同的肾上腺能受体,使嗜铬细胞瘤的表现复杂多变,但绝大多数患者呈以下表现。

1. 高血压症群

(1) 阵发性高血压　约占 45%。此型症状突出,易于被认识。发作时血压突然上升,发作时或发作后常伴有以下症状,按发生率的高低依次为:严重头痛,出汗,心动过速(有时继以反射性迷走神经兴奋而出现心动过缓),紧张焦虑,面色苍白等。部分患者可有一过性四肢厥冷,心电图示一过性心律失常,心肌损害或缺血。少数患者可发生急性肺水肿,甚至可因凶险的心律失常及(或)急性心肌梗死而猝死。阵发性高血压型患者发作的频率和时间因人而异,可数周至数月一次,每次历数十秒至数十分钟,且有发作渐趋频繁及发作时间越来越长的倾向。虽然发作频率与时间不同,但同一患者每次发作的症状和顺序基本相似。

(2) 持续性高血压　约占 56%,症状较轻,酷似原发性高血压,因而易被忽略。此型患者可一开始呈持续性,也可由阵发性发展至持续性。但多数患者由于血循环中儿茶酚胺浓度的变化而使血压有较大的波动。

2. 高代谢率状态

更易见于同时分泌去甲肾上腺素和肾上腺素,或单分泌肾上腺素的嗜铬细胞瘤。可表现为以下症群:

可有发热,体温升高多在 1～2℃,偶有高热。由于肝糖原分解加速及胰岛素分泌抑制,可有高血糖、糖尿及葡萄糖耐量减退等表现。基础代谢率增高,但甲状腺激素水平正常。由于长期肌糖原分解,乳酸生成增多,并在肝脏中转化为肝糖原,致使肌肉消耗、肌无力、疲乏软弱。由于脂肪分解加速,游离脂肪酸增高,胆固醇也可增高,脂肪组织减少,体重减轻。脂质代谢紊乱还可诱发动脉硬化。

3. 实验室检查

嗜铬细胞瘤诊断的关键在于对阵发性或持续性高血压而无肾脏疾病及其他病因的年轻或中年患者,尤其是血压波动性大、显著高血压(平均舒张压 >105 mmHg),而对一般降压无效或呈反常性反应,以及伴有交感神经过度兴奋或肾上腺素分泌过多的表现者,应高度警惕。

(三)实验室检查

1. 尿儿茶酚胺测定

嗜铬细胞瘤患者常成倍增高,超过正常值 2 倍以上有诊断意义。尿儿茶酚胺反映整个留尿期的儿茶酚胺释放量。因此,阵发性高血压型非发作期可以正常。

2. 尿 3 甲氧-4 羟苦杏仁酸(VMA)测定

VMA 是儿茶酚胺的最终代谢产物,包括肿瘤内进行代谢的儿茶酚胺。正常尿排量为 15～35 μmol/24 h(3～7 mg/24 h)。本病患者常显著增高。对阵发性高血压型嗜铬细胞瘤应多次反复测定。

3. 血浆间羟肾上腺素类似物(MN)测定

包括甲氧基肾上腺素(MN)和甲氧基去甲肾上腺素(NMN),是儿茶酚氨的中间代谢产物,敏感性与特异性强,其诊断敏感性和特异性均可达到 90% 以上,是首选的生化诊断方法。

4. 药理学试验

适用于本病阵发性高血压型的间歇期以及 Ⅱ 型多发性内分泌腺瘤病的家族成员中筛选有无潜在的嗜铬细胞瘤。但激发试验有一定的危险性,需慎重选择,血压 >170/100 mmHg 不宜采用本试验,且各种方法均有不同程度的假阳性与假阴性。试验前,降压药至少停用 1 周,镇静剂至少停用 24 h。近年来,随着间羟肾上腺素类似物等多种激素测定的运用,激发试验已很少使用。

5. 影像学检查

约 98% 嗜铬细胞瘤位于腹腔内,85%～90% 位于肾上腺髓质,其中绝大多数为单个腺瘤。本病的定位检查方法很多,近年来多以 CT 扫描、碘〔^{131}I〕-间碘苄胍(^{131}I-MIBG)取代传统的旧方法。

(1)**B 型超声波检查**　B 超检查方便、安全、费用低、检出率高,临床作为首选。

(2)**CT 扫描/磁共振成像检查**　能发现 1~2 cm 以上的肾上腺肿块,且磁共振图像可区别肾上腺皮质腺瘤和肾上腺髓质的肿瘤。与 CT 联合使用可提高诊断率,必须结合临床。

(3)**^{131}I-MIBG 闪烁扫描**　MIBG 结构与去甲肾上腺素相似,能被嗜铬细胞摄取,所以既能定位,也能定性。对于肾上腺外副神经节瘤具有较高的诊断价值。试验前需连服数日复方碘溶液(Lugol 液),每天 40 mg,以封闭甲状腺的吸碘量。

(四)诊断与鉴别诊断

1. 诊断

嗜铬细胞瘤的诊断首先依赖其临床表现,出现典型症状者较容易引起重视,同时应警惕无症状患者。对于临床上怀疑嗜铬细胞瘤的患者,均应进行相关生化检测,应结合多项生化检测指标以提高诊断率。一旦经生化诊断明确嗜铬细胞瘤,则应进一步进行定位诊断,包括 B 超、CT、MRI 以及 MIBG 等检查。

2. 鉴别诊断

嗜铬细胞瘤主要应与各种病因引起的高血压病相鉴别,包括急进型高血压、肾原性高血压、肾动脉狭窄及闭塞、原发性醛固酮增多症、更年期高血压等。此外,尚须与甲状腺功能亢进症及糖尿病相鉴别。

(1)**库欣综合征**　主要是由于糖皮质激素过多引起的一系列临床症群。库欣综合征约 80% 有高血压症状。库欣综合征患者血压通常中度升高。此外还伴有三大代谢紊乱,出现满月脸、水牛背、皮肤紫纹、糖尿病,甚至骨质疏松等。

(2)**原发性醛固酮增多症**　主要是由于肾上腺皮质增生或肿瘤分泌过多醛固酮所引起的一种临床综合征。主要有低血钾、高血钠、代谢性碱中毒、血肾素降低,血、尿醛固酮增高。这种病症一般多发生于 30~50 岁,女性多于男性。

(3)**甲亢**　是由于甲状腺分泌过多的甲状腺激素而引起的一种疾病。临床上患者主要表现为多食、易饿、消瘦、心慌、怕热、出汗、失眠、乏力、双手发抖等。单纯收缩期高血压或以收缩期高血压为主,且有高动力循环状态的症状和体征。一般认为,在过量甲状腺激素作用下,心脏处于高动力状态,心输出量增加,是引起收缩性高血压的重要原因。血浆 T_3、T_4 水平明显升高,以及 TSH 水平低下,可确定诊断。

(五)治疗

1. 内科治疗

适宜于控制症状、术前准备、手术不耐、不能摘除及恶性嗜铬细胞瘤术后复发者。

主要使用 α 受体阻滞剂,在此基础上可加用 β 受体阻滞剂或钙离子拮抗剂及血管紧张素转换酶抑制剂等。

(1) 苯苄胺　为 α_1 及 α_2 阻滞剂,半衰期长,开始 10 mg,2 次/d,以后根据治疗反应逐渐加量,一般每日 30~40 mg 分次口服,即可获得满意控制。缺点有直立性低血压、鼻塞、瞳孔缩小、恶心、流涎,以及因 α 受体阻滞后 β 受体活性增强而出现心动过速。

(2) 哌唑嗪　为选择性 α_1 受体阻滞剂,可避免全部 α 受体阻滞引起的上述不良反应。对嗜铬细胞瘤非常敏感,所以也有人以此作为诊断本病的药理试验,开始口服 0.5 mg,观察血压数小时,以后视病情逐渐加量,多数患者每日 6~10 mg 已足够。可作术前预防用药,但该药半衰期短,难以维持稳定血浓度,不一定能预防手术等应激情况下血压突然增高。

(3) β 受体阻滞剂　适合于有心动过速和心律不齐者。用此类药物前必须先用 α 阻滞剂使血压下降,然后用小量 β 受体阻滞剂,一般每日用普萘洛尔(心得安)10~40 mg,分次口服。若单用 β 受体阻滞剂可引起 α 肾上腺素能兴奋致血压升高,并有诱发心力衰竭和肺水肿的危险。

(4) 血管紧张素转换酶抑制剂　少数患者对卡托普利(captopril)有效,可能与血管紧张素介导交感神经末梢儿茶酚胺的释放有关。此类药物尤适用于嗜铬细胞瘤并发左心功能不全者,可单用或与 α 受体阻滞剂交替使用。

2. 手术治疗

嗜铬细胞瘤的根本治疗在于肯定诊断后及早手术。对于双侧增生的病例,主张切除一侧肾上腺,另一侧作次全切除。

3. 化疗和放疗

适用于恶性嗜铬细胞瘤已有转移和手术不耐者,但多数患者对化疗和放疗并不敏感。可用链脲霉素,但效果不肯定。最近有人用 ^{131}I-MIBG 治疗获一定效果,但部分恶性嗜铬细胞瘤的肿瘤细胞不易摄取此药,因而未必有效。新近有人合用环磷酰胺、长春新碱及达卡巴嗪取得了较好效果。

(王卫庆)

第十章 胰腺的内分泌疾病

第一节 糖 尿 病

一、概 述

糖尿病(diabetes mellitus)是一组由遗传和环境等多种因素共同作用所致,因胰岛 B 细胞分泌胰岛素缺陷及(或)周围组织对胰岛素的敏感性降低(胰岛素抵抗),以血糖水平升高为主要特征的代谢病。

根据病因及临床表现的不同,糖尿病可分为 4 种类型:1 型糖尿病、2 型糖尿病、其他特殊类型的糖尿病以及妊娠糖尿病(gestational diabetes mellitus,GDM)。

二、病因与发病机制

糖尿病的病因和发病机制较为复杂,至今尚未完全明了。不同类型的糖尿病的病因和发病机制各异,即使在同一类型中也不尽相同。

(一) 1 型糖尿病

绝大多数为自身免疫性 1 型糖尿病,其病因和发病机制尚未完全阐明,目前认为与遗传因素、环境因素及自身免疫因素有关。

1. 遗传因素

遗传学研究显示 1 型糖尿病是多基因、多因素共同作用的结果。

2. 环境因素

与 1 型糖尿病发病有关的环境因素主要有病毒感染、化学物质及饮食因素等,以病毒感染最重要。

(1)病毒感染 病毒直接破坏胰岛 B 细胞;病毒损伤胰岛 B 细胞后激发自身免疫反应,进一步损伤 B 细胞;病毒作用于免疫系统诱发自身免疫反应。

（2）化学因素 对胰岛 B 细胞有毒性作用的化学物质或药物侵入胰岛 B 细胞，导致 B 细胞破坏。

（3）饮食因素 据报道牛奶喂养的婴儿以后发生 1 型糖尿病的风险高,有人认为牛奶与胰岛 B 细胞表面某些抗原相似有关。牛奶蛋白只对有 HLA DQ/DR 易感基因的个体敏感,引发自身免疫反应使胰岛 B 细胞受损害而引发 1 型糖尿病。

3. 自身免疫因素

约 90% 新发病的患者循环血中有多种胰岛 B 细胞自身抗体,目前发现至少有 10 种。其中重要的有胰岛细胞自身抗体(ICA)、胰岛素自身抗体(IAA)、谷氨酸脱羧酶自身抗体(GADA)及酪氨酸磷酸酶自身抗体(IA - 2、IA - 2β)等。这些抗体均为胰岛 B 细胞自身免疫和损伤的标志,在糖尿病发病前,血清中已存在某些抗体,这对 1 型糖尿病的预测有一定意义。细胞免疫在 1 型糖尿病发病作用比体液免疫更为重要。

（二）2 型糖尿病

1. 遗传因素

大多数 2 型糖尿病为多个基因及环境因素共同参与并相互作用的多基因多环境因素复杂病。胰岛素抵抗和胰岛 B 细胞功能缺陷(胰岛素分泌不足)是 2 型糖尿病的基本特征。

2. 环境因素

流行病学研究表明,肥胖、高热量饮食、体力活动不足及增龄是 2 型糖尿病最主要的环境因素,有高血压、血脂紊乱、葡萄糖耐量异常(IGT)或空腹血糖降低(IFG)者患病风险也增加。

3. 胎儿和婴儿期低体重

影响内分泌腺体的发育而导致胰岛细胞体积变小,在长期胰岛素抵抗等重压下易发生 B 细胞功能衰竭;限制前脂肪细胞的形成,使成人期脂肪细胞数目减少。

三、临 床 表 现

（一）基市临床表现

糖尿病的临床表现常被描述为"三多一少",即多尿、多饮、多食和体重减轻。

（二）常见类型糖尿病的临床特点

1. 1 型糖尿病

（1）自身免疫性 1 型糖尿病(1A 型) 诊断时临床表现变化很大,可以是轻度非特异性症状、典型三多一少症状或昏迷,取决于病情发展阶段。多数青少年患者起病较急,症状较明显;未及时诊断治疗,当胰岛素严重缺乏或病情进展较快时,可出现糖尿病酮症酸中毒(DKA),危及生命(详见下文"糖尿病酮症酸中毒")。某些成年患者,起病缓慢,早期临床表现不明显,经历一段或长或短的糖尿病不需胰岛素治疗的阶段,有称为"成人隐匿性自身免疫性糖尿病(LADA)"。

(2)特发性1型糖尿病(1B型) 通常急性起病,胰岛B细胞功能明显减退甚至衰竭,临床上表现为糖尿病酮症甚至酸中毒,但病程中B细胞功能可以好转以至于一段时期无须继续胰岛素治疗。胰岛B细胞自身抗体检查阴性。在不同人种中临床表现可有不同。病因未明,其临床表型的差异反映出病因和发病机制的异质性。诊断时需排除单基因突变糖尿病。

2. 2型糖尿病

一般认为,95%糖尿病患者为2型糖尿病(T2DM)。可发生在任何年龄,但多见于成人,常在40岁以后起病;多数发病缓慢,症状相对较轻,半数以上无任何症状;不少患者因慢性并发症、伴发病或仅于健康检查时发现。很少自发性发生DKA,但在感染等应激情况下也可发生DKA。T2DM的IGR和糖尿病早期不需胰岛素治疗的阶段一般较长,随着病情进展,相当一部分患者需用胰岛素控制血糖、防治并发症或维持生命。常有家族史。临床上肥胖症、血脂异常、脂肪肝、高血压、冠心病、葡萄糖耐量减低(IGT)或T2DM等疾病常同时或先后发生,并伴有高胰岛素血症,目前认为这些均与胰岛素抵抗有关,称为代谢综合征。有的早期患者进食后胰岛素分泌高峰延迟,餐后3~5h血浆胰岛素水平不适当地升高,引起反应性低血糖,可成为这些患者的首发临床表现。

3. 某些特殊类型糖尿病

(1)青年人中的成年发病型糖尿病(MODY) 是一组高度异质性的单基因遗传病。主要临床特征:① 有3代或以上家族发病史,且符合常染色体显性遗传规律;② 发病年龄<25岁;③ 无酮症倾向,至少5年内不需用胰岛素治疗。

(2)线粒体基因突变糖尿病 最早发现的是线粒体tRNA亮氨酸基因3243位点发生A→G点突变,引起胰岛B细胞氧化磷酸化障碍,抑制胰岛素分泌。临床特点为:① 母系遗传;② 发病早,B细胞功能逐渐减退,自身抗体阴性;③ 身材多消瘦[体质指数(BMI)<24];④ 常伴神经性耳聋或其他神经肌肉表现。

4. 妊娠期糖尿病(GDM)

妊娠过程中初次发现的任何程度的糖耐量异常,均可认为是GDM。GDM不包括妊娠前已知的糖尿病患者,后者称为"糖尿病合并妊娠"。但两者均需有效处理,以降低围生期疾病的患病率和病死率。GDM妇女分娩后血糖可恢复正常,但若干年后可发生T2DM的高度危险性。此外,GDM患者中可能存在各种类型糖尿病,因此,应在产后6周复查,确认其归属及分型,并长期追踪观察。

四、并发症

(一)急性严重代谢紊乱

指糖尿病酮症酸中毒和高血糖高渗状态。

（二）感染性并发症

糖尿病患者常发生疖、痈等皮肤化脓性感染，可反复发生，有时可引起败血症或脓毒血症。皮肤真菌感染如足癣、体癣也常见。真菌性阴道炎和巴氏腺炎是女性患者常见并发症，多为白念珠菌感染所致。糖尿病合并肺结核的发生率较非糖尿病者高，病灶多呈渗出干酪性，易扩展播散，形成空洞。肾盂肾炎和膀胱炎多见于女性患者，反复发作可转为慢性。

（三）慢性并发症

1. 大血管病变

与非糖尿患者群相比较，糖尿患者群中动脉粥样硬化的患病率较高，发病年龄较轻，病情进展较快。作为代谢综合征的重要组分，已知动脉粥样硬化的易患因素如肥胖、高血压、脂代谢异常等在糖尿病（主要是 T2DM）人群中的发生率均明显增高。动脉粥样硬化主要侵犯主动脉、冠状动脉、脑动脉、肾动脉和肢体外周动脉等，引起冠心病、缺血性或出血性脑血管病、肾动脉硬化、肢体动脉硬化等。

2. 微血管病变

微血管是指微小动脉和微小静脉之间、管腔直径 $< 100~\mu m$ 的毛细血管及微血管网。微血管病变是糖尿病的特异性并发症，典型改变是微循环障碍和微血管基膜增厚，发生机制极为复杂，除了与上述糖尿病慢性并发症的共同发病机制有关外，尚涉及以下方面：① 细胞内信号转导过程异常；② 细胞外信号分子调节异常，如各种生长因子和细胞因子、肾素—血管紧张素系统（RAS）异常等；③ 全身因素引起的局部变化，如高血压、血脂异常、交感神经系统活性异常等。微血管病变主要表现在视网膜、肾、神经和心肌组织，其中尤以糖尿病肾病和视网膜病为重要。

（1）糖尿病肾病　常见于病史超过 10 年的患者。是 1 型糖尿病（T1DM）患者的主要死亡原因；在 T2DM，其严重性仅次于心、脑血管病。

（2）糖尿病性视网膜病变　糖尿病病程超过 10 年，大部分患者合并程度不等的视网膜病变，是失明的主要原因之一。

（3）其他　心脏微血管病变和心肌代谢紊乱可引起心肌广泛灶性坏死。称为糖尿病心肌病，可诱发心力衰竭、心律失常、心源性休克和猝死。此并发症可以加重那些同时患有糖尿病和其他心脏病患者的预后。

3. 神经系统并发症

可累及神经系统任何一部分。认为其发生机制尚涉及大血管和微血管病变、免疫机制以及生长因子不足等。

（1）中枢神经系统并发症　① 伴随严重 DKA、高血糖高渗状态或低血糖症出现的神志改变；② 缺血性脑卒中；③ 脑老化加速及老年性痴呆危险性增高等。

（2）周围神经病变　最为常见，通常为对称性，下肢较上肢严重，病情进展缓慢。先出现肢端感觉异常，可伴痛觉过敏、疼痛；后期可有运动神经受累，出现肌力减弱甚至肌萎缩和瘫痪。腱反射早期亢进、后期减弱或消失，音叉震动感减弱或消失。电生理检查可早期发现感觉和运动神经传导速度减慢。单一外周神经损害较少发生，主要累及脑神经。

（3）自主神经病变　也较常见，并可较早出现，影响胃肠、心血管、泌尿生殖系统功能。临床表现为瞳孔改变（缩小且不规则、光反射消失、调节反射存在），排汗异常（无汗、少汗或多汗），胃排空延迟（胃轻瘫）、腹泻（饭后或午夜）、便秘等，直立性低血压、持续心动过速、心搏间距延长等，以及残尿量增加、尿失禁、尿潴留、阳痿等。

（4）糖尿病足与下肢远端神经异常和不同程度外周血管病变相关的足部溃疡、感染和（或）深层组织破坏　轻者表现为足部畸形、皮肤干燥和发凉、胼胝（高危足）；重者可出现足部溃疡、坏疽。糖尿病足是截肢、致残主要原因。

（5）其他　糖尿病还可引起视网膜黄斑病（水肿）、白内障、青光眼、屈光改变、虹膜睫状体病变等其他眼部并发症。皮肤病变也很常见，某些为糖尿病特异性，大多数为非特异性，但临床表现和自觉症状较重。

五、实验室检查

（一）糖代谢异常严重程度或控制程度的检查

1. 尿糖测定

大多采用葡萄糖氧化酶法，测定的是尿葡萄糖，尿糖阳性是诊断糖尿病的重要线索。尿糖阳性只是提示血糖值超过肾糖阈（大约 10 mmol/L），因而尿糖阴性不能排除糖尿病可能。并发肾脏病变时，肾糖阈升高，虽然血糖升高，但尿糖阴性。妊娠期肾糖阈降低时，虽然血糖正常，尿糖可阳性。

2. 血糖测定和口服葡萄糖耐量试验（OGTT）血糖升高

是诊断糖尿病的主要依据，又是判断糖尿病病情和控制情况的主要指标。

当血糖高于正常范围而又未达到诊断糖尿病标准时，须进行 OGTT。OGTT 应在清晨空腹进行，成人口服 75 g 无水葡萄糖或 82.5 g 含一分子水的葡萄糖，溶于 250～300 m 水中，5～10 min 内饮完，空腹及开始饮葡萄糖水后 2 h 测静脉血浆葡萄糖。儿童服糖量按每千克体重 1.75 g 计算，总量不超过 75 g。

3. 糖化血红蛋白（GHbA1c）和糖化血浆白蛋白测定

GHbA1 是葡萄糖或其他糖与血红蛋白的氨基发生非酶催化反应（一种不可逆的蛋白糖化反应）的产物，其与血糖浓度呈明显正相关。GHbA1 有 a、b、c 3 种，以 GHbA1C（A1C）最为主要。正常人 HbA1C 占血红蛋白总量的 3%～6%，不同实验室之间其参考值有一定差异。血糖控制不良者 HbA1C 升高，并与血糖升高的程度相关。

由于红细胞在血循环中的寿命约为 120 d,因此 HbA1C 反映患者近 8 ~ 12 周总的血糖水平,为糖尿病控制情况的主要监测指标之一。血浆蛋白(主要为白蛋白)同样也可与葡萄糖发生非酶催化的糖化反应而形成果糖胺(FA),其形成的量与血糖浓度相关,正常值为 1.7 ~ 2.8 mmol/L。由于白蛋白在血中浓度稳定,半衰期为 19 d,故 FA 反映患者近 2 ~ 3 周内总的血糖水平,为糖尿病患者近期病情监测的指标。

(二)胰岛 B 细胞功能检查

1. 胰岛素释放试验

正常人空腹基础血浆胰岛素为 35 ~ 145 pmol/L(5 ~ 20 mU/L)。口服 75 g 无水葡萄糖(或 100 g 标准面粉制作的馒头)后,血浆胰岛素在 30 ~ 60 min 上升至高峰,峰值为基础值 5 ~ 10 倍,3 ~ 4 h 恢复到基础水平。本试验反映基础和葡萄糖介导的胰岛素释放功能。胰岛素测定受血清中胰岛素抗体和外源性胰岛素干扰。

2. C 肽释放试验

方法同上。基础值 > 400 pmol/L,高峰时间同上,峰值为基础值 5 ~ 6 倍;也反映基础和葡萄糖介导的胰岛素释放功能。C 肽测定不受血清中的胰岛素抗体和外源性胰岛素影响。

3. 其他检测

B 细胞功能的方法如静脉注射葡萄糖—胰岛素释放试验可了解胰岛素释放第一时相,胰升糖素—C 肽刺激试验反映 B 细胞储备功能等,可根据患者的具体情况和检查目的而选用。

(三)并发症检查

根据病情需要选用血脂、肝肾功能等常规检查,急性严重代谢紊乱时的酮体、电解质、酸碱平衡检查,心、肝、肾、脑、眼科以及神经系统的各项辅助检查等。

(四)有关病因和发病机制的检查

GAD65 抗体、IAA 及 IA - 2 抗体的联合检测,胰岛素敏感性检查,基因分析等。

六、诊断和鉴别诊断

大多数糖尿病患者,尤其是早期 T2DM 患者,并无明显症状。在临床工作中要善于发现糖尿病,尽可能早期诊断和治疗。糖尿病诊断以血糖异常升高作为依据,应注意单纯空腹血糖正常不能排除糖尿病的可能性,应加验餐后血糖,必要时进行 OGTT。诊断时应注意是否符合糖尿病诊断标准、分型、有无并发症和伴发病或加重糖尿病的因素存在。

（一）诊断线索

包括：① 三多一少症状。② 以糖尿病的并发症或伴发病首诊的患者；原因不明的酸中毒、失水、昏迷、休克；反复发作的皮肤疖或痈、真菌性阴道炎、结核病等；血脂异常、高血压、冠心病、脑卒中、肾病、视网膜病、周围神经炎、下肢坏疽以及代谢综合征等。③ 高危人群：IGR[IFG 和（或）IGT]、年龄 >45 岁、肥胖或超重、巨大胎儿史、糖尿病或肥胖家族史。此外，30～40 岁以上健康体检或因各种疾病、手术住院时应常规排除糖尿病。

（二）诊断标准

目前国际上通用 WHO 糖尿病专家委员会提出的诊断标准（1999），要点如下：

1）糖尿病诊断是基于空腹血糖（FPG）、任意时间或空腹葡萄糖耐量试验（OGTT）中 2 h 血糖值（2 h PG）。空腹是指 8～10 h 内无任何热量摄入。任意时间指一日内任何时间，无论上一次进餐时间及食物摄入量。OGTT 采用 75 g 无水葡萄糖负荷。糖尿病症状指多尿、烦渴多饮和难于解释的体重减轻。FPG 3.9～6.0 mmol/L（70～108 mg/dl）为正常；6.1～6.9 mmol/（110～125 mg/dl）为空腹葡萄糖受损（IFG）；≥7.0 mmol/L（126 mg/dl）应考虑糖尿病。OGTT 2 h 血糖值（2hPG）<7.7 mmol/L（139 mg/dl）为正常糖耐量；7.8～11.0 mmol/L（140～199 mg/dl）为葡萄糖耐量受损（IGT）；≥11.1 mmol/L（200 mg/dl）应考虑糖尿病。糖尿病的诊断标准为：糖尿病症状加任意时间血浆葡萄糖 ≥ 11.1 mmol/L（200 mg/dl），或 FPG ≥ 7.0 mmol/L（126 mg/dl），或 OGTT2 h PG≥11.1 mmol/L（200 mg/dl）。需重复一次确认，诊断才能成立（表 10-1）。

表 10-1 糖尿病和其他类型高血糖的诊断标准

	静脉血浆葡萄糖值 mmol/L(mg/dl)		
	空腹血糖	任意时间血糖	口服葡萄糖耐量试验（OGTT）2 h 血糖值
糖尿病	≥7.0(126) 或	≥11.1(200) 或	≥11.1(200)
空腹血糖受损(IFG)	≥6.1(110)～ <7.0(126)		<7.8(140)
葡萄糖耐量受损(IGT)	<7.0(126)		≥7.8(140)～<11.1(200)
正常	<6.1(110)		<7.8(126)

2）对于临床工作，推荐采用葡萄糖氧化酶法测定静脉血浆葡萄糖。如用全血或毛细血管血测定，其诊断切点有所变动。不主张测定血清葡萄糖。

3）对于无糖尿病症状、仅一次血糖值达到糖尿病诊断标准者,必须在另一天复查核实而确定诊断。如复查结果未达到糖尿病诊断标准,应定期复查。IFG 或 IGT 的诊断应根据 3 个月内的两次 OGTT 结果,用其平均值来判断。在急性感染、创伤或各种应激情况下可出现血糖暂时升高,不能以此诊断为糖尿病,应追踪随访。

4）儿童糖尿病诊断标准与成人相同。

（三）鉴别诊断

注意鉴别其他原因所致尿糖阳性。肾性糖尿因肾糖阈降低所致,尿糖阳性,但血糖及 OGTT 正常。某些非葡萄糖的糖尿如果糖、乳糖、半乳糖尿,用班氏试剂（硫酸铜）检测呈阳性反应,用葡萄糖氧化酶试剂检测呈阴性反应。甲状腺功能亢进症、胃空肠吻合术后,因碳水化合物在肠道吸收快,可引起进食后 $1/2 \sim 1$ h 血糖过高,出现糖尿,但 FPG 和 2 h PG 正常。弥漫性肝病患者,葡萄糖转化为肝糖原功能减弱,肝糖原储存减少,进食后 $1/2 \sim 1$ h 血糖过高,出现糖尿,但 FPG 偏低,餐后 $2 \sim 3$ h 血糖正常或低于正常。急性应激状态时,胰岛素拮抗激素（如肾上腺素、促肾上腺皮质激素、肾上腺皮质激素和生长激素）分泌增加,可使糖耐量减低,出现一过性血糖升高、尿糖阳性,应激过后可恢复正常。

1. 分型鉴别

最重要的是鉴别 T1DM 和 T2DM,由于两者缺乏明确的生化或遗传学标志,主要根据以上所述疾病的临床特点和发展过程,从发病年龄、起病急缓、症状轻重、体重、酮症酸中毒倾向、是否依赖胰岛素维持生命等方面,结合胰岛 B 细胞自身抗体和 B 细胞功能检查结果而进行临床综合分析判断。从上述各方面来说,两者的区别都是相对的,有些患者暂时不能明确归为 T1DM 或 T2DM,可随访而逐渐明确分型。

MODY 和线粒体基因突变糖尿病有一定临床特点,但确诊有赖于基因分析。

许多内分泌病,如肢端肥大症（或巨人症）、库欣综合征、嗜铬细胞瘤可分别因生长激素、皮质醇、儿茶酚胺分泌过多,拮抗胰岛素而引起继发性糖尿病。还要注意药物和其他特殊类型糖尿病(上述),一般不难鉴别。

2. 并发症和伴发病的诊断

对糖尿病的各种并发症以及代谢综合征的其他组分,如经常伴随出现的肥胖、高血压、血脂异常等也须进行相应检查和诊断以便给予治疗。

七、治　疗

由于对糖尿病的病因和发病机制尚未完全阐明,缺乏病因治疗。强调治疗须早期和长期、积极而理性以及治疗措施个体化的原则。治疗目标为纠正代谢紊乱,消除症状、防止或延缓并发症的发生,维持良好健康和学习、劳动能力,保障儿童生长发育,延长寿命,降低病死率,而且要提高患者生活质量。国际糖尿病联盟（IDF）提出了糖尿病治疗的 5 个要点分别为:医学营养治疗、运动疗法、血糖监测、药物治疗和糖尿病教育。

(一)糖尿病健康教育

是重要的基础治疗措施之一。自 20 世纪 90 年代以来,传统医学模式被生物—心理—社会医学模式取代,医护工作从以疾病为中心向以患者为中心转变。健康教育被公认是治疗成败的关键。良好的健康教育可充分调动患者的主观能动性,积极配合治疗,有利于疾病控制达标,防止各种并发症的发生和发展,降低耗费和负担,使患者和国家均受益。健康教育包括糖尿病防治专业人员的培训,医务人员的继续医学教育,患者及其家属和公众的卫生保健教育。应对患者和家属耐心宣教,使其认识到糖尿病是终身疾病,治疗需持之以恒。让患者了解糖尿病的基础知识和治疗控制要求,学会测定尿糖或正确使用便携式血糖计,掌握医学营养治疗的具体措施和体育锻炼的具体要求,使用降血糖药物的注意事项,学会胰岛素注射技术,从而在医务人员指导下长期坚持合理治疗并达标,坚持随访,按需要调整治疗方案。生活应规律,戒烟和烈性酒,讲求个人卫生,预防各种感染。

(二)医学营养治疗

是另一项重要的基础治疗措施,应长期严格执行。对 T1DM 患者,在合适的总热量、食物成分、规则的餐次安排等措施基础上,配合胰岛素治疗有利于控制高血糖和防止低血糖。对 T2DM 患者,尤其是肥胖或超重者,医学营养治疗有利于减轻体重,改善糖、脂代谢紊乱和高血压以及减少降糖药物剂量。

以上仅是原则估算,在治疗过程中随访调整十分重要。如肥胖患者在治疗措施适当的前提下,体重不下降,应进一步减少饮食总热量;体型消瘦的患者,在治疗中体重有所恢复,其饮食方案也应适当调整,避免体重继续增加。

(三)体育锻炼

应进行有规律的合适运动。根据年龄、性别、体力、病情及有无并发症等不同条件,循序渐进和长期坚持。T1DM 患者接受胰岛素治疗时,常可能处于胰岛素相对不足和胰岛素过多之间。在胰岛素相对不足时进行运动可使肝葡萄糖输出增加、血糖升高;在胰岛素相对过多时运动使肌肉摄取和利用葡萄糖增加,有可能诱发低血糖反应。故对 T1DM 患者,体育锻炼宜在餐后进行,运动量不宜过大,持续时间不宜过长。对 T2DM 患者(尤其是肥胖患者),适当运动有利于减轻体重、提高胰岛素敏感性,但如有心、脑血管疾病或严重微血管病变者,亦应按具体情况作妥善安排。

(四)病情监测

定期监测血糖,并建议患者应用便携式血糖计进行自我监测血糖(SMBG);每 3 ~

6 个月定期复查 AIC,了解血糖总体控制情况,及时调整治疗方案。每年 1~2 次全面复查,了解血脂以及心、肾、神经和眼底情况,尽早发现有关并发症,给予相应治疗。

(五)口服药物治疗

1. 促胰岛素分泌剂

(1) 磺脲类(SU)　第 1 代 SU 如甲苯磺丁脲、氯磺丙脲等已很少应用;第 2 代 SU 有格列本脲、格列吡嗪、格列齐特、格列喹酮和格列美脲等。

SU 主要是通过与胰岛 B 细胞表面的受体结合,促进体内胰岛素释放,提高血浆胰岛素浓度。磺脲类药物只对在胰岛 B 细胞中储存的胰岛素的分泌有促进作用,而不能增加胰岛素的合成。适用于胰岛 B 细胞尚有一定功能,经饮食及运动治疗血糖控制仍不满意的非肥胖 2 型糖尿病患者。

磺脲药的主要不良反应是低血糖症,最常见也最危险。有些服用磺脲药的糖尿病患者体重增加,可能与用药后未及时调整饮食和运动有关。

磺脲类应在餐前半小时服用,可使最大药效与餐后血糖高峰达到同步,有利于血糖控制。磺脲类药物的种类很多,各药的特征见表 10-2。

表 10-2　磺脲类药物作用表

药　名	每片剂量/ mg	剂量范围/ (mg/d)	每日服药/ 次数	半衰期/ h	开始作用/ h	作用最强/ h	持续时间/ h
甲磺丁脲	500	500~3 000	2~3	4~8	0.5	4~6	6~12
氯磺丙脲	100,250	100~500	1	36	4	10	20~60
格列本脲	2.5	2.5~15	1~3	10~16	0.5	2~6	16~24
格列齐特	80	80~240	1~3	12	0.5	2~6	10~20
格列吡嗪	5	5~30	1~3	3~6	0.5	1~2	6~8
格列喹酮	30	30~180	1~3	1~2	0.5	2~3	6~8
格列美脲	1~2	1~6	1	4~7	1~2	3~5	24

另外,约有 10% 的患者初始用磺脲类药物效果不好,即原发性失效;5%~10% 的患者服用磺脲类药物会发生继发性失效,引起这种情况的原因是多方面的。联合用药是解决方法。

(2) 格列奈类　是一类非磺脲类胰岛素促泌剂,主要有瑞格列奈(repaglinide)和那格列奈(nateglinide),为餐时血糖调节剂,具有快速刺激胰岛素分泌,使餐时血糖增高波峰与胰岛素峰值相一致。应在餐前 15 min 或进餐时使用,即可防止餐时血糖值过高,又可防止高血糖持续刺激 B 细胞而有胰岛素分泌过多引起低血糖发作。格列奈类适用对象与磺脲类降糖药相似,在新诊断的非肥胖型 2 型糖尿病患者经生活方式干预后血糖仍高,格列奈类可作为首选降糖药。患者服用格列奈类药物后普遍耐受性良好,最主要的不良反应为头晕头痛、震颤、食欲增加等。

(3) 双胍类 双胍类降糖药物主要有二甲双胍和苯乙双胍,后者因促发乳酸性酸中毒已被弃用。二甲双胍一般较少发生乳酸性酸中毒,若能掌握其不适合应用的禁忌证。例如,心肺功能衰竭、肝肾功能不全、年龄 > 80 岁、感染创伤、血管造影剂应用等,是肥胖型 2 型糖尿病患者的首选。

关于二甲双胍的作用机制尚不完全清楚,药物主要作用于肝脏,抑制糖异生,减少肝糖输出,从而降低血糖。二甲双胍能增强胰岛素与其受体的结合及作用,还可解除胰岛素抵抗。因此,也有一定的胰岛素增敏作用。

应用二甲双胍胃肠道不良反应为 30% 左右,如食欲下降、恶心、呕吐、腹部不适、消化不良、腹胀、腹泻等。为减少不良反应,开始剂量宜从小量并以晚餐时服用,剂量逐渐增加,以 500 mg,每日 3 次,或 850 mg,每日 2 次,以餐后即刻服用为宜;一般不发生低血糖,但与其他降糖药合用时,应防止发生明显低血糖。二甲双胍不适宜于妊娠、哺乳期妇女。引起肝、肾损害仅见于肝、肾功能不全者。

(4) α-葡萄糖苷酶抑制剂(AGI) α-葡萄糖苷酶抑制剂能在小肠绒毛上竞争性抑制多糖、寡糖、双糖的消化酶活性,延缓糖类的吸收,主要降低餐后血糖,同时缓解餐后高胰岛素血症。

目前在我国临床已广泛使用的有阿卡波糖(acarbose)及伏格列波糖(voglibose),可作为饮食治疗的辅助,在轻中度高血糖患者,尤其是餐后高血糖者作为首选药物。米格列醇也属于此类药物。

阿卡波糖不良反应较小,开始时 50 mg,每日 3 次,一日最大剂量为 300 mg;伏格列波糖,0.2 mg,每日 3 次。进餐时嚼服。在服用初期有腹胀、排气多等消化道症状,坚持服用或减量可减轻,长期使用,是安全有效的。

(5) 噻唑烷二酮类(TZD) 噻唑烷二酮又称为格列酮,能刺激过氧化物酶体增殖物激活的受体 γ(peroxisome proliferator activated receptor, PPAR - γ)来影响胰岛素敏感性,进而调节血糖与血脂水平。

噻唑烷二酮可使中央脂肪(肝、肌)转向周围脂肪组织,解除肝和肌的胰岛素抵抗,增强胰岛素的敏感性,在 B 细胞具有一定分泌功能的情况下,可有抗糖尿病、降血糖的作用。

(6) 胰升血糖素样肽-1 及其类似物 胰升血糖素样肽-1(GLP-1)对身体多个靶腺均有作用,具有促进胰岛素分泌,抑制胰升血糖素分泌,抑制食欲,延缓胃排空速度的功能,从而降低血糖,保护胰岛 B 细胞。

(六)胰岛素治疗

1. 适应证

包括:① 1 型糖尿病;② 2 型糖尿病病程久,胰岛功能衰退需用胰岛素或用口腹降糖药物不能理想控制血糖者;③ 糖尿病患者在发生酮症酸中毒、高血糖高渗性状态、乳酸酸中毒、严重感染、创伤、大手术前后;④ 糖尿病患者并发进行性视网膜病变、神经病变、肾脏损害、急性心肌梗死、脑血管意外、严重足溃疡及下肢坏疽等;⑤ 糖尿病伴慢性肝、肾功能不全;慢性消耗性疾病如结核和肿瘤等;⑥ 糖尿病患者妊娠或分娩时。

2. 制剂类型

各种胰岛素制剂的特征见表10-3。

表10-3　常用胰岛素制剂

作用类型	胰岛素制剂类型	开始作用/h	作用最强/h	持续时间/h	注射方法
短 效	正规胰岛素	0.5~1	2~4	6~8	皮下注射或静脉注射
	锌结晶胰岛素	0.5~1	4~6	6~8	静脉注射
	中性可溶性人胰岛素	0.5	1~3	8	静脉滴注
	诺和灵R、优泌林—常规				
中 效	慢性胰岛素锌悬液	2	6~12	18~24	皮下注射
	珠蛋白锌胰岛素	2~4	6~10	12~18	
	中性鱼精蛋白锌胰岛素	3~4	8~12	18~24	
	低精蛋白锌人胰岛素	1.5	4~12	24	
	诺和灵N、优泌林—中效				
长 效	甘精胰岛素(来得时)	1~2	无峰值	24	皮下注射
	鱼精蛋白锌胰岛素	3~4	14~20	24~35	
混合制剂	2:1胰岛素混合剂	4	12~16	18~24	皮下注射
	诺和灵30R	0.5	2~8	24	
	优泌林70/30	0.5	2~8	24	
	诺和灵50R	0.5	2~8	24	
超速效	优泌乐(lispro)	即刻	0.5~2	3~4	皮下注射
	诺和锐(aspart insulin)				

3. 方案

从小剂量开始,4~8 U/次,每3天调整一次,每次2~4 U,直到血糖控制至正常范围且无低血糖反应。

4. 不良反应

包括对胰岛素过敏、胰岛素水肿、皮下脂肪萎缩、低血糖症、胰岛素抗药性和肥胖等。

5. 胰岛素泵治疗

胰岛素泵不但能提供基础胰岛素的需要量,还能在进餐前提供大剂量胰岛素用于控制餐后高血糖。程序化功能控制夜间血糖平稳,且很少发生与运动相关的低血糖,更加方便患者的生活。

(七) 其他

随着对糖尿病及其并发症的病理生理认识日益深入,新的有效药物的开发前景乐观。胰岛淀粉样多肽(胰淀粉素 Amylin),可抑制胰升血糖素分泌,延缓胃排空,增加饱感。此外,还有胰升糖素受体拮抗剂,胰岛素信号发放途径激活剂,糖异生和糖原分解抑制剂等。

(八) 联合治疗

包括各类抗糖尿病口服药的联合以及口服药与胰岛素及其类似药的联合应用。联合用药可弥补单独一种药物治疗的不足或增强各自的治疗效果,起着加强或协同作用,同时应注意各种降糖药物的不良反应。

(九) 胰岛移植

胰岛细胞移植是近年来的一个研究热点,且进展很快。对于 1 型糖尿病患者确是一种简单有效的治疗方法,临床应用已取得疗效,但至今尚未能完全克服排斥反应。

第二节　糖尿病急性并发症

一、糖尿病酮症酸中毒

糖尿病酮症酸中毒(diabetic ketoacidosis,DKA) 是指糖尿病患者在各种诱因的影响下,由于胰岛素严重不足,升糖激素不适当升高导致糖、蛋白质、脂肪、水、电解质、酸碱平衡失调,造成高血糖、高血酮、酮尿、脱水、电解质紊乱及代谢性酸中毒。

(一) 诱因

(1) 感染　尤其是急性化脓性感染(皮肤、呼吸道、泌尿道感染等)。
(2) 治疗不当　中断胰岛素治疗,胰岛素剂量不足或对胰岛素发生抗药性。

（3）饮食失调及胃肠道疾病。

（4）其他应激　外伤、麻醉、手术、妊娠、分娩、精神刺激等。

（二）临床表现

根据临床表现的轻重,可分为单纯酮症、轻中度酸中毒以及昏迷,或虽无昏迷但二氧化碳结合力 <10 mmol/L 等 3 种不同程度。多数患者有如下临床表现:

1. 糖尿病症状加重

即"三多一少"症状加重。

2. 胃肠道症状

食欲下降、恶心呕吐、腹痛,后者可能与脱水及低血钾所致胃肠扩张和麻痹性肠梗阻有关。

3. 呼吸改变

酸中毒所致,呼吸常加深加快,有烂苹果味(丙酮味)。

4. 脱水与血容量不足症状

尿量减少、皮肤黏膜干燥、眼球下陷,严重者可有循环衰竭及休克。

5. 神志改变

个体差异大,早期有头痛、头晕、委靡不振,继而烦躁、嗜睡、反射迟钝甚至消失,最终导致昏迷。

6. 诱发疾病表现

如感染、心肌梗死、脑卒中等。

（三）实验室检查

1. 尿液

尿糖和尿酮阳性或强阳性。蛋白尿或管型尿。

2. 血液

（1）血糖、血浆渗透压和血酮　① 血糖升高(16.7 ~ 33.3 mmol/L,300 ~ 600 mg/dl);② 血浆渗透压升高,有时达 330 mmol/L,甚至 >350 mmol/L;③ 血酮 >4.8 mmol/L(50 mg/dl)。

（2）血气分析　① 二氧化碳结合力降低;② 剩余碱负值增大(<2.3 mmol/L);③ 阴离子间隙增大。

（3）血电解质　① 血钠和血氯降低、正常或升高;② 治疗后低钾血症;③ 血磷正常或升高,治疗后降低。

（4）其他　① 尿素氮和肌酐升高;② 乳酸正常或升高;③ 白细胞计数总数升高,中性粒细胞比例升高;④ 血脂异常;⑤ 淀粉酶、丙氨酸氨基转移酶(ALT)和门冬氨酸氨基转移酶(AST)。

（四）其他检查

还可通过以下检查，作辅助检查：① 胸部 X 线检查。② 心电图检查。

（五）诊断

对不明原因的失水、酸中毒、休克、神志淡漠、意识模糊，甚至昏迷的患者应考虑到糖尿病酮症的可能性。从未诊断为糖尿病者，如有深大呼吸伴酮味，虽有脱水尿量仍较多者，更要提高警惕。急查血糖、血尿酮体、血 pH、血[HCO_3^-]、血电解质等，大多均能确诊。已知糖尿病者，应与其他原因引起的酸中毒和昏迷鉴别。下列指标有助快速诊断：① 血糖 > 13.8 mmol/L(250 mg/dl)；② pH < 7.35；③ [HCO_3^-]降低；④ 血酮体 > 4.8 mmol/L；⑤ 尿酮体阳性。

（六）治疗

严重 DKA、儿童和老年人尽量送 ICU 抢救。原则上应补充丢失的水分，采用胰岛素，以改善代谢紊乱。及时纠正水、电解质及酸碱平衡。注意去除诱因。

1. 补液

治疗糖尿病酮症酸中毒成功与否，补液是关键。一般根据患者血钠浓度和渗透压变化决定选择何种液体纠正容量不足，常用生理盐水(NS)快速有效地扩充细胞外液容量。补液量根据患者的失水程度因人而异。

2. 小剂量胰岛素疗法

首次静脉推注常规胰岛素 10～20 U，继以静脉滴注 0.1 U/(kg·h)。该方法可使胰岛素浓度维持较高而均匀的水平，是临床最常用的方法。

3. 纠正电解质紊乱

主要是补钾。补钾的量与速度应视血钾浓度和肾功能状态而定。治疗过程中应以心电图监护，可从 T 波变化中反映血钾高低，有利于及时调整补钾的浓度和速度。

4. 纠正酸中毒

严重酸中毒者方需补碱，补碱过于积极会加重颅内酸中毒、组织缺氧、低血钾。常用 5% 碳酸氢钠 100～200 ml(2～4 ml/kg 体重)。

5. 其他

去除诱因：如感染等。

详细记录血液及尿液化验结果，出入液量，葡萄糖、钾及胰岛素使用量，每日至少小结两次，以指导治疗。

辅助治疗：吸氧、插胃管、导尿、抗心衰、降颅内压等。

二、高血糖高渗综合征

"非酮症高渗性糖尿病昏迷"已被"高血糖高渗综合征（hyperglycemic hyperosmolar syndrome，HHS）"一词替代，是糖尿病的严重急性并发症之一，以严重高血糖（无明显酮症酸中毒）、血浆渗透压升高、失水和意识障碍为特征。死亡率可高达 50%。

（一）发病机制

1）胰岛素绝对或相对不足。

2）应激性儿茶酚胺和糖皮质激素分泌增加。

3）严重高血糖、失水和低钾血症。

4）脑细胞脱水和脑供血不足。

5）高血糖高渗性综合征（HHS）和 DKA 并存。

（二）临床表现

（1）起病特点　起病隐匿，多见于中年以上患者，尤其是老年人，半数无糖尿病史。

（2）典型表现　以高血糖和脱水的症状和体征为特征，表现为多尿，严重烦渴多饮，血压下降，心率加速，进行性意识丧失，常伴肾功能不全。

（3）非典型表现　部分患者伴有脑卒中、心肌梗死等其他疾病或病理状态。

（三）实验室检查

1. 尿液

尿糖强阳性，尿酮阴性或弱阳性；尿蛋白升高或管型尿。

2. 血液

1）血糖明显升高，常 > 33.3 mmol/L（600 mg/dl），有时可高达 55.5 mmol/L（1 000 mg/dl）以上。

2）血钠常 >145 mmol/L，有时可 >180 mmol/L，但亦可正常或偏低。

3）血 pH：多数正常，或稍低于 7.35。

4）血浆渗透压显著升高（330~460 mmol/L）。

5）总渗透压 =2(钾 + 钠)(mmol/L) + 血糖(mmol/L) + 血尿素氮(BUN)(mmol/L)。

6）血尿素氮和肌酐升高。

7）血酮正常或略高（<4.8 mmol/L，50 mg/dl）。

（四）诊断标准

患者若存在任何难以解释的意识障碍，神经系统的体征，脱水或休克，都应与高血糖高渗综合征鉴别。

若患者生化检查符合如下标准,可确定诊断:血糖≥33.3 mmol/L;pH≥7.3;血[HCO_3^-]≥15 mmol/L;血渗透压≥340 mmol/L;酮体正常或偏高。

(五)治疗

本症最主要的病理生理变化是严重失水和高渗状态,迅速补液,扩容,纠正高渗状态为治疗的关键。

1. 补液

补液宜更积极。首先建立两条静脉通路:一条为快速补液通路;另一条为静脉胰岛素输注通路。老年及有心脏病的患者,补液不宜太快,以免发生心衰、肺水肿和脑水肿,应做中心静脉压监测以控制补液速度。

2. 补钾

发生本症时,血钾虽然未必降低,但失水时必然失钾。治疗应按酮症酸中毒的补钾原则,补液开始即应同时补钾,除非患者尿闭,肾衰竭,血钾 >5.5 mmol/L 时可暂时观察。最初可每小时给氯化钾 0.5 ~ 1 g,而后根据血钾浓度调节补钾量。治疗过程中最好用心电图监护,以防发生低血钾。

3. 胰岛素

胰岛素用量较小,血糖不宜降得过低。每小时 5 ~ 10 U,静脉滴注,血糖降低后可皮下注射。不少患者病情好转后可不再用胰岛素治疗。

4. 其他

同酮症酸中毒。注意避免脑水肿及心衰,可较积极地使用甘露醇和肝素。

(洪 洁)

第十一章 内分泌肿瘤的临床诊治

内分泌肿瘤(endocrine tumor)是指一组不仅有肿瘤特点而且有内分泌功能的双重特性的肿瘤。根据其肿瘤学特点可分为良性与恶性,但内分泌肿瘤以良性居多,恶性者也不少,且多有诊断、治疗方面困难;根据其内分泌特点可分为功能性和无功能性,无功能内分泌肿瘤,指肿瘤不伴有激素分泌过多的临床综合征,有时可因肿瘤压迫、损伤周围正常细胞而出现功能减退的表现。

内分泌肿瘤的细胞来源异质性很大,不仅来源于经典的内分泌腺体,如垂体、甲状腺和肾上腺等,而且来源于分布在腺体的内分泌小岛(endocrine islets)如胰岛 B 细胞瘤;也可来源于分布在外分泌腺的散在内分泌细胞,如消化道(即肠胰内分泌肿瘤)和呼吸道;较为少见的是来源于原不具内分泌功能的组织或器官,即异位性(ectopic)内分泌肿瘤。

内分泌肿瘤异质性大的另一重要表现是往往多腺体受累甚或非内分泌器官同时受累。多腺体受累又表现为两种状态:一是内分泌反馈轴中——腺体发生肿瘤后除累及腺体功能发生改变外,反馈轴中相应腺体功能亦会发生改变,如垂体 ACTH 细胞瘤不仅表现为 ACTH 及相关激素分泌增多,而且会导致其靶腺肾上腺糖皮质激素分泌增加;而肾上腺皮质肿瘤不仅表现为糖皮质激素分泌增加,而且会负反馈性抑制 ACTH 分泌甚或其他垂体激素分泌,从而出现垂体激素减少的临床表现。一种或一类肿瘤可分泌多种激素,如甲状腺髓样癌除分泌降钙素外,至晚期还可分泌 ACTH 引起库欣综合征,以及分泌前列腺素、血管活性肠肽、缓激肽(通过激肽释放酶)等生物活性物质,与临床症状阵发性潮红、阵发性腹泻有关;一类肿瘤,如**类癌瘤**(carcinoid tumor),最早被认识到与产生 5 -羟色胺(5 - HT)有关,临床症状多归因于此物质。现知 5 - HT 主要引起腹泻,其他症状,如各种类型的潮红、支气管痉挛等与类癌瘤产生的多种生物活性物质有关,包括前列腺素、组胺、P 物质、缓激肽、内啡肽等,类癌瘤还可分泌 ACTH 或促肾上腺激素释放激素 (CRH)引起库欣综合征,生长激素释放激素(GHRH)引起肢端肥大症。二是多腺体同时发生肿瘤。此往往是因相应基因变异而导致的遗传性综合征,经典的是**多发性内分泌腺瘤病(multiple endocrine neoplasia,MEN)**。内分泌腺体与非内分泌器官同时发生肿瘤的状况也往往是遗传性综合征。例如,由 NF1 基因突变导致的神经纤维瘤中 1% 合并嗜铬细胞瘤;VHL(von Hippel-Lindau)综合征不仅会发生嗜铬细胞瘤和胰岛 B 细胞瘤,而且会导致肾脏肿瘤、视网膜血管母细胞瘤等。内分泌肿瘤异质性大的第三个表现是根据所累及的腺体不同,临床表现迥异,而且尤其是在一些遗传性综合征中,还出现许多特征性的表现,如蓝痣、牛奶咖啡样斑等。而异源性激素分泌过多的症状常与相应腺体肿瘤症状相似而致鉴别困难,如非胰腺胰岛细胞性低血糖(noninsulinoma pancreatogenous hypoglycemia,NIPH)又称 Doege-Potter 综合征,是由胸膜间皮瘤等非胰岛 B 细胞瘤的肿瘤分泌胰岛素样生长因子(IGF)-Ⅱ明显增加而导致低血糖发生,其临床表现与胰岛 B 细胞瘤相似,但胰岛素水平明显下降。

正是由于内分泌肿瘤在肿瘤细胞来源、发生机制、累及腺体、分泌激素和临床表现方面的差异性巨大,因而给内分泌肿瘤的诊治造成巨大困难。如何更快地提高内分泌肿瘤的临床诊治水平和研究水平,仍然是严峻课题。

一、寻找共性,遵循指南,提高诊治水平

虽然内分泌肿瘤的临床表现千变万化,但在诊治过程中还是有其内在的规律性和共性。一般的诊治流程是:首先,以特异性或非特异性的临床表现作为提示症状推测发生某种内分泌肿瘤的可能性,继而开始相应激素分泌状态、激发试验或抑制试验的测试,做出相应的内分泌肿瘤的定性诊断。然后根据定性诊断采用各种影像学的方法做出肿瘤的定位,此即定位诊断。在定位诊断中,特异性放射性核素标记显像还可同时印证定性诊断。例如,间碘苄胍(MIBG)之于嗜铬细胞瘤、甲氧基异丁基异腈(MIBI)之于甲状旁腺肿瘤等。在做出定性及定位诊断之后,即可决定治疗方式,一般内分泌肿瘤的首选治疗方式是手术切除。最后也是目前国内较为欠缺的是定期随访。

在以上流程中,必须有一个由相关专业医师组成的诊疗团队完成。例如,肾上腺肿瘤的诊治过程中,需要有内分泌科、泌尿外科、放射科、同位素科和病理科的医师组成,在上海交通大学医学院附属瑞金医院把此类团队称为学科群。例如,"肾上腺肿瘤学科群"。这种各学科间紧密合作的学科群的形式不仅可极大提高诊断和治疗的成功率,而且可极大减少误诊误治率。为能使这种诊治流程更加规范化,制定各种内分泌肿瘤的诊治规范尤为必要,在国外,许多专业学会已担负此职责,但在国内此项工作刚刚起步。例如,中华医学会内分泌分会就联合神经外科分会等制定了"中国肢端肥大症诊治规范(草案)"。

二、建立更加敏感有效的实验室诊断方法,建立更加敏感有效的诊断方法,力争早期诊断

现已证实相当多的内分泌肿瘤具有遗传特质性。例如,多发性内分泌腺瘤病(MEN)中的 MEN1 型由 MEN1 基因突变所导致,而 MEN2A 型及 2Bb 型则是有 RET 原癌基因突变导致。因此,在确诊 MEN 的先证者后,还应进行家系筛查发现突变基因携带者,他们虽尚未出现临床显性表现,但在将来出现相应内分泌肿瘤的可能性明显增加,加强随访,及时治疗将会极大地降低内分泌肿瘤的危害。近年已证实,即便在散发的嗜铬细胞瘤,各种基因(MEN、Ret、SDHB、SDHD、VHL、NF1 等)突变率也非常高,国内研究显示仅 SDHD 在散发性嗜铬细胞瘤中即高达 3% 。因此,对有基因突变导致肿瘤发生易感性的患者及早开展相关基因筛查,将会使诊断时间大大提前。

寻找新的生物标志物是另外一项早期诊断内分泌肿瘤的有意义的工作。以往嗜铬细胞瘤的诊断多依赖于尿或血中的去甲肾上腺素和肾上腺素及其代谢产物尿香草扁桃酸(VMA)的测定,但诊断的特异性和敏感性皆低,极大地限制了嗜铬细胞瘤的定性诊断。上海交通大学医学院附属瑞金医院—上海市内分泌代谢并临床医学中心建立血间羟甲肾上腺素类物质(MNS)高效液相色谱法(HPLC)测定方法并用于临床,证实其特异性和敏感性皆优,极大提高了诊断符合率。ERBB2 已证实是乳腺癌的生物标志物,但研究显示它在恶性嗜铬细胞瘤中也高度表达,并有望成为嗜铬细胞瘤的良恶性的鉴别指标。

三、建立全国范围的内分泌肿瘤登记制度及内分泌肿瘤库

内分泌肿瘤种类繁杂,虽总发病率较高,几乎占所有肿瘤发生率的 10% ,但具体到每一类型内分泌肿瘤,其发病率相对较低,对其流行病学等方面的特点认识不足。因此,全国范围内的内分泌肿瘤登记制度的建设势在必行。在欧洲例如法国和意大利,全国范围的内分泌肿瘤登记制度已非常完善,通过此系统,他们不仅采集到各种内分泌肿瘤的发生率,而且可以开展全国范围的协作的多中心研究,因而极大地提高了他们的内分泌肿瘤临床诊治水平。在国内虽然部分省市例如上海已建立了总的肿瘤传报制度,但其采集的数据是为满足疾病控制中心(CDC)所需而非临床所需。中华医学会内分泌分会已计划倡导和资助全国范围的各种内分泌肿瘤的登记系统。此系统有两种形式:一是以协作研究的形式,在全国不同省市选点,开展多中心研究,以期了解某种或某几种内分泌肿瘤的发病情况。二是建立专门网站,以较为简单的表格形式收集各种内分泌肿瘤病例,包括内分泌和其他相应专科医师可以登录,并将他们诊治的患者进行登记。在建立全国范围内分泌肿瘤登记系统的同时,中华医学会

内分泌分会还在谋划建立系统的内分泌肿瘤库,此库不仅包括病案及家族遗传史、血清标本、肿瘤标本,还应包含 DNA、RNA 等。当然,如此的内分泌肿瘤库是以网络的形式相连接,具体的病案和标本还是存放在患者就诊的医院,但病史及标本的采集和存放方法统一,因而可以成为一个共享的体系。不论是登记系统还是肿瘤标本库,一个最核心的原则是共享和奉献。所谓共享是所有资源是国内有志于内分泌肿瘤研究的学者皆可享用,所谓奉献是所有诊治内分泌肿瘤的医师甚或患者皆有为此系统贡献的愿望和行动。

(宁 光)

第十二章 肿瘤来源的内分泌疾病

第一节 多内分泌腺瘤病

多内分泌腺瘤病(multiple endocrine neoplasia,MEN)是指,在同一患者身上同时或先后出现2个或2个以上的内分泌腺体肿瘤或增生,从而产生的一种以内分泌腺体功能亢进为主要表现的肿瘤综合征,为常染色体显性遗传性疾病,外显率高。根据病变累及腺体的不同,将 MEN 分为两型,即 MEN1 和 MEN2。MEN2 又根据不同的临床表现分为3 种亚型:MEN2A、MEN2B 及家族性甲状腺髓样癌(familial medullary thyroid carcinoma, FMTC)。MEN1 主要表现为甲状旁腺、胰岛细胞和腺垂体的肿瘤,肾上腺皮质、类癌和脂肪瘤等相对少见。MEN2A 主要有甲状腺髓样癌(MTC)、嗜铬细胞瘤和甲状旁腺肿瘤,而 MEN2B 主要表现为甲状腺髓样癌、嗜铬细胞瘤,常合并类马方体形及黏膜神经瘤。

一、MEN1

(一)临床表现及诊断

多内分泌腺瘤病1型即 MEN1,是一种家族遗传性的肿瘤综合征。它包括20多种内分泌肿瘤和非内分泌肿瘤的不同组合,典型的临床表现有甲状旁腺肿瘤(>87%),肠胰内分泌肿瘤:胃泌素瘤(54%)、胰岛素瘤(21%)、无功能瘤(<5%),垂体瘤:泌乳素瘤(20%)、生长激素瘤(5%)、无功能瘤(5%)、ACTH 瘤(2%),类癌(<5%)。还有一些不甚典型的肿瘤:肾上腺皮质腺瘤(20%~40%)、甲状腺腺瘤(5%)。

MEN1 目前的临床诊断标准为:有3 个最常见的内分泌肿瘤(甲状旁腺腺瘤、肠胰内分泌肿瘤和垂体腺瘤)中的两个可诊断为 MEN1。如 MEN1 一级亲属中有一人患有至少一个上述肿瘤可诊断为 MEN1 家系。

（二）MEN1 基因突变及发生机制

MEN1 基因位于染色体 11q13，全长 9 kb，包含 10 个外显子，编码 610 个氨基酸蛋白，称为 menin。MEN1 基因克隆受益于 Knudson 的"两次打击（two hits）"学说，即生殖细胞水平的 MEN1 杂合突变为第一次打击，在体细胞（肿瘤细胞）水平，常常发生某段染色体的缺失，为第二次打击。一个突变的等位基因，如果它的正常等位基因发生缺失（hemizygous）或者突变称为杂合性缺失（loss of heterozygosity，LOH）。尽管 MEN1 的发生机制目前尚不清楚。然而，MEN1 的胚系突变和 LOH 发生导致的细胞内其编码蛋白 Menin 的缺失为 MEN1 发生的关键因素。Menin 缺失后导致特异性的内分泌腺体肿瘤生成，其机制不明，可能由于与 Menin 相互作用的转录因子和 Menin 调节的重要靶基因具有内分泌组织特异性有关。

（三）筛查和随访

目前认为对确诊的 MEN1 患者和高度怀疑本病的患者，应定期随访，进行内分泌肿瘤相关的检查，这样做有助于早期发现激素异常和病灶，对改善预后有益。

二、MEN2

（一）临床表现与诊断

多发性内分泌肿瘤 2 型（multiple endocrine neoplasia type 2，MEN2），又称 Sipple 综合征，由 Sipple 于 1961 年首先描述，为常染色体显性遗传性疾病，外显率高，发病率在 1/30 000 左右，其病理学特征为甲状腺髓样癌（MTC）或甲状腺 C 细胞增生。根据不同的临床表现临床分为 3 种亚型：MEN2A、MEN2B 及家族性甲状腺髓样癌（familial medullary thyroid carcinoma，FMTC）。文献报道 MEN2A 占 MEN2 的 60%，以甲状腺髓样癌为主要临床表现，约 50% 伴有嗜铬细胞瘤（pheochromocytoma， PCC），30% ~ 40% 伴有甲状旁腺增生或腺瘤（primary hyperparathyroidism，HPT）。MEN2B 以黏膜多发性神经瘤、甲状腺髓样癌和（或）肾上腺嗜铬细胞瘤为特点，可有类马方体征，少数患者还伴有肠道神经节母细胞瘤，骨骼发育异常及发育延缓等，无甲状旁腺疾病。FMTC 则仅有甲状腺髓样癌，且患有 MTC 的家族成员不少于 4 个。家族中患 MTC 少于 4 个的不能归为上述类别。

（二）RET 基因突变

RET 原癌基因为一种酪氨酸激酶基因，位于 10 号染色体长臂，全长 60 kb，含 21 个外显子，编码 1 100 个氨基酸的酪氨酸激酶受体超家族 RET 蛋白。酪氨酸激酶受体是一组跨膜受体,分为胞外区,跨膜区和胞内区。胞外部分包含 4 个类黏附素的重复片段,1 个钙结合区和 1 个富含半胱胺酸的结构区。胞内部分是一个含有酪氨酸激酶的结构区,其中酪氨酸残基在受体与配体结合后能自动磷酸化,激活下游信号途径。酪氨酸激酶受体缺陷与很多疾病的发生相关。

几乎所有的 MEN2 患者,都与 RET 原癌基因突变有关。

(三) 治疗原则

甲状腺髓样癌:目前甲状腺髓样癌的治疗仍以手术为主,有 MEN2A 临床表型的患者必须及早手术切除肿瘤。对 MEN2A 基因携带者,建议进行早期预防性甲状腺全切已为国际共识。MEN2B 虽发病率低,但侵袭力强,肿瘤对放化疗均不敏感,手术仍是目前主要的治疗手段。早期诊断和干净彻底的手术治疗对改善预后至关重要。

血清降钙素测定既是甲状腺髓样癌的筛查指标,也是术后随访的指标,它的升高对肿瘤复发有早期提示作用。

嗜铬细胞瘤:对同时有嗜铬细胞瘤和甲状腺髓样癌的患者,应先行嗜铬细胞瘤切除术,若先行甲状腺髓样癌手术,有可能诱发高血压危象或心衰等。累及单侧肾上腺可行腹腔镜下嗜铬细胞瘤切除术,累及双侧则需行经腹手术。血浆间甲肾上腺素(metanephrines)和尿儿茶酚胺测定是本病的筛查和随访指标。

MEN1 和 MEN2 的临床表现较为复杂,常常容易被漏诊。一旦遇到患者有多个内分泌腺体功能紊乱,或者有家族史,应当首先考虑 MEN 的存在。尽管目前对 MEN1 和 MEN2 发生的细胞和分子机制有了较为深入的了解,然而对 MEN1 和 MEN2 的治疗手段和效果还远不如意。有待于对 menin 的生物学功能的进一步了解和针对 RET 受体激酶抑制剂的开发利用。

(李小英)

第二节　异位激素分泌综合征

一、异位激素分泌综合征

是指除了肿瘤本身及转移灶引起的临床症状外,还可通过分泌的激素而产生多种临床表现或内分泌综合征。自 1928 年,Brown 等首次报道一例女性支气管癌患者出现糖尿病和多毛症,目前已有不少异位激素分泌综合征的病例报道。最常见的有恶性肿瘤所致的激素相关性高钙血症,不适当血管加压素分泌过多综合征(SIADH)和异位 ACTH 综合征 3 种。异位激素分泌综合征多见于老年患者,内分泌综合征可出现在肿瘤早期,或肿瘤症状之前,故可视为某些肿瘤的早期综合征。其根本治疗在于找到并切除原发肿瘤。

（一）病因与发病机制

本综合征的发病机制尚未完全阐明,现有下述假说：

1. 抑癌基因的脱落与异位

非内分泌肿瘤细胞正常生长状态时并不表达编码激素的基因,发生肿瘤后,由于某些因素,产生了基因去抑制作用,导致抑癌基因的脱落与异位,合成某些激素。

2. APUD 细胞学说

APUD 属于神经内分泌细胞,起源于外胚层神经嵴。由于 APUD 细胞具有多潜能作用,具有潜在分泌多肽激素的能力。发生肿瘤时,APUD 细胞可合成和分泌各种激素,当达到一定量时,可引起相应激素过多的症状,出现异位激素综合征。

（二）诊断

异位激素分泌综合征的诊断一般要符合以下几点：

1）激素分泌过多引起的相应临床症状。
2）血清或尿液中激素测定值异常增高。
3）激素不能被抑制到正常水平,即肿瘤自主分泌。
4）排除其他导致该综合征的原因。
5）手术切除肿瘤或其他方法消除肿瘤能缓解临床症状。

（三）治疗

异位激素分泌综合征的根本治疗在于找到并切除原发肿瘤。当无法找到肿瘤或找到后无法切除肿瘤时,可以考虑用药物来阻断激素的合成和分泌,或根据不同的病理类型进行放疗及化疗,以延缓寿命。

二、异位 ACTH 综合征

异位 ACTH 综合征是最早被发现且研究最广泛的异位激素综合征。该综合征是非垂体的 ACTH 肿瘤分泌 ACTH 样物质,刺激肾上腺引起皮质醇增多症,占全部库欣综合征的 10% ~ 20% 。与库欣病不同的是,常急性起病,以近端肌病和四肢水肿常见,伴高血压、低钾性碱中毒,血 ACTH 水平可极度升高,皮肤色素沉着明显。

（一）病因与发病机制

引起异位 ACTH 综合征的肿瘤主要来源于神经内分泌肿瘤,45% 是小细胞肺癌、15% 是胸腺类癌、10% 是支气管类癌、10% 是胰岛细胞癌、5% 是其他类癌、2% 是嗜铬细胞瘤、1% 是卵巢腺癌。极少数肿瘤能合成和分泌 CRH,称为异位 CRH 综合征,临床表现与异位 ACTH 综合征相似。

（二）临床表现

多数异位 ACTH 综合征患者发病较急,病情发展较快,在诊断时由于过量皮质醇所致的近端肌无力、周围性水肿等症状往往十分严重,并伴有高血压、低血钾和严重的糖代谢异常,黑素沉着较明显,但多毛不常见。此类患者通常无典型库欣体态,这可能与病情进展较快有关。此类异位 ACTH 综合征多见于小细胞型肺癌患者,以男性居多。而一些生长较慢的肿瘤,如支气管及胸腺类癌,病情轻,病程长,恶性程度相对较低,在临床上常表现为典型的库欣综合征体态,如满月脸、水牛背和向心性肥胖等。

（三）诊断与鉴别诊断

异位 ACTH 综合征的诊断包括定性和定位诊断。当患者有典型的库欣综合征表现同时伴有明显的皮肤色素沉着,或临床虽无典型库欣综合征表现,但在肺部或胸部发现肿瘤同时伴有较严重的低血钾、碱中毒、高血压、糖耐量异常、水肿、肌无力、肌萎缩等症状时,应考虑异位 ACTH 综合征。实验室检查可有尿游离皮质醇明显升高,血皮质醇及 ACTH 浓度明显升高且昼夜节律消失。大剂量地塞米松抑制试验不能被抑制,促肾上腺皮质激素释放激素(CRH)兴奋试验阴性。如临床怀疑为非 ACTH 依赖性肾上腺疾病,可行薄层 CT,如果为 ACTH 依赖性的库欣综合征,可行 CRH 兴奋试验及 8 mg 地塞米松抑制试验来鉴别是垂体性的还是异位 ACTH 综合征。必要时可行岩下窦采血等以明确其来源的部位。

大部分异位 ACTH 分泌肿瘤位于胸腔和腹腔内,约有一半肿瘤在常规胸部 X 线摄片或胸腹部 CT 扫描时可以被发现。如果临床上高度怀疑异位来源,可以行胸部 5 mm 断层 CT 扫描,如果仍是阴性可行增强扫描或 MRI。[201]T1 闪烁扫描法也可以应用于异位 ACTH 综合征的病因诊断。许多分泌 ACTH 的异源肿瘤可以表达生长抑素,[111]In 标记奥曲肽扫描可以发现这些肿瘤,对于隐性的微小肿瘤定位诊断也有一定帮助。

（四）治疗

对于异位 ACTH 肿瘤,根本的治疗是手术切除。必须注意的是,由于切除了肿瘤,血中 ACTH 水平短期内锐减,患者可能发生肾上腺功能减退症状,此时应根据临床症状及实验室检查,及时给予适量的皮质醇类药物渡过肾上腺皮质危象。如能早期发现异位肿瘤,行根治性切除,一般预后较好。但实际上临床上有很大一部分患者不能及时找到异位肿瘤,而此时的高皮质醇血症会严重威胁患者生命。因此可考虑行双侧肾上腺全切后辅以皮质激素替代治疗。对于不能手术切除的,需要用阻断皮质醇合成或破坏肾上腺的药,如安鲁米特、美替拉酮等。由于此类药物抑制肾上腺皮质激素合成,可能导致肾上腺皮质功能减退,一般需同时给予糖皮质激素替代治疗。

三、伴癌高钙血症

10% ~15% 恶性肿瘤患者在晚期出现高钙血症,是恶性肿瘤伴内分泌异常中最常见的情况。此病预后差,多数患者生存期不足6个月。

(一)病因与发病机制

1. 异源 PTH 或 PTH 相关肽(PTHrP)

PTHrP 结构与 PTH 相似,两者结合的受体相同,故引起相似的生物反应。PTHrP 通过促进骨吸收,增加肾脏对钙的重吸收,减少尿钙排泄而引起高钙血症;同时 PTHrP 增强肾小管抑制磷的重吸收作用,从而尿磷排泄增加导致低磷血症。PTHrP 对细胞分化主要起局部调节作用,只有当肿瘤产生大量 PTHrP 时,PTHrP 才进入血循环,激活骨骼和肾脏中 PTH/PTHrP 受体而产生高钙血症。

2. 肿瘤骨转移

恶性肿瘤骨转移,使骨质破坏,骨钙直接进入血液。但是大多数伴癌高钙血症并不是由于骨转移引起的。

(二)临床表现

无论高钙血症是否是肿瘤的首发病症,导致高钙血症发生时,该肿瘤往往在临床上已具有比较明显的表现。因此,细致的体格检查和普通的胸部 X 线摄片能发现约 98% 的肿瘤,也就是导致高血钙的恶性肿瘤多已是晚期。

导致高血钙的恶性肿瘤中,以肺癌最常见,其次是乳腺癌、多发性骨髓瘤,上述三者约占伴癌高钙血症总数的 50% 。主要表现为消化道症状和心律失常,有口渴、多饮、厌食、恶心、呕吐、便秘和腹胀,甚至出现精神症状,乃至昏迷。

(三)实验室检查

血钙一般 >3.5 mmol/L,较原发性甲旁亢的血钙水平高。血磷正常或降低。血氯降低,一般 <100 mmol/L,较原发性甲旁亢的血氯水平低。约半数患者血碱性磷酸酶为高值。血 PTH 正常或升高。PTHrP 升高或正常。

(四)诊断与鉴别诊断

诊断要点:非甲状旁腺肿瘤患者出现发病较急的高血钙,可伴或不伴低血磷;手术切除肿瘤后血钙下降,复发时血钙又上升。

本症应该与原发性甲状旁腺功能亢进相鉴别。伴癌高钙血症患者以男性多见,病程较短(2~6个月),体重减轻明显,多有贫血,血 pH 为碱中毒,血磷低或正常,血氯降低。出现多发性纤维性骨炎及肾石病者少见。而原发性甲旁亢者病程长(2~25

年),多有消化性溃疡,多发性纤维性骨炎及肾石病。血液 pH 为酸中毒。

(五)治疗

高钙血症是由肿瘤引起的,治疗的根本是去除肿瘤组织。伴癌高钙血症患者易发展为高钙危象,病情危重,需积极抢救,大量补充生理盐水,使疾病稳定。应给予低钙饮食。利尿剂可以帮助钙的排泄,但噻嗪类利尿剂在远曲小管促进钙的重吸收,应属禁忌。也可适用吲哚美辛、大剂量泼尼松、降钙素、二膦酸盐等,有一定疗效。

四、不适当血管加压素分泌过多综合征

不适当血管加压素分泌过多综合征也称不适当抗利尿激素分泌过多综合征(简称 SIADH),它在癌肿引起激素异常并发症中占第 2 位。SIADH 是由于血管加压素(ADH)过量分泌,导致体内水分潴留,稀释性低钠血症、尿钠和尿渗透压升高的临床综合征。常见于肺癌,主要是小细胞肺癌和鳞状细胞癌。

(一)临床表现

SIADH 起病隐匿,症状和体征无特异性,临床表现取决于低钠血症、低血浆渗透压的严重程度及其进展速度。当低血钠缓慢进展时,临床上无特殊症状,或有体重增加但无水肿。当血钠快速降低到 < 120 mmol/L,可发生急性脑水肿,出现恶心、呕吐、进行性软弱、嗜睡或易激惹、食欲不振、严重者可出现精神失常、意识改变、昏迷、惊厥,甚至发生脑疝,导致中枢性呼吸衰竭而死亡。此类有症状的低血钠患者死亡率达 10% ~15% ,如果血钠 < 110 mmol/L,死亡率将更高。

(二)实验室检查

1. 血尿渗透压的测定

一般不需要直接测定血渗透压,血清钠(mmol/L) ×2 + 葡萄糖(mmol/L)计算值与直接测定渗透压值非常接近,且测定结果稳定。血在低张的同时,尿渗透压超过 50 ~60 mmol/L,提示 ADH 分泌不适当,尿液稀释受抑制。

2. ADH 的测定

直接测定 ADH 对诊断有提示作用。

3. SIADH 患者的尿钠浓度相对较高

血中其他指标可能因稀释而出现浓度降低。

(三)诊断与鉴别诊断

诊断要点:低钠血症,血钠 < 135 mmol/L。血浆渗透压降低伴尿渗透压升高,血浆渗透压 < 280 mmol/kgH$_2$O,尿渗透压大于血浆渗透压。SIADH 要与充血性心力衰竭、

胃肠道消化液丢失、肝衰竭、肾性失钠、肾上腺皮质功能不足、甲状腺功能减退、糖尿病酮症酸中毒以及一些药物应用情况下鉴别。

（四）治疗

当患者血钠 <120 mmol/L 时,需要紧急处理,用 3% ~5% 的氯化钠 200~300 ml 将患者的血钠升到 125 mmol/L 以上。由于细胞外液已经扩张,大量补液有一定的危险,建议纠正血钠的速度以每小时提高 0.5 mmol/L 为宜,直到血钠达到 125 mmol/L,还可以加用氟氢可的松,后者有助于减少补液量。SIADH 在原发肿瘤切除或肿瘤细胞数量下降后可全部或部分缓解。

（王卫庆）

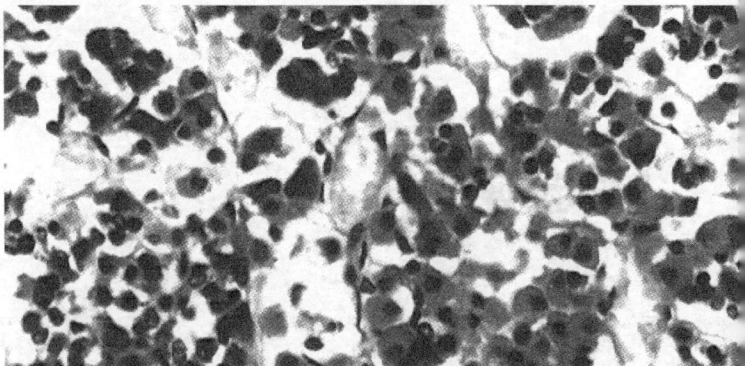

第三篇

自我测评

【自我评估】

一、最佳选择题

1. 不属于内分泌腺的是_____。
   A. 甲状腺   B. 肾上腺   C. 垂体   D. 腮腺
   E. 胸腺

2. 对垂体的说法错误的是_____。
   A. 属于内分泌器官
   B. 垂体是成对器官
   C. 位于蝶骨的垂体窝内
   D. 借垂体柄连于下丘脑
   E. 分为腺垂体和神经垂体

3. 甲状旁腺的作用是_____。
   A. 促进消化   B. 调节钙磷代谢
   C. 调节神经功能   D. 促进新陈代谢
   E. 以上全错

4. 肾上腺_____。
   A. 是成对器官   B. 位于肾的后方
   C. 左肾上腺呈三角形   D. 右肾上腺呈半月形
   E. 以上全错

5. 对内分泌系统的叙述,错误的是_____。
   A. 由内分泌腺和内分泌组织组成
   B. 与神经系统关系密切
   C. 内分泌腺细胞的分泌物首先由排泄管导入腺腔内,然后渗入血液或淋巴
   D. 产生的激素经血液循环影响机体的功能活动
   E. 内分泌腺的结构和功能有显著的年龄变化

6. 关于甲状旁腺的说法,正确的是_____。
   A. 是一对扁椭圆形的小体,大小似黄豆

B. 通常有上、下 2 对,贴附在甲状腺两叶的后面

C. 均位于甲状腺两叶的后面上极

D. 下一对常位于甲状腺上动脉附近

E. 功能是调节体内铁的代谢

7. 关于肾上腺的描述,正确的是_____。

   A. 为一对三角形腺体   B. 属腹膜内位器官

   C. 分为皮质和髓质   D. 位于肾的侧方

   E. 位于肾的后方

8. 甲状腺结构的描述中,不准确的说法是_____。

   A. 分左、右叶和中间的甲状腺峡

   B. 有时有一个向上伸出的锥状叶

   C. 左、右叶位于喉和气管上部的侧面

   D. 甲状腺可随喉上下移动

   E. 甲状腺峡多位于第 6 气管软骨环的前方

9. 分泌雄激素的器官是_____。

   A. 胸腺   B. 睾丸   C. 垂体   D. 甲状腺

   E. 甲状旁腺

10. 影响性腺发育的腺体是_____。

    A. 垂体   B. 甲状腺   C. 甲状旁腺   D. 肾上腺

    E. 松果体

11. 肾上腺的结构,正确的描述是_____。

    A. 位于腹膜的后方,肾的外上方   B. 肾上腺皮质在表层,分泌肾上腺素

    C. 与肾共同包在肾筋膜内   D. 髓质在深层,分泌醛固酮

    E. 左侧似三角形,右侧呈半月形

12. 下面何者不属于内分泌器官_____。

    A. 垂体   B. 松果体   C. 胰岛   D. 肾上腺

    E. 甲状旁腺

13. 下列哪项叙述不正确_____。

    A. 甲状旁腺素分泌不足易患手足抽搐症

    B. 甲状腺素分泌不足易患呆小症

    C. 松果体病变易患性早熟

    D. 胰岛素分泌不足易患糖尿病

    E. 肾上腺素分泌不足易患侏儒症

14. 下列哪些组织不属于内分泌系统_____。

    A. 甲状腺和甲状旁腺   B. 肾上腺髓质和胰岛

    C. 唾液腺和肝   D. 松果体和黄体

    E. 腺垂体和神经垂体

15. 血钙下降是由下列哪个内分泌腺分泌的激素不足而引起_____。

    A. 甲状腺   B. 甲状旁腺   C. 垂体   D. 肾上腺

    E. 松果体

16. 有关内分泌系统叙述正确的是_____。

    A. 仅由内分泌腺组成

    B. 是独立于神经系统之外的一个调节系统

    C. 其分泌物由排泄管导入血液或淋巴

    D. 一种激素经血液循环可影响全身多个器官的功能活动

    E. 以上都不正确

17. 有关松果体的描述哪项错误_____。

    A. 位于背侧丘脑后上方   B. 为颜色淡红的椭圆形小体

    C. 儿童期比较发达   D. 具有刺激性成熟的作用

    E. 成年后可形成钙斑

18. 在儿童时期哪种内分泌腺功能低下时会导致呆小症_____。

    A. 松果体   B. 垂体   C. 甲状腺   D. 甲状旁腺

    E. 肾上腺

19. 在神经垂体内储存的激素是_____。

    A. 促性腺激素和促甲状腺素   B. 促生长激素和促甲状腺素

    C. 促性腺激素和促生长腺素   D. 加压素和催乳素

    E. 褪黑激素

20. 以下哪项不是内分泌腺的特点_____。

    A. 腺细胞排列成团索状或滤泡状   B. 毛细血管丰富

    C. 均无导管   D. 分泌物均由膜包裹

21. 类固醇激素分泌细胞的超微结构特点错误的是_____。
    A. 管状嵴线粒体　　　　　　　　B. 较多的分泌颗粒
    C. 滑面内质网丰富　　　　　　　D. 较多的脂滴

22. 含氮激素分泌细胞含丰富的是_____。
    A. 滑面内质网　　B. 微体　　　C. 粗面内质网　　　D. 脂滴

23. 甲状腺滤泡腔内胶质的主要成分是_____。
    A. 甲状腺素　　　　　　　　　　B. 甲状腺球蛋白
    C. 碘化的甲状腺球蛋白　　　　　D. 甲状腺球蛋白的前体

24. 降钙素是由何种细胞产生_____。
    A. 滤泡上皮细胞　　　　　　　　B. 滤泡旁细胞
    C. 主细胞　　　　　　　　　　　D. 嗜酸性细胞

25. 关于甲状腺素的合成哪项错误_____。
    A. 滤泡上皮细胞从血中摄取氨基酸
    B. 在粗面内质网中合成甲状腺球蛋白前体
    C. 碘活化后在胞体内与甲状腺球蛋白结合
    D. 碘化的甲状腺球蛋白由溶酶体分解为甲状腺素

26. 呆小症是由于下列哪种激素分泌不足_____。
    A. 肾上腺素　　　　　　　　　　B. 促生长激素
    C. 甲状腺素　　　　　　　　　　D. 甲状旁腺素

27. 参与血钙调节的是_____。
    A. 降钙素　　　　　　　　　　　B. 甲状旁腺素
    C. 两者都是　　　　　　　　　　D. 两者都不是

28. 肾上腺球状带分泌的激素作用于肾的_____。
    A. 近端小管曲部　　　　　　　　B. 远端小管曲部
    C. 远端小管直部　　　　　　　　D. 细段

29. 女性体内分泌雄激素的细胞是_____。
    A. 垂体嗜碱性细胞　　　　　　　B. 肾上腺髓质细胞
    C. 肾上腺皮质网状带细胞　　　　D. 肾上腺皮质束状带细胞

30. 束状带细胞胞质着色浅是由于含较多的_____。
    A. 糖原　　　　　　B. 脂滴　　　　　　C. 粘原颗粒　　　　D. 以上都不是

31. 肾上腺皮质对髓质的影响主要是通过_____。
    A. 神经支配　　　　　　　　　　　B. 中央静脉的有效成分
    C. 皮质到髓质的血液有效成分　　　D. 毛细血管的有效成分

32. 垂体前叶是指_____。
    A. 结节部　　　　　　B. 神经部　　　　　　C. 远侧部　　　　　　D. 漏斗

33. 腺垂体嗜酸性细胞可分泌_____。
    A. 促肾上腺皮质激素　　　　　　　B. 促甲状腺激素、催乳素
    C. 促性腺激素、生长激素　　　　　D. 生长激素、催乳素

34. 腺垂体嗜碱性细胞不分泌_____。
    A. 促肾上腺皮质激素　　　　　　　B. 促甲状腺激素
    C. 生长激素　　　　　　　　　　　D. 黄体生成素

35. 下列哪种细胞分泌的激素能加快心率并扩张心脏和骨骼肌的血管_____。
    A. 球状带细胞　　　　　　　　　　B. 束状带细胞
    C. 网状带细胞　　　　　　　　　　D. 嗜铬细胞

36. 腺垂体嗜碱性细胞超微结构特点错误的是_____。
    A. 富含分泌颗粒　　　　　　　　　B. 粗面内质网发达
    C. 滑面内质网发达　　　　　　　　D. 高尔基复合体发达

37. 儿童分泌生长激素过多将引起_____。
    A. 肢端肥大症　　　　　　　　　　B. 巨人症
    C. 侏儒症　　　　　　　　　　　　D. 呆小症

38. 直接作用于乳腺的激素由垂体哪类细胞分泌_____。
    A. 嗜酸性细胞　　　　　　　　　　B. 嗜碱性细胞
    C. 嫌色细胞　　　　　　　　　　　D. 嗜铬细胞

39. 能刺激睾丸间质细胞分泌雄激素的是_____。
    A. 卵泡刺激素　　B. 黄体生成素　　C. 两者都是　　　　D. 两者都不是

40. 能刺激睾丸支持细胞合成雄激素结合蛋白的是_____。

    A. 卵泡刺激素   B. 黄体生成素   C. 两者都是   D. 两者都不是

41. 动物腺垂体中间部主要由何种细胞构成_____。

    A. 嗜酸性细胞   B. 嗜碱性细胞   C. 嫌色细胞   D. 以上都不是

42. 腺垂体结节部主要由何种细胞构成_____。

    A. 嗜酸性细胞   B. 嗜碱性细胞   C. 嫌色细胞   D. 以上都不是

43. 垂体门脉系统的第一级毛细血管网位于_____。

    A. 远侧部   B. 结节部   C. 神经部   D. 漏斗

44. 垂体门脉系统的第二级毛细血管网位于_____。

    A. 远侧部   B. 结节部   C. 神经部   D. 漏斗

45. 垂体的赫令体内含_____。

    A. 垂体细胞的分泌物   B. 下丘脑状弓状核的分泌物

    C. 视上核、室旁核的分泌物   D. 垂体结节部分泌物

46. 同时直接作用于乳腺和子宫的激素存在于_____。

    A. 垂体细胞   B. 嗜酸性细胞   C. 嗜碱性细胞   D. 赫令体

47. 垂体神经部不含_____。

    A. 内分泌神经元胞体   B. 无髓神经纤维

    C. 垂体细胞   D. 窦状毛细血管

48. 促性腺激素释放激素由何分泌_____。

    A. 嗜碱性细胞   B. 下丘脑弓状核

    C. 下丘脑视上核   D. 下丘脑室旁核

49. 下丘脑弓状核分泌的激素直接作用于_____。

    A. 甲状腺、肾上腺皮质   B. 乳腺、子宫

    C. 肾小管   D. 腺垂体远侧部

50. 与神经内分泌有关的核团是_____。

    A. 乳头体核   B. 视上核

    C. 下丘脑背内侧核   D. 下丘脑腹内侧核

E. 下丘脑前核

51. 不属于下丘脑的核团是_____。
   A. 腹外侧核　　　B. 室旁核　　　C. 视上核　　　D. 腹内侧核
   E. 漏斗核

52. 下丘脑与垂体前叶功能相关的核团是_____。
   A. 视上核　　　B. 漏斗核　　　C. 腹内侧核　　　D. 室旁核
   E. 乳头体核

53. 内分泌腺_____。
   A. 与神经系统无关
   B. 包括甲状腺、肾上腺、垂体、松果体等
   C. 有排泄管
   D. 其分泌物直接输送至靶器官
   E. 作用无特异性

54. 下列哪个不属于内分泌腺_____。
   A. 垂体　　　B. 松果体　　　C. 甲状腺　　　D. 肾上腺
   E. 胰岛

55. 下列哪一些组织不属于内分泌系统_____。
   A. 腺垂体和神经垂体　　　　　B. 甲状腺和甲状旁腺
   C. 松果体和胸腺　　　　　　　D. 肾上腺和胰岛
   E. 肝和胰腺

56. 垂体_____。
   A. 成对　　　　　　　　　　　B. 位于颅前窝
   C. 由神经组织组成　　　　　　D. 借漏斗连于下丘脑
   E. 是身体内最简单的内分泌腺

57. 腺垂体分为_____。
   A. 前叶和后叶　　　　　　　　B. 前叶、中间部和后叶
   C. 远侧部、结节部和漏斗部　　D. 远侧部、结节部和中间部
   E. 远侧部和中间部

58. 属于神经垂体的结构是_____。

A. 前叶   B. 远侧部   C. 结节部   D. 漏斗部

E. 中间部

59. 甲状腺_____。

A. 位于颈前部,第2~4气管软骨环前方

B. 由两侧叶和锥状叶构成

C. 被颈深筋膜包绕,称为甲状腺真被囊

D. 甲状腺真被囊伸入腺组织,分腺实质为若干小叶

E. 甲状腺素分泌不足时,可引起血钙下降

60. 甲状腺峡位于_____。

A. 喉咽的前方   B. 舌骨的前方

C. 第2~4颈椎前方   D. 第2~4气管软骨环前方

E. 甲状软骨前方

61. 甲状旁腺_____。

A. 通常为1对扁椭圆形小体   B. 贴附于甲状腺侧叶后面

C. 约黄豆大小、呈淡红色   D. 幼儿时期体积较小

E. 功能亢进时常引起血钙下降

62. 肾上腺_____。

A. 位于肾的外上方   B. 被肾上腺的纤维膜包裹

C. 属腹膜内位器官   D. 为1对三角形腺体

E. 腺的前面有不显著的门

63. 哪个内分泌腺分泌的激素不足时,引起血钙下降_____。

A. 甲状旁腺   B. 甲状腺   C. 肾上腺   D. 松果体

E. 垂体

64. 缺碘可引起哪一内分泌腺肿大_____。

A. 甲状旁腺   B. 甲状腺   C. 肾上腺   D. 松果体

E. 垂体

65. 关于甲状腺结构的描述中,哪一项错误_____。

A. 腺细胞围成滤泡状结构

B. 滤泡腔内充满胶状物

C. 细胞质内有丰富的滑面内质网和脂滴

    D. 滤泡上皮的高低与机能状态相关

    E. 滤泡上皮基底有完整的基膜

66. 以下关于甲状腺滤泡旁细胞的描述中,哪一项错误_____。

    A. 位于滤泡之间或滤泡上皮细胞之间

    B. 单个或成群存在

    C. HE 染色标本上,它比滤泡上皮细胞小而深

    D. 镀银染色可见胞质内有嗜银颗粒

    E. 细胞基底部有许多膜包颗粒

67. 以下关于肾上腺皮质的描述中,哪一项错误_____。

    A. 网状带是皮质中最厚的带,HE 染色下呈泡沫状

    B. 球状带位于最表层

    C. 束状带分泌糖皮质激素,促进糖异生,抑制免疫反应

    D. 网状带细胞分泌雄激素和少量雌激素

    E. 来源于中胚层

68. 腺垂体嗜碱性细胞可分泌_____。

    A. 催乳激素、促甲状腺激素和生长激素

    B. 促甲状腺激素、促肾上腺皮质激素和促性腺激素

    C. 促甲状腺激素、生长激素

    D. 催产素、催乳激素和促肾上腺皮质激素

    E. 促性腺激素、促甲状腺激素

69. 以下关于促甲状腺激素的描述中,哪一项错误_____。

    A. 由垂体远侧部的促甲状腺激素细胞分泌

    B. 促甲状腺激素细胞属于嗜酸性细胞

    C. 靶器官是甲状腺

    D. 是一种糖蛋白,PAS 反应阳性

    E. 能促进甲状腺激素的合成和分泌

70. 垂体门脉系统的描述中,哪一项错误_____。

    A. 由垂体上动脉发出　　　　　　　B. 连接下丘脑与神经垂体的一条通道

    C. 初级毛细血管网位于漏斗柄　　　D. 次级毛细血管网位于远侧部

    E. 是下丘脑调节腺垂体分泌活动的通路

71. 甲状腺滤泡旁细胞可分泌_____。

A. T_3 B. T_4 C. T_3 和 T_4 D. 降钙素
E. 甲状旁腺素

72. 甲状腺激素分泌不足,在成人可出现_____。
    A. 呆小症   B. 侏儒症   C. 黏液性水肿   D. 肢端肥大症
    E. 突眼性甲状腺肿

73. 肾上腺束状带分泌_____。
    A. 盐皮质激素   B. 糖皮质激素   C. 性激素   D. 雄激素
    E. 肾上腺素

74. 抗利尿激素和缩宫素合成于_____。
    A. 下丘脑弓状核   B. 下丘脑结节核
    C. 下丘脑视上核、室旁核   D. 腺垂体
    E. 神经垂体

75. 糖皮质激素主要由肾上腺哪部分分泌_____。
    A. 皮质球状带   B. 皮质束状带
    C. 皮质网状带   D. 髓质
    E. 以上结构均分泌

76. 甲状腺滤泡旁细胞分泌的激素_____。
    A. 作用于破骨细胞,使血钙升高   B. 作用于破骨细胞,使血钙降低
    C. 作用于成骨细胞,使血钙升高   D. 作用于成骨细胞,使血钙降低
    E. 作用于骨细胞,使血钙降低

77. 促甲状腺激素释放激素的靶细胞是_____。
    A. 甲状腺滤泡上皮细胞   B. 腺垂体远侧部的嗜酸性细胞
    C. 腺垂体远侧部的嗜碱性细胞   D. 腺垂体远侧部的嫌色细胞
    E. 甲状腺滤泡旁细胞

78. 关于甲状腺滤泡的描述哪项错误_____。
    A. 滤泡大小不一
    B. 滤泡上皮细胞合成的物质储存在滤泡腔内
    C. 滤泡上皮细胞内有丰富的粗面内质网
    D. 滤泡上皮细胞之间有滤泡旁细胞
    E. 滤泡上皮有的为单层有的为复层

79. 能促进肾上腺皮质分泌糖皮质激素的是_____。
    A. TSH　　　　　B. ACTH　　　　　C. FSH　　　　　D. LH
    E. PRL

80. 分泌促肾上腺皮质激素的细胞是_____。
    A. 肾上腺球状带细胞　　　　　B. 肾上腺束状带细胞
    C. 肾上腺网状带细胞　　　　　D. 腺垂体嗜酸性细胞
    E. 腺垂体嗜碱性细胞

81. 内分泌疾病定位诊断检查不包括_____。
    A. 磁共振成像　　　　　B. 放射性核素显影
    C. B 型超声　　　　　D. 静脉导管分段取血
    E. 血清激素水平测定

82. 甲状腺激素属于_____。
    A. 氨基酸类激素　　　　　B. 蛋白质激素
    C. 肽类激素　　　　　D. 类固醇激素
    E. 胺类激素

83. 蛋白质和肽类激素借助于下列哪种离子传递信息_____。
    A. K^+　　　　　B. Na^+　　　　　C. Cl^-　　　　　D. Ca^{2+}
    E. H^+

84. 由下丘脑视上核与室旁核分泌的激素是_____。
    A. 醛固酮　　　　　B. 降钙素　　　　　C. 精氨酸加压素　　　D. 催乳素
    E. 生长抑素

85. 抑制催乳素(PRL)分泌的是_____。
    A. 多巴胺　　　　　B. 5 羟色胺　　　　　C. TRH　　　　　D. 破坏下丘脑
    E. 切断垂体柄

86. 中枢性尿崩症的特征性表现是_____。
    A. 多尿,多饮,烦渴　　　　　B. 多饮但工作忙时不明显
    C. 饮水少时尿量减少　　　　　D. 喜饮凉水,饮水量昼夜不变
    E. 消瘦,乏力

87. 最常见的垂体肿瘤是_____。

A. ACTH 瘤　　　　B. TSH 瘤　　　　C. PRL 瘤　　　　D. GH 瘤

E. FSH/LH 瘤

88. 抗利尿激素(ADH)的生理作用错误的是_____。

A. 抗利尿　　　　　　　　　　B. 升血压

C. 兼有明显催产作用　　　　　D. 兴奋 ACTH 释放

E. 在动物中有增强记忆的作用

89. 下列关于垂体瘤的描述中不正确的是_____。

A. 垂体瘤 90% 为良性肿瘤

B. 以嗜酸性腺瘤最为多发

C. 如分泌生长激素过多可引起肢端肥大症

D. 如一垂体瘤直径为 8 cm,应称为微小腺瘤

E. 如分泌催乳素过多可引起乳溢—闭经综合征和阳痿

90. GH 兴奋试验有助于明确病因诊断的情况是_____。

A. 身材矮小　　　B. 身材高大　　　C. 消瘦　　　　D. 肥胖

E. 肢端肥大

91. 因产后垂体坏死及萎缩所致的腺垂体功能减退症,下列何种临床表现最早出现_____。

A. 产后无乳,乳房萎缩　　　　B. 皮肤苍白

C. 畏寒　　　　　　　　　　　D. 极度疲乏

E. 血压偏低

92. 早期诊断肢端肥大症的最可靠方法是_____。

A. 蝶鞍 X 线摄片　　　　　　　B. 测定血浆生长激素水平

C. 头颅 CT 扫描　　　　　　　　D. 胰岛素低血糖试验

E. 口服葡萄糖抑制试验

93. 常提示肢端肥大症的活动性的指标是_____。

A. 碱性磷酸酶增高　　　　　　B. 血磷增高

C. 血钙增高　　　　　　　　　D. 血糖增高,糖耐量减退

E. 胆固醇和(或)游离脂肪酸常增高

94. 黏液性水肿昏迷首要的诱因为_____。

A. 停用甲状腺激素替代治疗　　B. 感染

C. 寒冷   D. 镇静、安眠药

E. 精神创伤

95. 亚急性甲状腺炎的实验室检查发现中最主要的是_____。

    A. 红细胞沉降率(血沉)增快

    B. 白细胞计数增高

    C. 蛋白电泳中甲状腺球蛋白增高

    D. 甲状腺激素水平上升,但甲状腺摄取^{131}I率明显下降

    E. 甲状腺自身破坏性抗体不增高

96. 抗甲状腺药物治疗甲亢中最常见的并发症是_____。

    A. 药疹   B. 肝功能损害

    C. 白细胞计数减低   D. 甲状腺功能低下

    E. 胃肠道反应

97. 符合淡漠型甲亢的选项是_____。

    A. 突眼征明显   B. 心悸、多食、多汗、无力明显

    C. 甲状腺肿大明显   D. T_4 不增高,而只有 T_3 增高

    E. 常见于老年人,易发生甲亢危象

98. 关于突眼与甲亢的关系,哪项正确_____。

    A. 有甲亢一定有浸润突眼   B. 甲亢越严重,突眼越明显

    C. 有浸润突眼一定同时有甲亢   D. 突眼的程度与甲亢轻重无平行关系

    E. 突眼度常 <16 mm

99. 关于 Graves 病描述正确的是_____。

    A. 绝大多数伴突眼   B. 器官非特异性自身免疫性疾病

    C. 半数有胫骨前黏液性水肿   D. 1/3 有指端粗厚

    E. 新诊患者 TRAb 阳性

100. 对于慢性淋巴细胞性甲状腺炎的描述,以下哪项是错误的是_____。

    A. 可合并恶性贫血   B. 多见于中年妇女

    C. 可伴有甲状腺功能亢进   D. 可合并 1 型糖尿病

    E. 诊断明确,宜手术治疗

101. 对于浸润性突眼,哪项是错误的_____。

    A. 甲亢常为轻度   B. 可在甲亢症状出现之前出现

C. 可与胫前黏液性水肿伴存　　　　　D. 不侵犯眼外肌

E. 可两侧不对称,左右两眼可先后出现

102. 甲亢危象时,静脉滴注氢化可的松的目的是_____。

A. 促甲状腺激素分泌受抑制　　　　　B. 抑制 T_4 转变为 T_3

C. 拮抗应激　　　　　D. 抑制甲状腺激素释放

E. 抑制周围组织对儿茶酚胺的反应

103. 抗甲状腺药物因白细胞计数减少而停药的指征是_____。

A. WBC $<4 \times 10^9/L$,中性粒细胞 $<1.5 \times 10^9/L$

B. WBC $<3 \times 10^9/L$,中性粒细胞 $<1.5 \times 10^9/L$

C. WBC $<2 \times 10^9/L$,中性粒细胞 $<1.0 \times 10^9/L$

D. WBC $<3.5 \times 10^9/L$,中性粒细胞 $<1.0 \times 10^9/L$

E. WBC $<2.5 \times 10^9/L$,中性粒细胞 $<1.5 \times 10^9/L$

104. 对于甲状腺功能减退症的描述,以下哪项是错误的_____。

A. 成人黏液性水肿以中年女性多见

B. 大多为桥本甲状腺炎的后果

C. 抗微粒体抗体滴度增高

D. 抗甲状腺球蛋白的抗体滴度增高

E. 宜立即予以大剂量甲状腺片治疗

105. 关于甲状腺癌叙述错误的是_____。

A. 髓样癌最多见　　　　　B. 年轻女性并不少见

C. 分化癌易从淋巴途径转移　　　　　D. 甲状腺往往质地坚硬、固定、不痛

E. 颈部 B 超检查可见细小钙化

106. 长期服用胺碘酮可以引起_____。

A. 碘源性甲亢　　　　　B. 异源性 TSH 综合征

C. 腺瘤样甲状腺肿伴甲亢　　　　　D. 垂体性甲亢

E. 神经垂体瘤

107. 非浸润性突眼的临床表现是_____。

A. 肌萎缩

B. 交感神经兴奋致眼外肌及上睑肌张力增加,突眼度 19 cm 以上

C. 球后及眶内软组织水肿增生,黏多糖增多,淋巴细胞、浆细胞浸润,突眼度 18 mm

D. 交感神经兴奋致眼外肌及上睑肌张力增加,突眼度 16 ~ 18 mm

E. 球后及眶内软组织水肿增生,黏多糖增多,淋巴细胞、浆细胞浸润,突眼度 19 mm
以上

108. 降钙素是下列哪个部位分泌的_____。

A. 垂体　　　　　　　　　　　　B. 下丘脑

C. 甲状腺滤泡细胞　　　　　　　D. 甲状腺滤泡旁细胞

E. 甲状旁腺主细胞

109. 对于 $1,25-(OH)_2D_3$ 的叙述,错误的是_____。

A. 可看成是一种激素　　　　　　B. 调节钙磷代谢,使血钙升高

C. 是由维生素 D_3 经肝脏直接转化而成　D. 是维生素取的活性形式

E. 其作用的主要靶器官为骨及肾

110. 对于甲状旁腺激素的生理作用以下哪项是正确的_____。

A. 使血磷浓度升高　　　　　　　B. 促进骨钙沉积

C. 促进溶骨及促进肠钙磷吸收　　D. 促进肾排钙保磷

E. 抑制细胞膜上腺苷酸环化酶

111. 甲状旁腺功能亢进症骨骼 X 线摄片结果,应除外以下哪一项表现_____。

A. 病理性骨折　　　　　　　　　B. 骨硬化

C. 骨膜下皮质吸收　　　　　　　D. 骨骼畸形

E. 纤维囊性骨炎

112. 皮质醇增多症患者向心性肥胖是指_____。

A. 面部和躯干肥胖　　　　　　　B. 胸腹肥胖

C. 腹部脂肪增厚　　　　　　　　D. 颈背部脂肪增厚

E. 面部肥胖

113. 皮肤色泽变黑,不常见于下列哪种疾病_____。

A. Addison 病　　　B. 肝硬化　　　　C. 血色病　　　　D. 重症库欣病

E. 嗜铬细胞瘤

114. 鉴别库欣综合征与单纯性肥胖,下列各项最有意义的检查为_____。

A. 24 h 尿 17 - OHCS　　　　　B. 糖耐量减低

C. 24 h 尿游离皮质醇　　　　　D. 腹膜后充气造影见双侧肾影增大

E. 小剂量地塞米松抑制试验

115. 下述哪项不是皮质醇增多症的特点_____。
    A. 皮肤菲薄　　　　B. 向心性肥胖　　　C. 身材变矮　　　D. 精神变态
    E. 儿童体重增加,生长发育增快

116. 下述各项库欣综合征肾上腺皮质的病理改变中,最常见的是_____。
    A. 腺瘤　　　　　　B. 单侧增生　　　　C. 双侧增生　　　D. 腺癌
    E. 增生伴腺瘤

117. 皮质醇增多症最常见的原因是_____。
    A. 肾上腺皮质腺瘤　　　　　　　　B. 肾上腺皮质腺癌
    C. 异位 ACTH 综合征　　　　　　　D. 医源性库欣病
    E. 垂体 ACTH 腺瘤

118. 引起异位 ACTH 综合征的肿瘤最常见于_____。
    A. 胸腺癌　　　　　B. 胰腺癌　　　　　C. 嗜铬细胞瘤　　D. 肺癌
    E. 甲状腺髓样癌

119. 高血压同时有低血钾的患者,首先要想到_____。
    A. 嗜铬细胞瘤　　　　　　　　　　B. 原发性醛固酮增多症
    C. 垂体性库欣病　　　　　　　　　D. 肾动脉狭窄
    E. 甲亢伴周期性瘫痪

120. 长期缺钾造成的肾脏损害,主要是_____。
    A. 肾小球基膜增厚　　　　　　　　B. 肾小球滤过功能下降
    C. 肾小管稀释功能下降　　　　　　D. 肾小管浓缩功能下降
    E. 肾小管分泌功能下降

121. 嗜铬细胞瘤下列临床表现中,最具特征性的应为_____。
    A. 阵发性高血压或持续性高血压阵发性加剧
    B. 恶心,呕吐,腹痛
    C. 胸闷,多汗,心动过速
    D. 发作性头痛
    E. 焦虑,神经过敏

122. 不宜单独用于治疗嗜铬细胞瘤的是_____。
    A. 酚妥拉明　　　　B. 阿替洛尔　　　　C. 哌唑嗪　　　　D. 硝普钠
    E. 酚苄明

123. 下述低钾的临床表现中,错误的是_____。
   A. 腹胀、肠麻痹　　　　　　　　　B. 肌肉软弱无力,甚至四肢软瘫
   C. 心悸、心率快或心律失常　　　　D. 尿量明显减少
   E. 神志淡漠,疲乏

124. 慢性肾上腺皮质功能减退症临床表现,少见的是_____。
   A. 低血压　　　B. 低血钠　　　C. 低血钾　　　D. 低血糖
   E. 贫血

125. 21 羟化酶缺陷的临床表现没有_____。
   A. 身材矮小　　　B. 高血压　　　C. 阴蒂肥大　　　D. 乳房不发育
   E. 色素沉着

126. 糖尿病自然进程中的临床分期为_____。
   A. 2 型⟷1 型
   B. 胰岛素抵抗⟷胰岛素分泌缺陷
   C. 正常葡萄糖耐量⟷IGT/IFG 糖尿病
   D. 正常血糖⟷IGT/IFG⟷高血糖
   E. IGT⟷IFG⟷糖尿病

127. 1 型糖尿病的主要特点是_____。
   A. 多见于 40 岁以上的成年人
   B. 易发生糖尿病酮症酸中毒
   C. 与免疫介导的胰岛 B 细胞增生有关
   D. 早期常不需要胰岛素治疗
   E. 多数患者表现为胰岛素抵抗

128. 有关糖尿病的概念不正确的是_____。
   A. 是一组临床综合征
   B. 胰岛素绝对缺乏是最主要的改变
   C. 高血糖是本病的重要标志
   D. 晚期引起多脏器功能衰竭
   E. 可引起蛋白、脂肪、水、电解质代谢紊乱

129. 有关 2 型糖尿病,正确的是_____。
   A. 中老年患者多见,从不发生酮症
   B. 常以慢性并发症为首发症状

C. 30 岁前发病者往往症状严重,需应用胰岛素

D. 胰岛功能正常

E. 老年发病者不须使用胰岛素治疗

130. MODY 是指_____。

A. 线粒体 tRNA Leu(UUR)基因突变糖尿病

B. 青年人中的成年发病型糖尿病

C. 妊娠期糖尿病

D. 葡萄糖耐量减低

E. 空腹血糖过高

131. 应用胰岛素最常见的不良反应是_____。

A. 胰岛素抗药性   B. 胰岛素过敏

C. 低血糖   D. 脂肪营养不良

E. 注射部位感染

132. 糖尿病患者失明的主要原因是_____。

A. 视网膜微血管瘤   B. 白内障

C. 青光眼   D. 视网膜剥离

E. 视网膜出血

133. 经检查为糖尿病早期肾病,治疗应首选_____。

A. 利尿剂   B. 血管紧张素转换醇抑制剂

C. α 受体阻滞剂   D. β 受体阻滞剂

E. 钙通道阻滞剂

134. 糖尿病的基础治疗包括_____。

A. 饮食治疗和合适的体育锻炼   B. 口服降糖药物治疗

C. 胰岛素治疗   D. 胰腺移植

E. 胰岛细胞移植

135. 从肾脏排泄最少的磺脲类药物是_____。

A. 格列美脲   B. 格列喹酮   C. 格列齐特   D. 格列本脲

E. 格列吡嗪

136. 磺脲类口服降糖药不适宜下列哪项_____。

A. 2 型糖尿病患者基础治疗未达控制目标

B. 2 型糖尿病患者已用胰岛素 <30 U/d

C. 2 型糖尿病对胰岛素抗药

D. 2 型糖尿病合并妊娠

E. 2 型糖尿病对胰岛素不敏感

137. Somogyi 现象是指_____。

A. 夜间胰岛素作用不足   B. 清晨胰岛素拮抗激素分泌增多

C. 低血糖后反应性高血糖   D. 黎明现象

E. 胰岛素抗药性

138. 下列哪一项是 1 型糖尿病患者的主要死因_____。

A. 高渗性非酮症糖尿病昏迷   B. 糖尿病肾病

C. 大血管病变   D. 糖尿病视网膜病

E. 微血管病变

139. 双胍类降血糖药物的降糖作用机制是_____。

A. 抑制肝糖原的分解   B. 增加基础胰岛素的分泌量

C. 改变餐时胰岛素的分泌模式   D. 延缓肠道碳水化合物的吸收

E. 激活过氧化物酶增殖体活化因子受体

140. 低血糖症发作时血糖 <_____。

A. 6.0 mmol/L   B. 4.0 mmol/L   C. 3.0 mmol/L   D. 2.8 mmol/L

E. 2.0 mmol/L

141. 低血糖出现交感神经兴奋症状是由于释放大量_____。

A. 肾上腺素   B. 糖皮质激素

C. 胰高糖素   D. 血管加压素

E. 生长激素

142. Klinefelter 综合征中最常见的核型是_____。

A. 47XYY   B. 47XXY   C. 46XY/47XXY   D. 48XXYY

E. 48XXXY

143. 多囊卵巢综合征的临床表现中没有_____。

A. 闭经或月经过少   B. 不育

C. 多毛   D. 高血压

E. 肥胖

144. 关于肥胖症的论述哪项不正确＿＿＿＿＿＿＿。
    A. 指体内脂肪堆积过多和(或)分布异常
    B. 肥胖症无危害性
    C. 是遗传和环境因素共同作用的结果
    D. 实际体重 > 标准体重 20% 者为肥胖
    E. 继发性肥胖症应针对病因进行治疗

145. MEN Ⅱ 最常见的病变为＿＿＿＿＿＿＿。
    A. 嗜铬细胞瘤
    B. 甲状旁腺增生或腺瘤
    C. 甲状腺髓样癌
    D. 胰岛细胞瘤
    E. 类癌

146. 女 40 岁,面色苍白,乏力 1 年余,月经周期延长,临床疑有内分泌腺体功能低下,此时不需做的检查是＿＿＿＿＿＿＿。
    A. 动态功能抑制试验
    B. 影像学检查
    C. 靶腺激素测定
    D. 动态功能兴奋试验
    E. 自身抗体测定

147. 女性,26 岁,继发闭经 5 年,婚后 3 年未孕,查体双侧泌乳,血 PRL 水平 800 μg/L,磁共振成像检查垂体有 2.0 cm 的占位病变,诊断为垂体泌乳素大腺瘤,继发闭经、不育。治疗宜采用＿＿＿＿＿＿＿。
    A. 手术切除垂体腺瘤
    B. 放射治疗垂体腺瘤
    C. 多巴胺激动剂溴隐亭
    D. 人工周期恢复月经
    E. 促排卵治疗不育

148. 女性,40 岁,3 个月前精神受刺激,3 个月来睡眠差。常口渴难忍,夜间亦需大量饮水,每日饮水 4~5 暖壶,喜饮凉水。尿量明显增加,平均每小时排尿一次,夜间也需排尿 5 次以上,全天尿量达 9 L。发病以来精神差,烦躁,消瘦,近 2 周出现头痛患者最可能的诊断是＿＿＿＿＿＿＿。
    A. 糖尿病
    B. 尿崩症
    C. 精神分裂症
    D. 神经官能症
    E. 甲状腺功能亢进症

149. 12 岁男孩,出生正常,智力良好,家庭环境尚好,家长发现自幼生长慢于其他儿童,最近与同班同学相比差异更大。查体:身高 110 cm,体重 20 kg,心、肺、腹(-),双睾丸较同龄人小,声音细脆,以下检查中最可能出现的异常的是＿＿＿＿＿＿＿。
    A. 胰岛素低血糖试验
    B. 视力、视野检查
    C. 血清 GH 测定
    D. 葡萄糖耐量试验

E. 生长介素测定

150. 男,58 岁,心悸、手抖 3 年,加重 1 月。体检:P 110/min,BP 160/60 mmHg,消瘦,皮肤潮湿,甲状腺可触及,可闻及血管杂音,颈静脉无怒张,心界不大,心率 134 次/min,律绝对不整,心音强弱不等,肺、腹(−),下肢不肿,该患者最可能的病因是_____。
    A. 冠心病　　　　　　　　　　　B. 老年退行性心脏病
    C. 扩张性心肌病　　　　　　　　D. 高血压性心脏病
    E. 甲亢性心脏病

151. 男性患者,65 岁,甲亢 7 年,未规律治疗,近日出现心律失常,其可能出现的最多见的为_____。
    A. 室性早搏　　　　　　　　　　B. 室上性心动过速
    C. 房室交界性早搏　　　　　　　D. 心房颤动
    E. 心房扑动

152. 男性,38 岁,反复出现劳累后四肢无力,活动不能。体检:血压 170/100 mmHg,身高172 cm,体重 80 kg,甲状腺 II 度,心、肺、腹(−)。实验室检查:晨尿 pH 7.5,相对密度 1.016,镜检(−),血钾 3.9 mmol/L,钠 145 mmol/L,氯 100 mmol/L,该患者检查最有可能出现异常的是_____。
    A. ACTH　　　　B. T_3、T_4、TSH　　　　C. 醛固酮　　　　D. 皮质醇
    E. 尿 VMA

153. 女性,38 岁,Graves 病甲状腺次全切除术后 10 年。近 4 个月心慌、怕热、多汗、手颤抖,体重下降 5 kg。血 TSH、PT_3、FT_4 检查证实甲亢复发,服他巴唑 2 周后因严重药疹而停药。下一步治疗应_____。
    A. 他巴唑加抗过敏药物　　　　　B. 改用丙基硫氧嘧啶
    C. 改用 β 受体阻滞剂　　　　　　D. 再次手术治疗
    E. 用放射性核素[131]I 治疗

154. 男性患者,25 岁,诊断为甲亢,年幼有哮喘病史,以下哪种药物为禁忌_____。
    A. 甲巯咪唑(他巴唑)　　　　　　B. 丙硫氧嘧啶
    C. 左甲状腺素(优甲乐)　　　　　D. 甲状腺素片
    E. 普萘洛尔(心得安)

155. 男性,65 岁,因声音嘶哑、反应迟缓、水肿入院,诊断为慢性淋巴性甲状腺炎、甲减,有黏液性水肿、心包积液。经左旋甲状腺素钠(L−T_4)每日 25 μg 起始、逐渐递增剂量治疗后,上述症状、体征已基本消失。调整 L−T_4 剂量是依据_____。

A. TSH   B. TT_3 C. TT_4 D. FT_3

E. FT_4

156. 患者,女,34岁,单位体检发现甲状腺肿大,无不适症状,查体:甲状腺Ⅱ度表面不平,质韧,无触痛,无杂音,无水肿,心肺腹(-),下列检查最可能异常的是_____。

A. FT_3,FT_4
B. 甲状腺摄^{131}I率
C. TgAb,TPOAb
D. TsAb
E. TRH兴奋试验

157. 女性,24岁,服用PTU+普萘洛尔(心得安)治疗两个月,T_3、T_4恢复正常,但甲状腺肿及突眼加重,应加用_____。

A. 普萘洛尔(心得安)
B. 左甲状腺素(优甲乐)
C. 复方碘液
D. 在加一种抗甲状腺药
E. 皮质醇

158. 女性,35岁,诊断甲亢后即行甲状腺次全切除术,术后患者出现高热,心率160次/min,烦躁不安,大汗淋漓,腹泻,应首先考虑的诊断是_____。

A. 甲亢症状加重
B. 甲亢术后感染
C. 甲亢危象
D. 甲亢危象前期
E. 甲亢术后感染腹泻

159. 女性,45岁,甲亢,^{131}I治疗后出现下列症状,其中哪种不是^{131}I治疗的并发症_____。

A. 水肿
B. 甲状腺肿大更加明显
C. 便秘
D. 嗜睡
E. 突眼加重

160. 男性,60岁,肾绞痛,血尿,血钙高,血磷低,肾功能检查正常,血清甲状旁腺激素测定值增高,X线摄片骨质疏松,可考虑_____。

A. 肾结石病
B. 老年性骨质疏松症
C. 原发性甲状旁腺功能亢进症
D. 肾结核
E. 肾性骨病

161. 男性,50岁,左趾跖急性关节炎多次复发已1年,化验血尿酸高,尿尿酸正常。增加尿酸排泄最好用_____。

A. 氢氯噻嗪(双氢克尿噻)
B. 丙磺舒
C. 秋水仙碱
D. 别嘌呤醇

E. 静脉输液

162. 某患者,女性,30 岁,半年来肥胖,皮肤出现痤疮、紫纹,化验血皮质醇增高,血糖增高,小剂量地塞米松抑制试验血皮质醇较对照低 38%,大剂量地塞米松抑制试验血皮质醇较对照低 78%。该患者最可能的诊断是_____。
   A. 肾上腺皮质腺癌　　　　　　　　B. 肾上腺皮质腺瘤
   C. 库欣病　　　　　　　　　　　　D. 异位 ACTH 综合征
   E. 糖尿病

163. 患者,女,35 岁,1 年来体重进行性增加,向心性肥胖,血皮质醇增高,垂体磁共振成像有微腺瘤,以下哪项治疗方法为首选方法_____。
   A. 肾上腺切除　　　　　　　　　　B. 经蝶窦切除微腺瘤
   C. 垂体放射治疗　　　　　　　　　D. 影响神经递质药物治疗
   E. 肾上腺皮质激素合成阻滞药物治疗

164. 男,44 岁,高血压同时有低血钾,血浆醛固酮明显增多,下一步最应进行检查是_____。
   A. ACTH 兴奋试验　　　　　　　　B. 血浆肾素—血管紧张素 Ⅱ 测定
   C. 尿醛固酮测定　　　　　　　　　D. 螺内酯(安体舒通)试验
   E. 肾上腺 CT 扫描

165. 患者,女,33 岁,恶心厌食,体重下降半年。查体:血压 90/60 mmHg,皮肤色黑,口腔黏膜可见蓝褐色色素斑。实验室检查:血糖 3.0 mmol/L,血钾 5.8 mmol/L,最可能的诊断是_____。
   A. 肝硬化　　　　　　　　　　　　B. 溃疡病
   C. 慢性肾上腺皮质功能不全　　　　D. 血色病
   E. 甲状腺功能亢进症

166. 男,25 岁,向心性肥胖,皮肤紫纹 1 年,CT 提示双侧肾上腺增大,手术次全切除肾上腺,术后数月,皮肤色素逐渐加深,肥胖略减轻,X 线检查:蝶鞍增大,最可能的诊断应为_____。
   A. 病情复发　　　　　　　　　　　B. 残存肾上腺癌变
   C. 肾上腺皮质功能低下　　　　　　D. Nelson 综合征
   E. 以上都不是

167. 女性,32 岁,消瘦,乏力,皮肤色素沉着伴体位性头晕 2 年,继发性闭经 1 年,既往无结核病史,血糖 13.1 mmol/L,尿酮体(+ + +),血皮质醇低,抗肾上腺抗体和胰岛细胞抗体均阳性,诊断应为_____。

A. 肾上腺皮质功能低下　　　　　B. 1 型糖尿病

C. 卵巢功能早衰　　　　　　　　D. 2 型糖尿病

E. 自身免疫性内分泌多腺体病

168. 男性,40 岁,体检发现空腹血糖 6.4 mmol/L,此患者应首选下面哪项检查确诊_____。

A. 再复查一次空腹血糖　　　　　B. 尿糖

C. 糖化血红蛋白　　　　　　　　D. 糖耐量试验

E. 餐后 2 h 血糖

169. 男性患者,70 岁,不洁饮食后腹泻、呕吐伴发热 1 d,突然昏迷来诊,血压 90/60 mmHg,血糖 35 mmol/L,血钠 155 mmol/L,BUN 12 mmol/L,尿糖(+ + + +)尿酮体(+)该患者最可能的诊断为_____。

A. 脑血管意外　　　　　　　　　B. 糖尿病酮症酸中毒

C. 高渗性非酮症糖尿病昏迷　　　D. 感染性休克

E. 乳酸性酸中毒

170. 男性患者,25 岁,1 型糖尿病诊断 10 年,胰岛素治疗 10 年,下列哪种抗体最可能被检出支持 1 型糖尿病诊断_____。

A. ICA　　　　B. GAD 抗体　　　C. 胰岛素抗体　　　D. 抗过氧化物酶抗体

E. 抗线粒体抗体

171. 患者,女,29 岁,妊娠 5 个月,空腹血糖 8.9 mmol/L,应选用_____。

A. 饮食治疗 + 体育锻炼 + 二甲双胍　　B. 饮食治疗 + 体育锻炼

C. 磺脲类药物　　　　　　　　　　　　D. 胰岛素 + 饮食控制

E. 胰岛素

172. 男性,52 岁,确诊 2 型糖尿病 1 年,予合理饮食和运动治疗并口服二甲双胍 500 mg,每日 3 次。查体:身高 173 cm,体重 78 kg,血压 130/90 mmHg,心、肺和腹部检查未见异常。复查空腹血糖 5.2 mmol/L,三餐后 2 小时血糖分别为 11.4 mmol/L、13.1 mmol/L 和 12.6 mmol/L,下一步最合理的治疗是_____。

A. 二甲双胍加大剂量　　　　　　　　　B. 改用胰岛素

C. 改用磺脲类降血糖药　　　　　　　　D. 加用磺脲类降血糖药

E. 加用 α 葡萄糖苷酶抑制剂

173. 一糖尿病患者空腹血糖 13.1 mmol/L,尿酮体阴性,近期 2 次尿蛋白分别为(+),

(+ +),对本例最合适的治疗是_____。

  A. 双胍类降糖药   B. 磺脲类降糖药

  C. 胰岛素   D. 单纯饮食治疗

  E. 双胍类 + 磺脲类降糖药

174. 男性,20 岁,1 型糖尿病,两天来出现恶心、面潮红、呼吸深快,渐发生神志模糊以致昏迷,最可能的诊断是_____。

  A. 乳酸性酸中毒   B. 尿毒症酸中毒

  C. 呼吸性酸中毒   D. 糖尿病酮症酸中毒

  E. 糖尿病高渗昏迷

175. 女性,20 岁,有明显糖尿病症状,每日两次胰岛素共 38 U,夜里出现多汗、心悸、手抖,晨起查血糖 10.3 mmol/L,应予以_____。

  A. 增加晚餐用量   B. 调换胰岛素类型

  C. 加大胰岛素用量   D. 减少早餐前胰岛素用量

  E. 减少晚餐前胰岛素用量

176. 男性,45 岁,肥胖 7 年,口渴多饮 2 个月,伴经常餐后 3~5 小时心悸、多汗、饥饿感,进餐后缓解,空腹血糖 8.3 mmol/L,尿糖(+),最可能的诊断是_____。

  A. 胰岛素瘤   B. 胰岛素性低血糖

  C. 糖尿病   D. 胰岛细胞增生症

  E. 2 型糖尿病,反应性低血糖

177. 女性,58 岁,2 型糖尿病 15 年,长期口服格列本脲,10 mg/d。查体:血压 145/90 mmHg,心、肺和腹部检查未见异常,双下肢无水肿。眼底检查,视网膜病变 Ⅲ 期。空腹血糖 6.8 mmol/L,餐后 2 h 血糖 10.6 mmol/L,血尿素氮 6.2 mmol/L,血肌酐 92.8 μmol/L,尿常规检查尿糖 50 mmol/L,蛋白阴性。为排除糖尿病肾病,最需要的实验室检查是_____。

  A. 尿酸化功能试验   B. 尿相差显微镜检

  C. 肌酐清除率   D. 尿微量白蛋白

  E. 24 h 尿蛋白定量

178. (共用题干)女性,40 岁,桥本甲状腺炎 6 年,近日出现体重增加,血脂增高,乏力,嗜睡

  (1) 可能为_____。

  A. 甲减   B. 甲亢   C. 冠心病   D. 脑血栓

  E. 单纯性肥胖

(2) 最应该首先进行的检查是_____。

A. 心电图　　　　　B. 头颅 CT　　　　　C. 心梗 3 项　　　　　D. 甲状腺功能

E. 血压

(3) 可能最早出现的化验结果为_____。

A. T_3 升高　　　　　B. T_4 降低　　　　　C. T 波倒置　　　　　D. TSH 升高

E. 血压升高

179. (共用题干)女性,40 岁,10 年前生育一子后闭经,体力差,常因为感染脱水,血压低

(1) 预计可能的疾病是_____。

A. 交感性低血糖　　　　　　　　　B. 继发闭经

C. Addison 病　　　　　　　　　　D. Sheehan 病

E. 以上都不是

(2) 最有效的治疗是_____。

A. 静脉滴注 ACTH　　　　　　　　B. 输入盐水加胰岛素

C. 输入糖盐水加氢化可的松　　　　D. 输入糖盐水加地塞米松

E. 输入葡萄糖加抗生素

180. (共用题干)患者,女性,17 岁,月经未来潮,乳房未发育,因四肢无力查血钾
2.2 mmol/L,血压 150/90 mmHg

(1) 患者 CT 检查示双肾上腺增生,B 超提示子宫缺如,考虑患者可能为_____。

A. 特发性醛固酮增多症　　　　　　B. 皮质醇增多症

C. 先天性肾上腺增生　　　　　　　D. 腺垂体功能减低

E. 原发性高血压

(2) 下列哪一项不是该症常见的生化表现_____。

A. 雌激素减低　　B. ACTH 增多　　C. 皮质醇增多　　D. 皮质酮升高

E. 血 17-羟孕酮降低

二、多项选择题

1. 关于垂体,以下哪些描述正确_____。

A. 呈椭圆形,位于垂体窝内

B. 分腺垂体和神经垂体两部分,神经垂体无内分泌功能

C. 借漏斗连于下丘脑

D. 是机体最重要、功能最复杂的内分泌腺

E. 发生肿瘤时可压迫视神经

2. 下列有关内分泌腺陈述正确的描述是_____。

A. 甲状腺素分泌不足时,可引起呆小症

B. 甲状腺素分泌过多时,可引起突眼性甲状腺肿

C. 甲状旁腺功能低下时,可造成骨质疏松

D. 血液中抗利尿激素含量下降时,尿量增加

E. 松果体分泌不足时,可出现性早熟

3. 以下哪些属内分泌组织_____。

A. 胰腺内的胰岛　　　　　　　　　B. 卵巢内的卵泡和黄体

C. 睾丸内的间质细胞　　　　　　　D. 腺垂体

E. 松果体

4. 与生长发育有关的内分泌腺是_____。

A. 松果体　　　　B. 甲状腺　　　　C. 垂体　　　　D. 肾上腺

E. 甲状旁腺

5. 属于内分泌器官的是_____。

A. 垂体　　　　B. 胸腺　　　　C. 肾上腺　　　　D. 胰腺

E. 松果体

6. 肾上腺髓质细胞分泌_____。

A. 醛固酮　　　　B. 雄激素　　　　C. 肾上腺素　　　　D. 去甲肾上腺素

7. 具有类固醇激素分泌细胞超微结构特点的是_____。

A. 球状带　　　　B. 束状带　　　　C. 网状带　　　　D. 嗜铬细胞

8. 神经垂体_____。

A. 能分泌激素调控腺垂体的分泌

B. 储存和释放某些下丘脑激素

C. 由神经胶质细胞和大量胶原纤维构成

D. 含垂体细胞和赫令体

9. 肾上腺髓质内可见_____。

A. 嗜铬细胞　　　　　　　　　　　B. 中央静脉

C. 交感神经节细胞　　　　　　　　D. 窦状毛细血管

10. 构成甲状旁腺的主要细胞是_____。

A. 主细胞　　　　B. 滤泡旁细胞　　　　C. 嗜酸性细胞　　　　D. 脂肪细胞

11. 内分泌腺的特征是_____。

    A. 结构上独立存在

    B. 由具有内分泌功能的腺上皮细胞组成

    C. 无排泄管

    D. 分泌物直接进入血液或淋巴

    E. 分泌物具有特异性

12. 腺垂体分泌的激素有_____。

    A. 生长激素   B. 催产素   C. 促甲状腺激素   D. 抗利尿激素

    E. 促肾上腺皮质激素

13. 甲状腺激素的作用_____。

    A. 使骨骼生长发育   B. 使神经系统生长发育

    C. 促进新陈代谢   D. 提高神经系统兴奋性

    E. 使心肌收缩力减弱

14. 与神经内分泌有关的核团有_____。

    A. 乳头体核   B. 视上核   C. 视旁核   D. 漏斗核

    E. 下丘脑前核

15. 属于下丘脑的结构有_____。

    A. 视交叉   B. 灰结节   C. 乳头体   D. 漏斗

    E. 垂体

16. 下丘脑至神经垂体的纤维来自_____。

    A. 室旁核   B. 视上核   C. 漏斗核   D. 乳头体核

    E. 下丘脑后核

17. 与下丘脑有联系的纤维有_____。

    A. 穹窿   B. 前脑内侧束   C. 乳头丘脑束   D. 丘脑髓纹

    E. 终纹

18. 关于甲状腺的描述,正确的是_____。

    A. 分泌甲状腺素   B. 峡部位于第 2~4 气管软骨环的前方

    C. 侧叶后面附有甲状旁腺   D. 甲状腺素分泌不足时,可引起呆小症

    E. 甲状腺功能低下时,可造成骨质疏松

19. 关于肾上腺的描述,正确的是_____。
    A. 附于肾上端的内上方　　　　　　　B. 右侧成三角形
    C. 腺的前面有不显著的门　　　　　　D. 腺实质分为皮质和髓质
    E. 包于肾筋膜内

20. 关于神经垂体的描述,正确的是_____。
    A. 有丰富的无髓神经纤维　　　　　　B. 赫令体嗜酸性,分散,大小不一
    C. 有大量的垂体细胞　　　　　　　　D. 有丰富的有孔毛细血管
    E. 是下丘脑的一部分

21. 胰高血糖素的作用有_____。
    A. 激活肝磷酸化酶激酶　　　　　　　B. 抑制糖异生
    C. 刺激肝糖原分解　　　　　　　　　D. 激活肌肉磷酸化酶
    E. 促进糖酵解

22. 引起垂体前叶分泌 TSH 减少的因素有_____。
    A. 血中甲状腺素含量增加　　　　　　B. 血中甲状腺素含量减少
    C. TRH 分泌减少　　　　　　　　　　D. TRH 分泌增加
    E. 短期大剂量补碘

23. 下列激素中由同一种氨基酸衍生而来的有_____。
    A. 肾上腺素　　　　　　　　　　　　B. 加压素
    C. 甲状腺素　　　　　　　　　　　　D. 前列腺素 E
    E. 皮质醇

24. 调节血钙浓度的激素有_____。
    A. 甲状旁腺激素　　　　　　　　　　B. $1,25-(OH)_2D_3$
    C. 降钙素　　　　　　　　　　　　　D. 甲状腺素
    E. 肾上腺素

25. 调节升高血糖浓度的激素有_____。
    A. 胰高血糖素　　B. 皮质醇　　　　C. 肾上腺素　　　　D. 胰岛素
    E. 醛固酮

26. 儿茶酚胺类激素包括_____。
    A. 肾上腺素　　　　　　　　　　　　B. 去甲肾上腺素
    C. 皮质醇　　　　　　　　　　　　　D. 多巴胺

E. 甲状腺素

27. 以胆固醇为原料合成的激素有_____。
   A. 皮质醇　　　　　B. 醛固酮　　　　　C. 皮质素　　　　　D. 胆汁酸
   E. 睾丸酮

28. 甲状腺激素合成过程可分为以下哪几个阶段_____。
   A. 聚碘　　　　　　　　　　　　　B. 碘的氧化
   C. 酪氨酸的碘化　　　　　　　　　D. T_3, T_4 的生成
   E. 甲状腺球蛋白的合成

29. 下列哪些类固醇激素与糖代谢关系密切_____。
   A. 皮质醇　　　　　　　　　　　　B. 醛固酮
   C. 皮质酮　　　　　　　　　　　　D. 睾丸酮
   E. 皮质素

30. 参与血浆蛋白质结合进行运输的激素有_____。
   A. 甲状腺激素　　　B. 去甲肾上腺素　　C. 皮质醇　　　　　D. 醛固酮
   E. 胰岛素

31. 可引起糖尿病的病因_____。
   A. 胰岛素分子结构异常　　　　　　B. 胰岛素原转变为胰岛素障碍
   C. 靶细胞胰岛素受体减少　　　　　D. 靶细胞胰岛素受体增加
   E. 胰岛 B 细胞破坏

32. 下列哪些激素化学本质属于蛋白多肽类_____。
   A. 胰岛素　　　　　B. 甲状腺素　　　　C. 生长激素　　　　D. ACTH
   E. 肾上腺素

33. 下列哪些类固醇激素合成时需 11β-羟化酶_____。
   A. 雌二醇　　　　　B. 皮质醇　　　　　C. 睾丸酮　　　　　D. 醛固酮
   E. 皮质酮

34. 下列哪些类固醇激素合成时需要 17-羟化酶_____。
   A. 雌二醇　　　　　B. 皮质醇　　　　　C. 睾丸酮　　　　　D. 醛固酮
   E. 皮质酮

35. 下列哪些类固醇激素合成时需要 21 -羟化酶_____。
   A. 雌二醇　　　　　B. 皮质醇　　　　　C. 睾丸酮　　　　　D. 醛固酮
   E. 皮质酮

36. 激素作用的特点有_____。
   A. 少量发挥很大作用　　　　　B. 特异性强
   C. 半衰期短　　　　　D. 半衰期长
   E. 机体需要量大

37. 影响垂体前叶分泌 ACTH 的激素是_____。
   A. CRH　　　　　B. 醛固酮　　　　　C. 皮质醇　　　　　D. 睾丸酮
   E. 可的松

38. 垂体前叶制造和分泌的激素有_____。
   A. ACTH　　　　　B. GHIH　　　　　C. FSH　　　　　D. HCG
   E. PL

39. 参与调节水盐代谢的激素有_____。
   A. 醛固酮　　　　　B. ADH　　　　　C. 肾上腺素　　　　　D. 心钠素
   E. 皮质酮

40. 吸碘率下降的甲亢可以是_____。
   A. 亚急性甲状腺炎　　　　　B. 碘甲亢
   C. 3 型甲亢　　　　　D. 甲状腺高功能腺瘤
   E. 外源性激素引起的甲亢

41. 可引起非毒性甲状腺肿的病因有_____。
   A. 甲状腺素需求量增高　　　　　B. 碘缺乏
   C. 食物中含有致甲状腺肿物质　　　　　D. 碘摄取过多
   E. 肠道碘吸收障碍

42. 关于弥漫性毒性甲状腺肿的描述正确的是_____。
   A. 引起甲状腺功能亢进的主要疾病　　　　　B. 甲状腺弥漫性、对称性肿大
   C. 属自身免疫性疾病　　　　　D. T_3、T_4 分泌过高
   E. 多继发于甲状腺炎

43. 弥漫性毒性甲状腺肿的临床表现包括_____。

A. 多见于女性
B. 甲状腺肿大
C. 代谢率增高
D. 可伴有眼球突出
E. 心悸、多食、多汗、消瘦、易激动

44. 弥漫性毒性甲状腺肿的病理变化包括_____。
A. 甲状腺弥漫肿大
B. 滤泡上皮萎缩
C. 滤泡内胶质缺如
D. 间质内淋巴细胞聚集、滤泡形成
E. 肉芽肿形成

45. 关于甲状腺癌叙述正确的是_____。
A. 髓样癌最多见
B. 乳头状癌最多见
C. 分化癌易从淋巴途径转移
D. 甲状腺往往质地坚硬、固定、不痛
E. 颈部 B 超可见细小钙化

46. 有关淡漠型甲亢,下列哪项描述是正确的_____。
A. 年轻人多见
B. 明显消瘦,甚至恶病质
C. 常有房颤
D. 无交感兴奋症状
E. 病情较轻,不易发生甲状腺危象

47. 肾上腺分泌的激素包括_____。
A. 醛固酮
B. 皮质醇
C. 儿茶酚胺
D. 雄激素
E. ACTH

48. Addison 病可能的表现有_____。
A. 皮肤色素沉着
B. 血压降低,心脏缩小
C. 对胰岛素敏感
D. 女性患者多有阴毛、腋毛脱落
E. 黏膜白色念珠菌感染

49. Liddle 综合征典型的临床表现为_____。
A. 高血压
B. 低血钾
C. 代谢性碱中毒
D. 代谢性酸中毒
E. 低血糖

50. 以下哪些药物可单独用于治疗嗜铬细胞瘤的是_____。
A. 酚妥拉明
B. 阿替洛尔
C. 哌唑嗪
D. 硝普钠
E. 酚苄明

51. 有高血压表现的内分泌疾病_____。

A. 皮质醇增多症　　　　　　　　　　B. 肢端肥大症

C. 巨人症　　　　　　　　　　　　　D. 甲状腺功能亢进症

E. 异位 ACTH 综合征

52. 哪些内分泌疾病可出现血糖增高的表现_____。

A. 皮质醇增多症　　　　　　　　　　B. 肢端肥大症

C. 甲状腺功能减退　　　　　　　　　D. 甲状腺功能亢进症

E. 异位 ACTH 综合征

53. 下述糖皮质激素作用的叙述正确的是_____。

A. 拮抗胰岛素的作用　　　　　　　　B. 促进糖原异生

C. 使血中游离脂肪酸增多　　　　　　D. 尿钙减少

E. 生理剂量时有水利尿作用

54. 可有低血钾表现的内分泌疾病_____。

A. 皮质醇增多症　　　　　　　　　　B. 肢端肥大症

C. 原发性醛固酮增多症　　　　　　　D. 甲状腺功能亢进症

E. 异位 ACTH 综合征

55. 鉴别双侧肾上腺增生及肾上腺皮质腺瘤的辅助检查有_____。

A. 测定 ACTH　　　　　　　　　　　B. 24 h 尿游离皮质醇

C. 测定血浆皮质醇　　　　　　　　　D. 大剂量地塞米松试验

E. 肾上腺 CT

56. 常见的异位激素分泌综合征包括_____。

A. 异位 ACTH 综合征　　　　　　　　B. 异位抗利尿激素综合征

C. 伴肿瘤的高钙血症　　　　　　　　D. 肿瘤所致的低血糖症

E. 异位人绒毛膜促性腺激素综合征

57. 以下哪些疾病可以表现为多尿_____。

A. 原发性甲旁亢　　　　　　　　　　B. 肾小管酸中毒

C. 原发性醛固酮增多症　　　　　　　D. Addison 病

E. 垂体性尿崩

58. 库欣综合征常见的临床表现包括_____。

A. 低血压　　　　　　　　　　　　　B. 低血钾性碱中毒

C. 多血质　　　　　　　　　　　　　D. 向心性肥胖,四肢细瘦

E. 骨质疏松

59. 诊断原发性醛固酮增多症的必要检查_____。
   A. 血尿醛固酮
   B. 血肾素
   C. 血 MN,NMN
   D. 肾上腺 CT
   E. 同位素 MIBG 扫描

60. 诊断嗜铬细胞瘤的必要检查_____。
   A. 血尿儿茶酚胺
   B. 24 h 尿 VMA
   C. 血 MN,NMN
   D. 肾上腺 CT
   E. 同位素 MIBG 扫描

61. 哪些情况要考虑嗜铬细胞瘤的可能_____。
   A. 阵发性高血压伴有心动过速、心慌、四肢冰冷
   B. 排尿或大便引起高血压症状发作或晕厥
   C. 高血压伴腹部包块,按摩包块引起高血压发作
   D. 高血压经多种降压药物治疗无效
   E. 多次发作高血压危象而肾功能损害不明显,眼底变化不严重

62. 嗜铬细胞瘤发生低血压的原因有_____。
   A. 肿瘤骤然出血坏死
   B. 严重心律失常和心衰
   C. 分泌肾上腺素、兴奋肾上腺素能 β 受体,促使外周血管扩张
   D. 血管强烈收缩
   E. 缺氧,血容量减少

63. 糖皮质激素治疗 21 -羟化酶缺陷的机制是_____。
   A. 抑制过多的 ACTH 分泌
   B. 减少雄激素等的过度生成
   C. 替代自身皮质醇不足
   D. 抑制自身免疫
   E. 补充雌激素

64. 腺垂体功能减退症正确的是_____。
   A. 可表现为闭经泌乳不良
   B. 只要有腺垂体坏死就有临床表现
   C. 可有精神失常
   D. 可有皮肤色素沉着
   E. 怕冷少汗

65. 对于腺垂体功能减退症的治疗,下列哪些是正确的_____。
   A. 糖皮质激素的补充为最重要的治疗,全量补充为每日可的松,上午 8:00 服 25 mg,

下午 4:00 服 12.5 mg

B. 补充甲状腺素从大剂量开始,且应先于糖皮质激素补给

C. 育龄女性病情轻者可采用人工月经周期治疗

D. 男性可以丙酸睾丸酮每周 2 次肌内注射改善性功能

E. 育龄男、女性患者可试用 HCG、HMG 或 LRH 促进生育

66. 腺垂体功能减退可出现下列哪些异常_____。

A. 低血糖　　　　B. 低血压　　　　C. 低血钠　　　　D. 高血钾

E. 肝功能异常

67. 禁饮加压试验忌用于_____。

A. 孕妇　　　　B. 高血压　　　　C. 冠心病　　　　D. 肾性尿崩

E. 糖尿病

68. 原发性甲状旁腺功能亢进症常规生化检查项目包括_____。

A. 血钙或游离钙　　B. 血磷　　　　C. 血碱性磷酸酶　　D. 血 PTH

E. 血降钙素

69. 甲状旁腺功能亢进症主要的临床表现是反复发作的_____。

A. 肾结石　　　　B. 消化性溃疡　　　C. 骨损害　　　D. 低钙抽搐

E. 体重增加

三、问答题

1. 试述内分泌腺的结构特点和组成。

2. 简述甲状旁腺的形态和功能。

3. 试述垂体的形态、位置及分部。

4. 试述甲状腺的形态、位置和功能。

5. 叙述垂体、甲状腺和甲状旁腺的位置、分泌的激素和分泌失调的后果。

6. 试述下丘脑的主要核团及功能。

7. 试述胰腺的位置、毗邻和分部。

8. 试比较左右肾上腺在解剖学上的异同点。

9. 试述胰岛的定义、结构、细胞组成及功能。

10. 试述下丘脑的外形、分区和主要的纤维联系。

11. 何为垂体门脉系统,其走行路线是什么? 其有何功能?

12. 下丘脑与神经垂体之间通过何种方式联系?

13. 试述甲状腺的滤泡旁细胞的位置、光镜结构及功能。

14. 试述弥散神经内分泌系统的组成及意义。

15. 何为下丘脑—垂体—靶腺轴？机体共有哪几种具体的下丘脑—垂体—靶腺轴？请简要说明不同轴对机体内分泌环境稳定的调节。

16. 下丘脑如何实现对腺垂体分泌的调控？

17. 试述甲状腺滤泡上皮细胞合成、分泌甲状腺素的过程。

18. 机体调节血钙水平的激素有哪些，它们各自由何种细胞分泌，请描述这些细胞细胞的光镜结构特点并简要说明这些激素是如何调节维持机体血钙水平的稳定？

19. 试比较肾上腺皮质三条带结构及功能上的差异。

20. 儿茶酚胺类激素是由何种细胞分泌的，该细胞有何结构特点？

21. 简述肾上腺素合成原料、部位及关键酶。

22. 试述甲状腺激素合成，分泌的过程与调节。

23. 比较多肽类激素与类固醇激素作用的异同点。

24. 说明甲状腺激素的合成及分泌过程，缺碘时发生哪些变化？

25. 简述补碘的注意事项。

26. 简述胰岛素合成的原料及细胞内合成的部位。

27. 简述胰岛素合成及加工活化的简要过程。

28. 简述胰岛素分泌的调节。

29. 简述胰岛素对糖、脂代谢的调节。

30. 简述胰岛素的作用机制。

31. 简述缺乏胰岛素引起的代谢异常与后果。

32. 比较胰岛素与胰高血糖素对糖、脂肪代谢的不同调节作用和意义。

33. 比较各种激素对糖代谢调节的协同与对抗作用。

34. 试述甲状腺球蛋白在甲状腺激素合成过程中的作用。

35. 简述体内的三条释放激素—促激素—外周激素的反馈调节轴。

36. 试述下丘脑和垂体的联系。

37. 试述17—羟类固醇与17—酮类固醇的临床意义。

38. 试述测定甲状腺激素合成的调节机制。

39. 垂体激素化学本质及作用特点是什么？

40. 试述肾上腺皮质激素的结构与合成过程特点。

41. 简述内分泌，旁分泌，自分泌的区别。

42. 试述激素分泌调节中"正反馈与负反馈"的作用，举例说明之。

43. 试述激素分泌调节中"长反馈与短反馈"的作用，举例说明之。

44. 试述激素作用的特点。

45. 简述内分泌系统的组成。

46. 试述糖皮质激素的结构与合成过程特点。

47. 试述激素和受体结合的特点。

48. 试以酶的角度解释为何在肾上腺髓质中主要合成肾上腺素，而在神经细胞中主要合成去甲肾上腺素?

49. 请解释何以 T_3 是甲状腺激素的活性形式。

50. 试比较细胞膜受体与细胞内受体作用机制的区别。

51. 试述肾上腺髓质激素的合成,降解过程。

52. 下丘脑激素化学本质及作用特点是什么?

53. 试述盐皮质激素的结构与合成过程特点。

54. 在儿茶酚胺合成过程中,哪一步是限速反应? 儿茶酚胺的合成如何自身调节?

55. 为什么微量的激素可以产生大而多样化的生物效应?

56. 禁食后,体内如何通过激素在肝、肌肉、脂肪等组织之间调节糖、脂肪与蛋白质代谢?

57. 简述肾上腺髓质激素分泌调节的特点。

58. 试比较糖皮质激素和盐皮质激素在结构上的不同点。

59. 长期使用皮质激素药物的患者会产生什么不良反应? 为什么临床上不能骤然停药? 试从生化机理解释之。

60. 醛固酮的化学结构、生物合成、生理功能各有何特点?

61. 简述糖皮质激素分泌的调节机制。

62. 简述盐皮质激素分泌的调节机制。

63. 为什么甲亢患者血浆胆固醇降低? 试述其生化机制。

64. 简述肾上腺素对糖代谢的调节机理。

65. 肾上腺糖皮质激素如何调节糖、脂肪与蛋白质的代谢?

66. 糖尿病是如何诊断的?

67. 试述各类口服降糖药的作用机制。

68. 糖尿病有哪些慢性并发症?

69. 什么是库欣病?

70. 如何鉴别库欣综合征的病因?

71. 甲状腺功能亢进症的病因有哪些?

72. 抗甲状腺药物有哪些不良反应?

73. 嗜铬细胞瘤的典型临床表现是什么?

74. 原发性醛固酮增多症的生化和激素变化有哪些?

【参考答案】

一、最佳选择题答案

1. D　2. B　3. B　4. A　5. C　6. B　7. C　8. E　9. B　10. E　11. C
12. C　13. E　14. C　15. B　16. D　17. D　18. C　19. D　20. D　21. B　22. C
23. C　24. B　25. C　26. C　27. C　28. B　29. C　30. B　31. C　32. C　33. D
34. C　35. D　36. C　37. B　38. A　39. B　40. A　41. B　42. C　43. D　44. A
45. C　46. D　47. A　48. B　49. D　50. B　51. A　52. E　53. B　54. E　55. E
56. D　57. D　58. D　59. D　60. D　61. B　62. E　63. A　64. B　65. C　66. C
67. A　68. B　69. B　70. B　71. D　72. C　73. B　74. C　75. B　76. D　77. C
78. E　79. B　80. E　81. E　82. A　83. D　84. C　85. A　86. B　87. C　88. C
89. D　90. A　91. A　92. E　93. B　94. B　95. D　96. C　97. E　98. D　99. E
100. E　101. D　102. C　103. B　104. E　105. A　106. A　107. B　108. D　109. C
110. C　111. B　112. B　113. A　114. E　115. E　116. A　117. E　118. D　119. B
120. D　121. A　122. B　123. D　124. C　125. B　126. C　127. B　128. B　129. B
130. B　131. C　132. D　133. B　134. A　135. B　136. D　137. B　138. B　139. A
140. D　141. A　142. B　143. D　144. B　145. C　146. A　147. B　148. B　149. A
150. E　151. D　152. C　153. E　154. B　155. A　156. C　157. B　158. C　159. B
160. C　161. B　162. C　163. B　164. B　165. C　166. D　167. B　168. D　169. C
170. B　171. D　172. E　173. C　174. D　175. E　176. E　177. D　178. A、D、D
179. D、C　180. C、C

二、多项选择题答案

1. ABCDE　2. ABDE　3. ABC　4. ABC　5. ABCE　6. CD　7. ABC　8. BD　9. ABCD
10. AC　11. ABCDE　12. ACE　13. ABCD　14. BCD　15. ABCDE　16. AB　17. ABCE
18. ABCD　19. ABCDE　20. ABCDE　21. AC　22. ACE　23. AC　24. ABC　25. ABC
26. ABD　27. ABCE　28. ABCD　29. ACE　30. AC　31. ABCE　32. ACD　33. BDE
34. ABC　35. BDE　36. ABC　37. AC　38. ACE　39. ABDE　40. ABE　41. ABCE
42. ABCD　43. ABCDE　44. ACD　45. BCDE　46. BCD　47. ABCD　48. ABCDE
49. ABC　50. ACDE　51. ABCDE　52. ABDE　53. ABCE　54. ACDE　55. ADE
56. ABCDE　57. ABCE　58. BCDE　59. ABD　60. ABCDE　61. ABCDE　62. ABCDE
63. ABC　64. ABCE　65. ACDE　66. ABCD　67. ABC　68. ABCD　69. ABC

三、问答题答案(略)

【名词索引】

M

N

P

Q

S

参 考 文 献

［1］柏树令. 系统解剖学［M］. 北京：人民卫生出版社,2005.

［2］高英茂. 组织学与胚胎学［M］. 北京：人民卫生出版社,2005.

［3］邹仲之,等. 组织学与胚胎学［M］. 北京：人民卫生出版社,2004.

［4］姚泰. 生理学［M］. 北京：人民卫生出版社,2005.

［5］贾弘褆. 生物化学［M］. 北京：人民卫生出版社,2005.

［6］刘先国. 生理学［M］. 北京：科学出版社,2004.

［7］陈诗书. 医学生物化学［M］. 北京：科学出版社,2004.

［8］Murray RK, et al. Harper's Biochemistry［M］. 25th ed.（英文影印版）. 北京：科学出版社,2000.